中华本草医药大典　中国古代百科全书

本草纲目

①

原著◎明·李时珍

插图白话本

主编◎赖　咏

中国书店

本草纲目

插图白话本

图书在版编目（CIP）数据

本草纲目：插图白话本 / 赖咏主编. -- 北京：中国书店，2013.8
ISBN 978-7-5149-0947-0

Ⅰ.①本… Ⅱ.①赖… Ⅲ.①《本草纲目》– 译文
Ⅳ.①R281.3

中国版本图书馆CIP数据核字(2013)第179438号

本草纲目（插图白话本）
责任编辑：钟　书
封面设计：郭英英
出版发行：中国书店
地　　址：北京市宣武区琉璃厂东街115号
邮　　编：100050
总 经 销：全国新华书店
印　　刷：北京楠萍印刷有限公司
开　　本：787 × 1092 毫米　1/16
印　　张：161.75
字　　数：3100千字
版　　次：2013 年 8 月第 1 版 第 1 次印刷
书　　号：ISBN 978-7-5149-0947-0
定　　价：1560. 00元（全6卷）

【仙　茅】

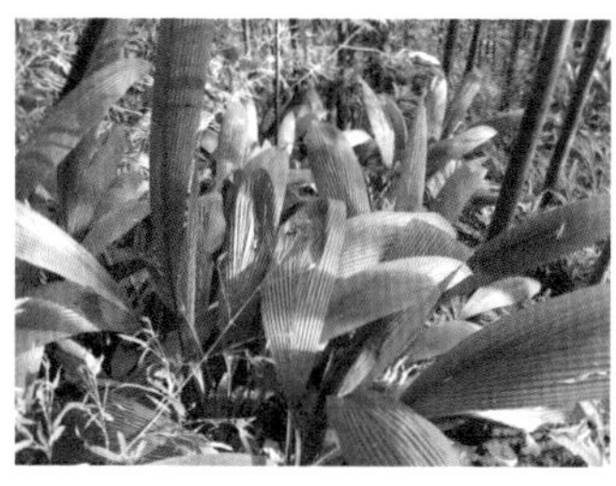

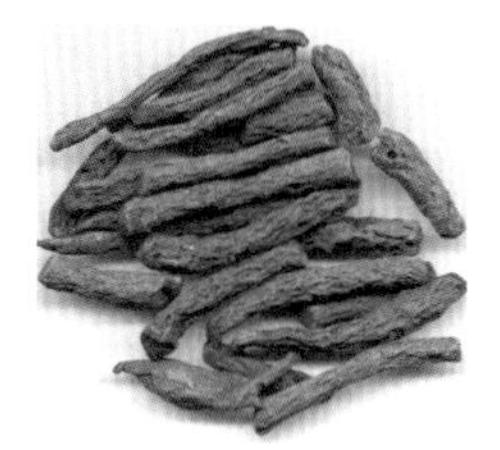

别名：独茅根、地棕根、黄茅参、天棕、山棕、土白芎、山兰花

【药用部位】

干燥子实体

【药材性状】

本品呈圆柱形，略弯曲，长3～10cm,直径0.4～0.8cm。表面黑褐色或棕褐色，粗糙，有细孔状的须根痕及纵横皱纹。质硬而脆，易折断，断面不平坦，淡褐色或棕褐色，近中心处色较深。气微香，味微苦、辛。

【产　　地】

四川、云南、贵州

【性味归经】

热；辛；归肾、肝、脾经；毒

【功能主治】

补肾阳，强筋骨，祛寒湿。用于阳痿精冷，筋骨痿软，腰膝冷痹，阳虚冷泻。

【用法用量】

煎汤，5～10g；或入丸、散；或浸酒。外用：适量，捣敷。

【蔓荆子】

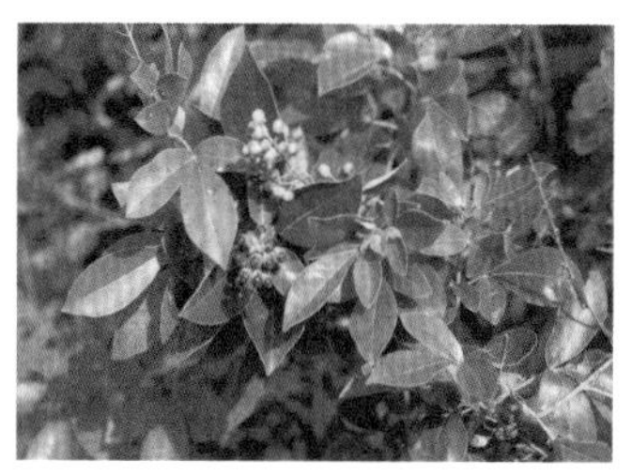

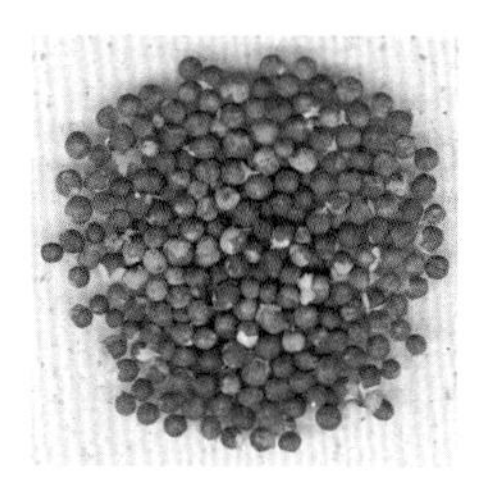

别名：蔓荆实、荆子、蔓青子、万荆子

【药用部位】

成熟果实

【药材性状】

本品呈球形，直径4～6mm。表面灰黑色或黑褐色，被灰白色粉霜状茸毛，有纵向浅沟4条，顶端微凹，基部有灰白色宿萼及短果梗。萼长为果实的1/3～2/3，5齿裂，其中2裂较深，密被茸毛。体轻，质坚韧，不易破碎。横切面可见4室，每室有种子1枚。气特异而芳香，味淡、微辛。

【产　　地】

山东、江西、浙江

【性味归经】

微寒；苦、辛；归膀胱、肝、胃经

【功能主治】

疏散风热，清利头目。用于风热感冒头痛，齿龈肿痛，目赤多泪，目暗不明，头晕目眩。

【用法用量】

内服：煎汤，6～19g；或浸酒，或入丸、散。外用：适量，煎汤外洗。

【七叶一枝花】

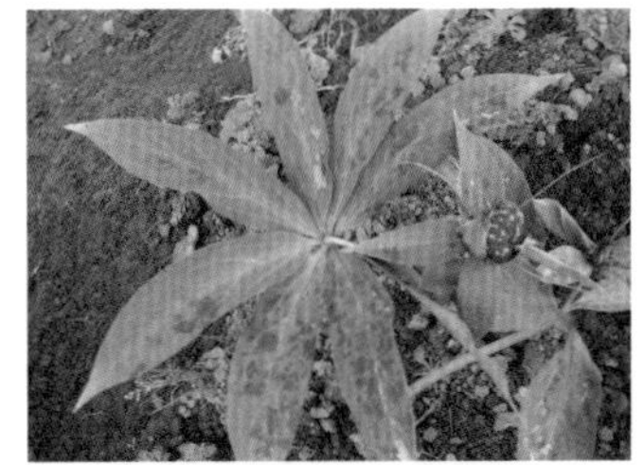

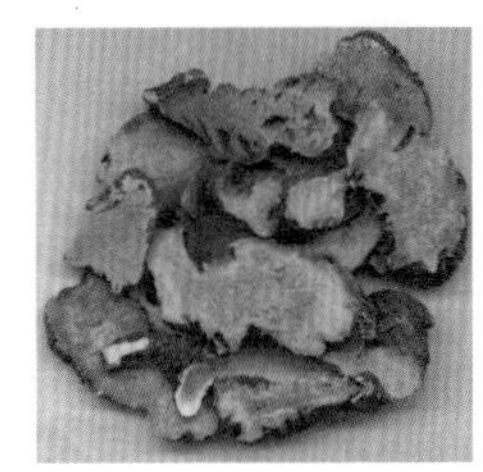

别名：蚤休、重楼、金盘托荔枝、草河车

【药用部位】

根茎

【药材性状】

属百合科多年生草本植物，以根茎入药，有清热解毒、消肿止痛功效。民间常用于治疗流行性腮腺炎、扁桃体炎、咽喉肿痛、乳腺炎、跌打损伤、疮痈肿毒等。多用于治疗无名肿毒和毒蛇咬伤。民间流传："七叶一枝花，深山是我家，男的治疮疖，女的治奶花(乳痈)"。在浙江上山区流传药谚有"七叶一枝花，无名肿毒一把抓"。

【产　　地】

主要分布于江西、广东、四川、贵州、云南、西藏等省区。

【性味归经】

苦，微寒。有小毒。入肝经。

【功能主治】

清热解毒，消肿，解痉。

【用法用量】

每日10~15g，水煎服。

【紫　菀】

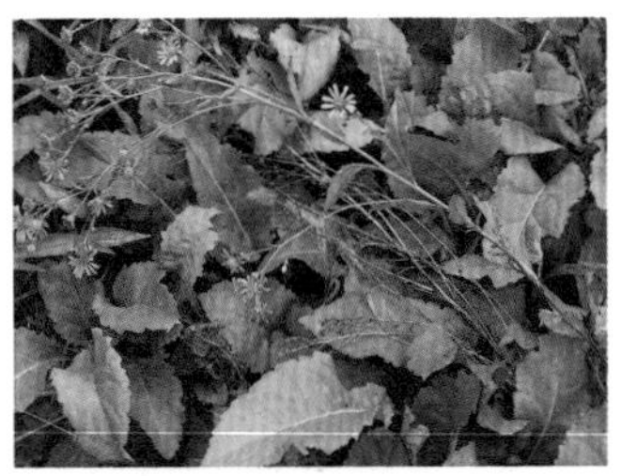

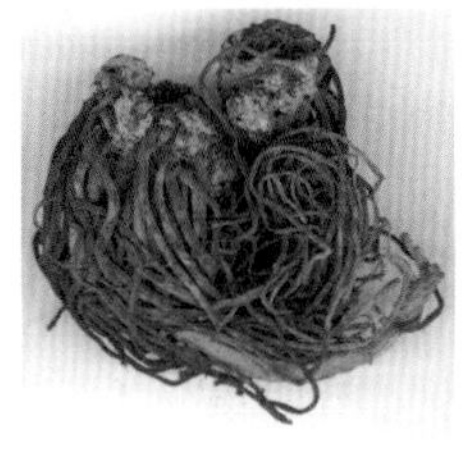

别名：青菀、返魂草根、夜牵牛、紫菀茸

【药用部位】

根及根茎

【药材性状】

本品根茎呈不规则块状，大小不一，顶端有茎、叶的残基，质稍硬。根茎簇生多数细根，长3 ~ 15cm，直径0.1 ~ 0.3cm，多编成辫状；表面紫红色或灰红色，有纵皱纹；质较柔韧。气微香，味甜、微苦。

【产　　地】

河南、甘肃

【性味归经】

温；辛、甘、苦；归肺经

【功能主治】

润肺下气，消痰止咳。用于痰多喘咳，新久咳嗽，劳嗽咳血。

【用法用量】

内服：煎汤，5 ~ 10g；或入丸、散。

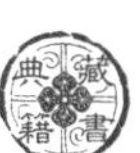

【云　芝】

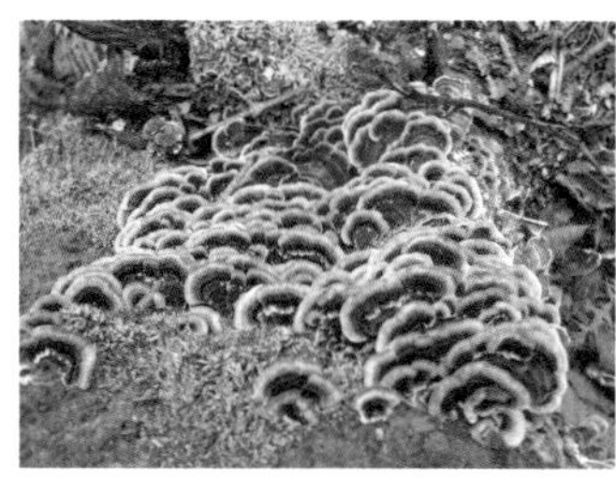

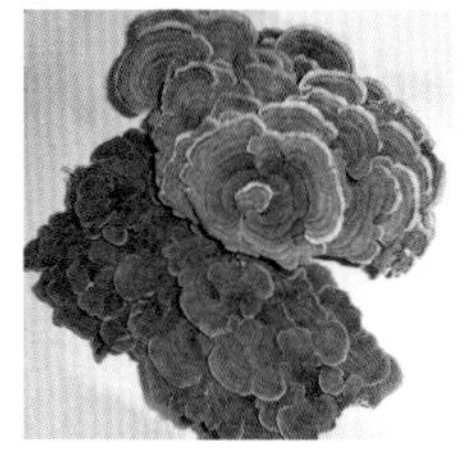

别名：杂色云芝

【药用部位】

干燥子实体

【药材性状】

本品单个菌盖呈扇形、半圆形或贝壳形。常数个叠生成覆瓦状或莲座状，直径1~10cm，厚1~4mm，表面密生灰、褐、蓝、紫、黑等颜色的绒毛，并构成多色的狭窄同心性环带，边缘薄，全缘或波状；腹面灰褐色，黄棕色或浅黄色；管口面灰褐色、黄棕色或浅黄色，管口类圆形或多角形，部分管口齿裂，每1mm间3~5个。革质，不易折断。气微，味淡。

【产　　地】

原产地云南

【性味归经】

气微，味淡。

【功能主治】

免疫调节剂，主要用于治疗慢性、活动性肝炎。

【用法用量】

9~27g。

【寻骨风】

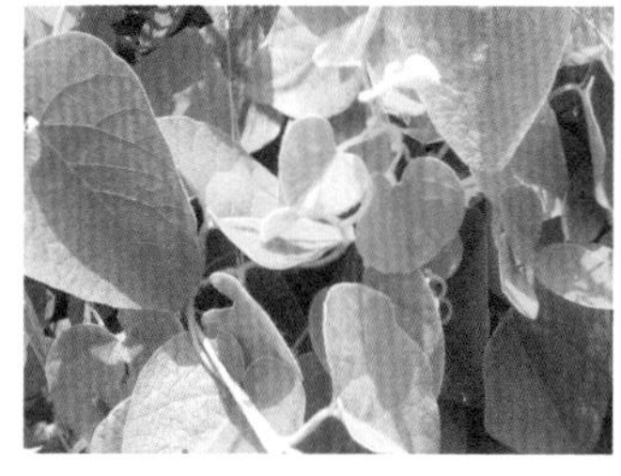

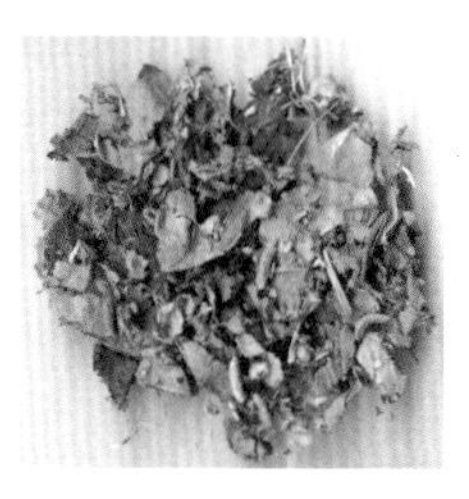

别名：清骨风、猫耳朵、穿地节、毛香、白毛藤、地丁香

【药用部位】

全草或根茎

【药材性状】

干燥全草的茎细长，外被白绵毛；叶通常皱折或破裂，淡绿色，两面均密被白绵毛。气微香，味微苦。干燥的根茎呈细圆柱形，长40～50厘米，直径约2毫米，外表淡棕红色至黄赭色，有纵皱纹，节处有须根或残留的圆点状根痕。断面纤维性，类白色、淡棕色，纤维层和导管群极为显明。以根茎红棕色者为佳。

【产　　地】

江苏、湖南、江西等地

【性味归经】

气微香，味微苦。

【功能主治】

祛风除湿，通络止痛。用于风湿痹痛，肢体麻木及跌打伤疼痛等。亦可用于胃痛、牙痛。

【用法用量】

内服：煎汤，3～5钱；或浸酒。

【马齿苋】

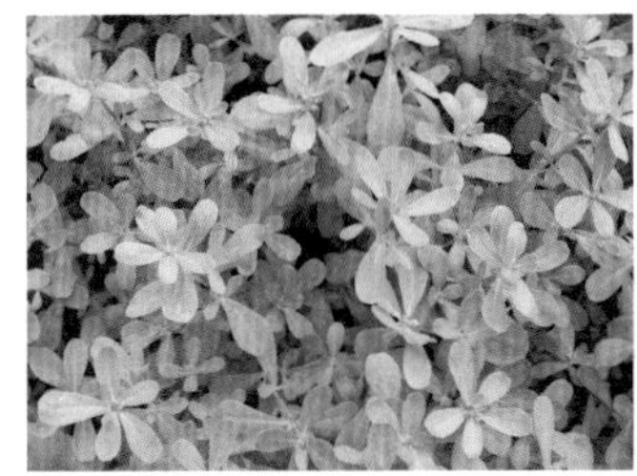

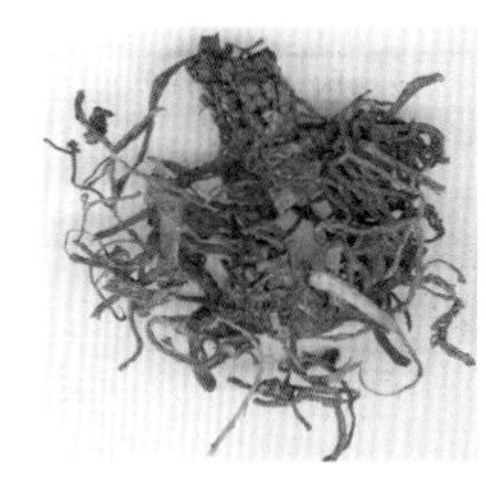

别名：马齿草、马齿菜、长寿菜、地马菜

【药用部位】

全草

【药材性状】

本品多皱缩卷曲，常结成团。茎圆柱形，长可达30cm，直径0.1～0.2cm，表面黄褐色，有明显纵沟纹。叶对生或互生，易破碎，完整叶片倒卵形，长1～2.5cm，宽0.5～1.5cm，绿褐色，先端钝平或微缺，全缘。花小，3～5朵生于枝端，花瓣5，黄色。蒴果圆锥形，长约5mm，内含多数细小种子。气微，味微酸。

【产　　地】

我国南北均产

【性味归经】

寒；酸；归大肠、肝经

【功能主治】

清热解毒，凉血止血。用于热毒血痢，痈肿疔疮，湿疹，丹毒，蛇虫咬伤，便血，下血。

【用法用量】

内服：煎汤，10～15g（鲜品30～60g）；或绞汁饮。外用：适量，捣敷、烧灰研末调敷或煎水洗。

【红豆蔻】

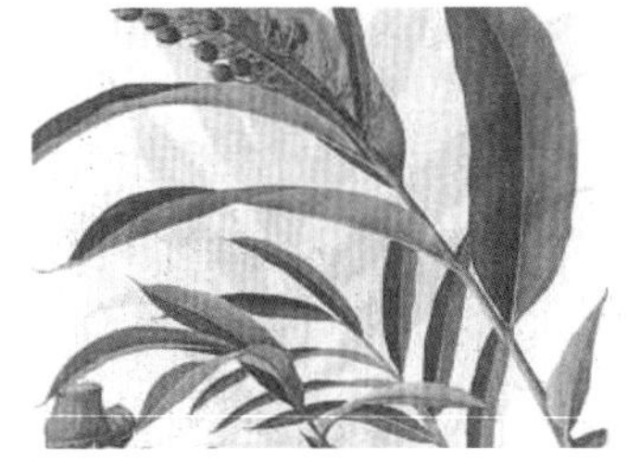

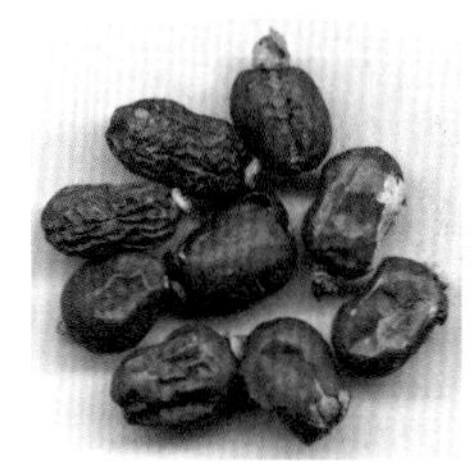

别名：红豆、红蔻、良姜子

【药用部位】

果实

【药材性状】

本品呈长球形，中部略细，长0.7～1.2cm，直径0.5～0.7cm。表面红棕色或暗棕色，略皱缩，顶端有黄白色管状宿萼，基部有果柄痕。果皮薄，易破碎。种子6，扁圆形或三角状多面形，黑棕色或红棕色，外被黄白色膜质假种皮，胚乳灰白色。气香，味辛辣。

【产　　地】

广东、广西、云南、台湾

【性味归经】

温；辛；归脾、肺经

【功能主治】

燥湿散寒，醒脾消食。用于脘腹冷痛，食积胀满，呕吐泄泻，饮酒过多。

【用法用量】

内服：煎汤，3～6g。外用：研末搐鼻或调搽。

【鹤虱】

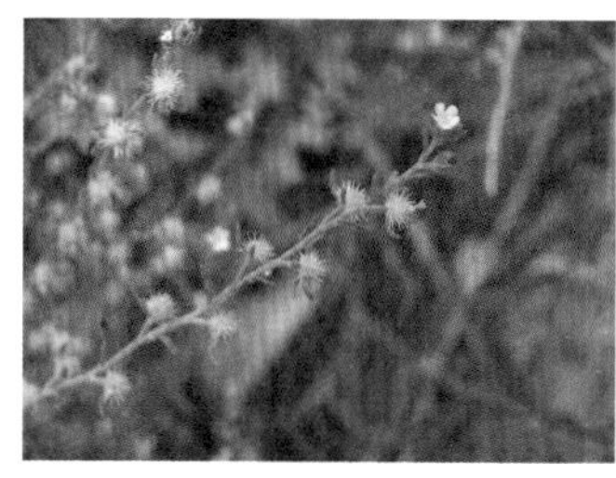

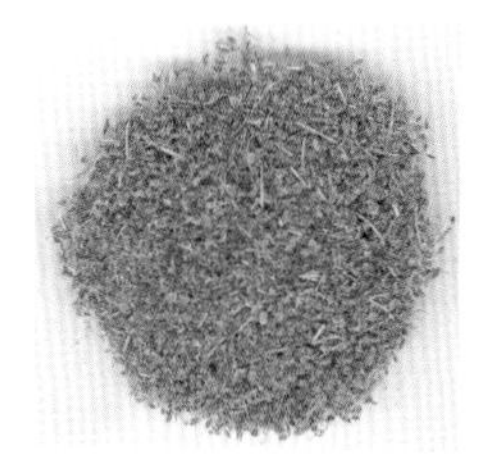

别名：鬼虱、北鹤虱
南鹤虱

【药用部位】

成熟果实

【药材性状】

本品呈圆柱状，细小，长4～4mm,直径不及1mm。表面黄褐色或暗褐色，具多数纵棱。顶端收缩呈细状，先端扩展成白色圆环；基部稍尖，有着生痕迹。果皮薄，纤维性，种皮菲薄透明，子叶2，类白色，稍有油性。气特异，味微苦。

【产　地】

全国华北各地均产

【性味归经】

平；苦、辛；归脾、胃经；小毒

【功能主治】

杀虫消积。用于蛔虫、绦虫、蛲虫病，虫积腹痛，小儿疳积。

【功能主治】

内服：煎汤，5～10g，多入丸、散。外用：适量，捣敷。

【独活】

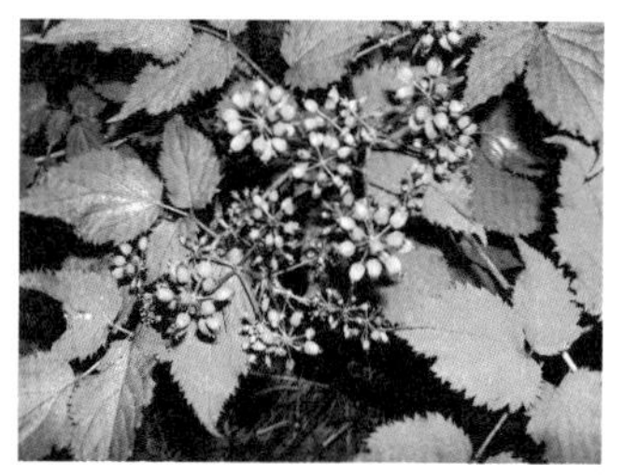

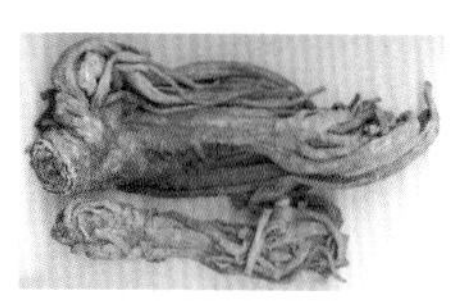

别名：独摇草、独滑、
长生草

【药用部位】

根

【药材性状】

本品根略呈圆柱形，下部2～3分枝或更多，长10～30cm。根头部膨大，圆锥状，多横皱纹，直径1.5～3cm，顶端有茎、叶的残基或凹陷，表面灰褐色或棕褐色，具纵皱纹，有隆起的横长皮孔及稍突起的细根痕。质较硬，受潮则变软，断面皮部灰白色，有多数散在的棕色油室，木部灰黄色至黄棕色，形成层环棕色。有特异香气，味苦、辛、微麻舌。

【产　地】

四川、湖北、安徽

【性味归经】

微温；辛、苦；归肾、膀胱经

【功能主治】

祛风除湿，通痹止痛。用于风寒湿痹，腰膝疼痛，少阴伏风头痛。

【用法用量】

内服：煎汤，3～10g，浸酒或入丸、散。外用：适量，煎汤熏洗。

【川　芎】

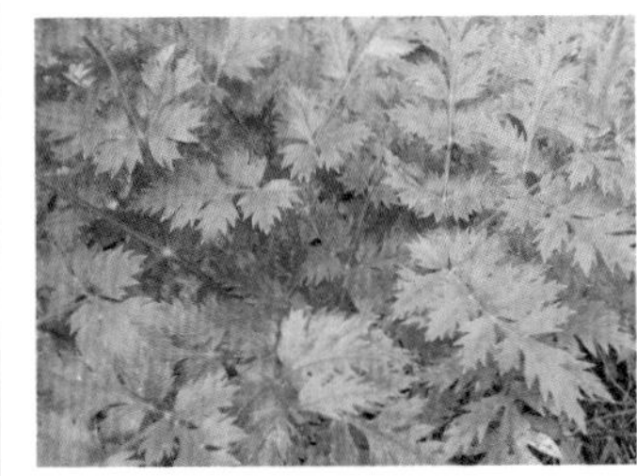

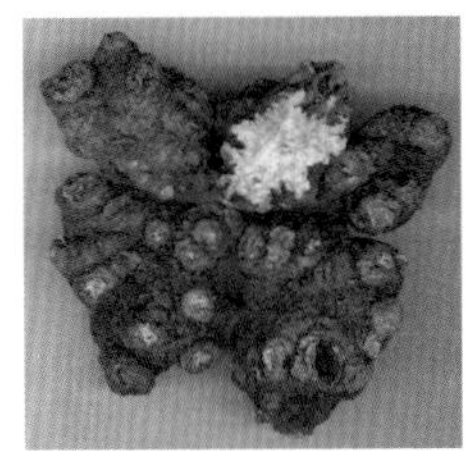

别名：西芎、台芎、抚芎、京芎、贯芎

【药用部位】

根茎

【药材性状】

本品为不规则结节状拳形团块，直径2～7cm。表面黄褐色，粗糙皱缩，有多数平行隆起的轮节，顶端有凹陷的类圆形茎痕，下侧及轮节上有多数小瘤状根痕。质坚实，不易折断，断面黄白色或灰黄色，散有黄棕色的油室，形成层呈波状环纹。气浓香，味苦、辛。稍有麻舌感，微回甜。

【产　　地】

四川

【性味归经】

温；辛；归肝、胆、心包经

【功能主治】

活血行气，祛风止痛。用于月经不调，经闭痛经，腹痛，胸肋刺痛，跌扑肿痛，头痛，风湿痹痛。

【用法用量】

内服：煎汤，3～10g；研末，每次1～1.5g；或入丸、散。外用：适量，研末撒，或调敷，或煎汤漱口。

【飞龙掌血】

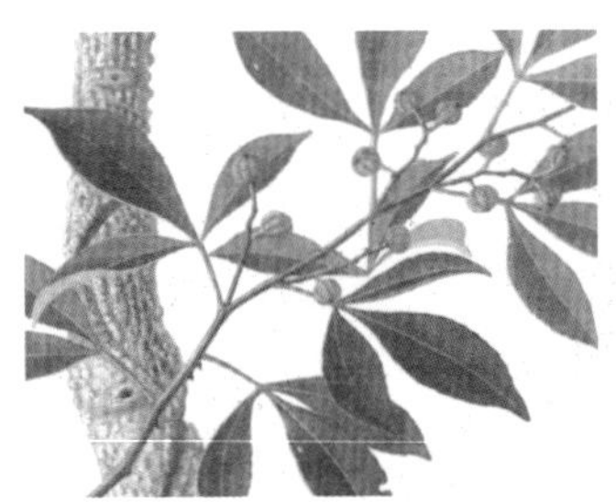

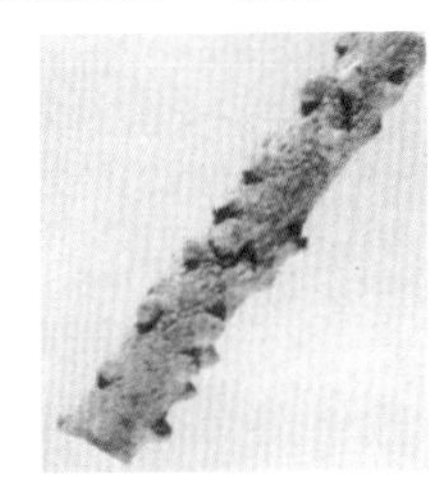

别名：血见愁，大救驾，三百棒、见血飞、散血丹

【药用部位】

根

【药材性状】

根呈圆柱形，略弯曲，长约30cm，直径0.5～3.5cm。表面灰棕色至灰黄色，粗糙，有细纵纹及花斑纹，有的具有多数疣状突起。栓皮易脱落，露出棕色或红棕色皮部，剥去皮部可见木质柱，纹理平直细密。质坚硬，不易折断，断面平坦；皮部与木部界线明显，木部淡黄色，年轮显著。气微，味苦。

【产　　地】

陕西、四川、贵州、湖南、广西等地

【性味归经】

味辛、苦，性微温。

【功能主治】

散瘀止血，祛风除湿，消肿解毒。根皮：跌打损伤，风湿性关节炎，肋间神经痛，胃痛，月经不调，痛经，闭经。

【用法用量】

根皮3～5钱，水煎或浸酒服；外用适量，捣烂或研末敷患处。鲜叶适量，捣烂外敷。

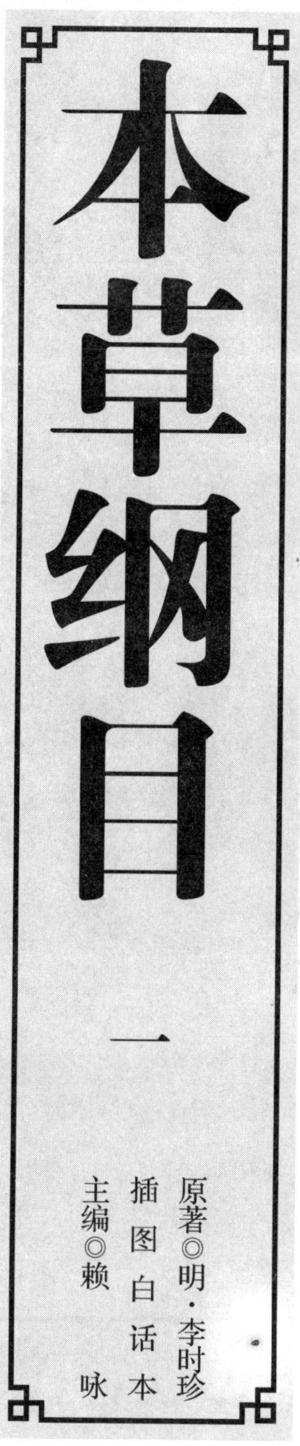

中国书店

《中华典籍珍藏书系》编辑委员会

前　言

从人类的文明史来看，一个民族的文化、历史、精神、价值都存在于该民族的经典中，古今中外概莫能外。比如，英、美、德、法等民族的文化、历史、精神、价值存在于基督教的新约《圣经》中；犹太民族的文化、历史、精神、价值存在于犹太教的经典中；穆斯林民族的文化、历史、精神、价值存在于伊斯兰教的《可兰经》中；而中华民族的文化、历史、精神、价值则存在于中华典籍中。没有了经典就没有了民族的文化、历史、精神与价值，也就没有了民族。

中华民族是最重文化的民族，当代中国的最大问题就是不能“亡文化”的问题，当前社会上存在的信仰危机、道德滑坡、腐败丛生都是“亡文化”的直接结果。而“亡文化”最致命因素的就是“亡经典”，曾报到有留学生不知《易》为何物，“亡经典”则一切文化均没有了根基，没有了源头，成了无根无源的文化。

从人类历史来看，每一次文化的复兴都是从经典的复兴开始。比如说，中世纪西方文化的源泉——希腊文化在欧洲失传了、衰亡了，但在阿拉伯人中则保存下来，阿拉伯人一直在研究古希腊的各种经典，所谓的“文艺复兴”，就是西方人从阿拉伯人手中重新找回失传的经典，重新研究、阐释、宏扬这些经典，最后开出了西方的近代文明。所以，所谓“文艺复兴”实际上就是“经典复兴”，西方的近代文明是从“经典复兴”开始的。

再如中国宋代，中国文化面临着印度文化的严峻挑战，宋儒出来回应，首先是从复兴中国文化经典开始。周子、程子、张子、朱子重新解释《易经》，孙复、胡瑗、刘敞、胡安国重新解释《春秋经》，吕祖谦、蔡沈重新解释《书经》，朱子遍注群经而特别推崇《论》、《孟》、《学》、《庸》。可以说，为回应佛教的挑战，宋代形成了一个持久而浩大的中国文化经典复兴运动（其成果主要表现在《通志堂经解》），最后成功回应了佛教的挑战，建立了以“理学”为代表的中国文化，使中国文化能够发扬光大，重新展现出旺盛的生命力。

中华民族进入文明社会的历史可以上溯四千余年，即公元前二十一世纪夏朝的建立；中国的学术发展如从西周“学在官府”算起，也有三千年以上的历史。这三千年的学术传统，宛如滔滔长江，源远流长而接续不断；犹似浩瀚大海，汇集百川而兼容并蓄。因历史的悠久和强大的兼容力，使我国的学术文化博大精深，集中反映我国学术文化的典籍也浩如烟海。继春秋战国学术繁荣发展之后，汉代刘向、刘歆曾将古代典籍概括为六艺、诸子、诗赋、兵书、术数、方技等“六略”。此后，学术文化典籍的分类历经各种新的组合与分化，逐步形成了以经、史、子、集四部为主导的分类体系。数千年学术文化与典籍大致可以归纳为经学、史学、文学、佛教、道教、兵家、科技、小学、类书、丛书等十个方面。

“21世纪是世界大变革、大转折、大发展的时代，中华民族迎来了千载难逢的大好机遇，正处在伟大复兴的历史新起点。伟大的复兴需要伟大的文化。作为中华儿女，中华文化是我们共同的骄傲，共同的身份，是抹不去的生命“痕迹”。我们都是中华文化的承载者、传播者，有义务、有责任大力弘扬中华民族优秀文化，使烛照中华数千年的人文之光薪火相传、熠熠生辉，成为中华民族在新世纪实现伟大复兴的强大精神力量。”（刘延东：《人民日报》2005年10月13日第九版）

党的十六大报告明确指出：在中国特色社会主义道路上实现中华民族的伟大复兴，这是历史和时代赋予我们党的庄严使命。保存我国优秀古代典籍，培育中华文化的传人，使文明薪火代代相传，复兴经典要做的事很多。

为此特邀国家重点出版工程《大中华文库》的部分编校人员，在学界泰斗、大师、专家、教授的指导下成立了《中华典籍珍藏书系》编辑委员会，精心编辑《中华典籍珍藏书系》。

先期推出的典籍有《四书五经》、《十三经》、《史记》、《资治通鉴》、《续资治通鉴》、《二十四史》、《二十五史》、《四大名著》、《古诗词曲文观止》、《本草纲目》、《随园诗话》、《容斋随笔》、《中华经典兵书》、《曾国藩全集》、《四库全书精华》。该书系不是零散几本书的拼凑，而是一套有机整体的丛书，构成中华典籍珍藏书系流传及整理史上一条比较完整的链条。中华民族文化长城，传世万代经典藏书；采撷浩如烟海的珍籍，再现中华民族文化长城；无一语不耐人寻味，无一篇不睿人智慧。

温家宝总理访美时在哈佛大学做了一个很有名的演讲。他说，中华民族的祖先曾追求这样一种境界“为天地立心，为生民立命，为往圣继绝学，为万世开太平。”今天人类正处在社会急剧大变动的时代，回溯源头，传承命脉，相互学习，开拓创新是各国弘扬本民族优秀文化的明智选择。我呼吁，让我们共同以智慧或力量去推动人类文明的进步和发展，我们的成功将承继先贤、泽被后世。这样我们的子孙就能生活在一个更加和平、安定和繁荣的世界里，我坚信这样一个无限光明、无限美好的明天必将到来。

中华典籍珍藏书系编委会

达尔文眼中的中国古代百科全书

——《本草纲目》（插图白话本）前言

举凡中国古代医家典籍，集十六世纪以前中华本草学、医药学大成的名著，当属明朝医家李时珍撰成于万历六年（1578 年），刊行于万历二十三年（1596 年）的金陵版《本草纲目》。李氏《本草纲目》一书，不仅是一部中国古代空前的药物学巨著，而且还是一部具有世界性影响的博物学著作。书中涉及的内容极为广泛，除医学、药学外，还在动植物分类学等许多方面有突出的成就，并在其他有关学科如生物、化学、天文、地理、地质、矿物乃至于历史学等方面，都做出了杰出的贡献。后《本草纲目》一书在世界范围内传播极广，一度被英国著名生物学家、人类进化论宗师达尔文高度赞誉为“中国古代的百科全书”。

《本草纲目》的成书缘起

1518年的某一天，湖北蕲州，一个婴儿来到了人世间。身为医生的父亲李言闻不曾料到，就是这个因喝了草药汁才开口发声的医家的儿子，后来竟成了一位享誉世界、名垂千古的医药学大家。李时珍自幼羸弱，性格刚直纯真，因不喜八股，虽考中秀才，却屡试不第，于三次乡试落榜后弃儒习医。后因深鉴当时医书之遗误，遂立志重修医典。

李时珍平生奋发读书，“上至坟典，下至传奇”无不涉猎，读了八百多种上万卷医书。在编写《本草纲目》的过程中，李时珍既“搜罗百氏”，又“探访四方”，曾周游各地，亲身实践，深入实际进行调查研究，取其丰富的第一手资料。历经漫长艰苦的实地调研，终于在万历六年（万历戊寅年，1578年）初步完成了一百九十多万字、煌煌五十二卷的《本草纲目》这部中国古代百科全书式的医药学名著。为编写这部书，李时珍已整整花去了长达二十七年的人生时光。其后，他并未就此止步，又经过了长达十余年的修改，先后三易其稿，才将这部规模空前的药物学不朽巨著最后定稿。但由于《本草纲目》一书批判了水银无毒、久服成仙、长生不老等说法，加之当时皇帝大臣都沉迷于道士们的水银炼丹之术，所以大小书商都不敢出版此书，直到李时珍死后的万历二十三年（1596 年），《本草纲目》才得以面世，而此时李时珍已去世三年。

《本草纲目》的体例特色

《本草纲目》一书，参考了 800 多种书籍，主要是以宋朝唐慎微的《证类本草》为资料主体增删考证而成。全书约 190 多万字，分为 16 部 60 类，共 52 卷，附图 2 卷，载药 1892 种，其中李时珍新增药物 374 种，书中附药物图 1109 幅，方剂 11096 首，其中 8000 余首是李时珍自己收集拟定的。每种药物又分列正名、释名（确定名称）、集解（叙述产地）、正误（更正过去文献的错误）、修治（炮制方法）、气味、主治、发明（分析药物功能）、附方（收集民间流传的药方）等项。全书收录植物药 881 种，附录 61 种，共 942 种，加之具名未用植物 153 种，共计 1095 种，占全部药物总数的 58%。李时珍将植物分为草、谷、菜、果、本部五部，又把草部细分为山草、芳草、湿草、毒草、蔓草、水草、石草、苔草、杂草等九类。

清乾隆三十年（1765 年），药物学家赵学敏撰有《本草纲目拾遗》，意在拾遗补正李氏《本草纲目》一书，其中赵氏新增药材 716 种，补充 161 种药物内容，并纠举错误 34 条。

《本草纲目》的四大价值

《本草纲目》的价值，首先是改进了中国传统的分类方法，格式更为统一，叙述也比较科学和精密，对动物和植物分类学的发展具有重大意义。

其二，《本草纲目》还纠正了前人医典中的许多谬误之处，并在书中加入了许多新的药物，对某些药物的疗效，李时珍通过自己的经验作了进一步的描述。

其三，本书还载叙了大量宝贵的医学资料，除去大量附方、验方及病案外，还有许多实用的医学史料，正是由于李时珍巨细靡遗的收录，使得一些已散失的古代医书及本草典籍因本书而得以保存下来。

其四，《本草纲目》一书不仅是一部药物学著作，还是一部对后世影响深远的博物学著作，并在生物学、化学、天文学、地理学、地质探矿甚至于历史学方面都有一定的贡献。

达尔文在其进化论《变异》中吸取和引用了《本草纲目》的内容，李约瑟博士则指出："明代最伟大的科学成就，是李时珍登峰造极的著作《本草纲目》"，"李时珍作为科学家，达到了同伽利略、维萨里的科学活动影响的任何人所能达到的最高水平"。"李时珍无愧为中国博物学家中的无冕之王。"今天，在李时珍的墓碑上镌刻着郭沫若的题词，对这位伟大人物作了如下总结性的评价：“医中之圣，集中国药学之大成；广罗博采，曾费三十年之殚精；造福生民，使多少人延年活命；伟哉夫子，将随民族生命永生。”《本草纲目》问世已四百多年了，李时珍的名字历久弥馨，他的煌煌巨著，仍然是研究中国文化史、医学史和其他各门科学史的一个取之不尽的知识源泉。至今，在莫斯科大学科学大厦里，李时珍的雕像和世界其他杰出科学家的雕像排列在一起，无声地证明了他在世界科学史上的崇高地位。

《本草纲目》（插图白话本）的三大优点

总结起来，本书的编排特色体现如下：

其一，善本为底，白话今译。

《本草纲目》初刻于明万历二十三年（1596 年），在南京正式刊行，世称“金陵本”。本书是以《本草纲目》最早的刻本金陵本为底本，所选底本为上海图书馆的金陵本影印本，并参考日本大阪影印本，同时辅以其他有关古文献及其他刻本整理而成。全书白话今译，简体横排，插图丰富，图文并茂，设计新颖，层次清晰，查阅方便，相对于其他多种注译本而言，本书更加符合现代阅读习惯，十分适宜于中医药院校师生和广大医药工作者以及从事相关研究的工作人员，包括各阶层医药爱好者学习参考使用。

其二，医家编修，再现原貌。

本书特别组织了数十所中医研究单位及院校多位中医专家、史籍专家历时多年，整理编修成书，并严格遵循《本草纲目》从微至巨，从贱至贵的原则排列，分部为纲，分类为目；正名为纲，释名为目；物以类聚，纲举目张，尽力再现《本草纲目》原貌。

其三，海外藏本，精选参考。

大约从17世纪开始，《本草纲目》先后流传到日本（1606年）、朝鲜、越南等地。1656年，波兰人葡弥格将《本草纲目》译成拉丁文本，书名为《中国植物志》，在欧洲维也纳出版。1676年米兰出版了意大利文译本。18世纪1735年以后又陆续被翻译成法文、德文、英文、俄文等多种文字。英国大英博物馆、剑桥大学图书馆、牛津大学图书馆、法国国民图书馆等都收藏有《本草纲目》的多种明刻本或清刻本。德国皇家图书馆甚至收藏有金陵本。此外，在俄国（前苏联）、意大利、丹麦等国也都有收藏。美国国会图书馆也收藏有金陵本和江西本等版本。本排印本，同时参考了其中部分海外藏本，多加比较，善莫大焉。体现出了本书编者严谨、求是的治学态度。

医中之圣李时珍所编撰的《本草纲目》，集中国古代医药学之大成，被后世尊奉为对人类最有贡献的科学文献之一。而医家李时珍所体现的矢志不渝、执着坚定的人生信念和科学严谨、求真务实的治学态度以及不畏艰险、勇于创新的献身精神也将永远绽放光芒。

《本草纲目》，积厚流光，春风化雨，泽被生苍。医圣精品传世，时珍功德无量。谨为序，奉书坊。

《本草纲目》（插图白话本）主编　赖咏

目　　录

李时珍传
（见《白茅堂集》）

李时珍先生，字东璧，他的祖父是广钤医，名不详。他的父亲名言闻，字子郁，号月池。李时珍家中世代以行医作为祖业。时珍十四岁那年考上秀才，后三次应考乡试，均未考中。于是发奋读书十年，足不出户，学术渊博而没有不留神学习的。因为医术高明，因此就将行医作为自己的职业。楚恭王朱英炫听说后，聘请他作为王府中管理宗庙祭祀的奉祠一职，兼掌管良医所事务。楚恭王嫡子突然昏厥，李时珍立即将他起死回生。被推荐到朝廷，被授予掌管全国医政和为宫廷服务的太医院院判之职。不到一年，又辞官归家，著有《本草纲目》一书。

李时珍七十六岁那年，撰有遗表一份上报朝廷，交给其儿子李建元转呈。其中内容是：

我自幼身体羸弱多疾，长成了迟钝拙朴的性格，只是十分喜好古代经典著作，发奋潜心编采研究，编述各家精华，心力弹尽而意志坚定。我常思忖本草这一类的药物著作关系十分重大，其中错谬解误之处实在是太多了，所以私下里加以订修编正，历三十年的磨难，终于始告成功。

自从炎帝教人辨别各种谷物，亲尝百草，分析性味气性的有毒与无毒；轩辕黄帝的宗师岐伯、遵照伯高等先哲的论述，剖析经络的起始，因此就有了《神农本草经》三卷。梁代陶弘景又加以注释，增补新药三百六十五种。唐高宗命李勣等人主持重修《英公本草》，长史苏敬等人又上表请求增加新药一百一十四种。宋太祖命刘翰详细校修本草《开宝新详定本草》和《开宝重定本草》，宋仁宗时又下诏补注本草一书，增药一百种，历史上称为《嘉祐本草》；宋代的唐慎微将《嘉祐本草》和宋代苏颂编的《图经本草》合为一书，著成《经史证类备急本草》，并修订补注了各家本草的不足，自此以后人人视此书为绝无错误的全书。

我考察此书的内容，美中不足之处确实不少，其讨论药物有应当分开而事实上混淆的，如葳蕤、女姜两种药物，一为滋阴药，一为消食药却在各家本草中都误为一物而并为一条。又有应当合并为一条但却在诸家本草中分列为两条的，如天南星和虎掌，两物虽然历用相同，形状相似，但实系两物（《开宝本草》中把南星、虎掌分为两种是对的，李时珍认为是一物，反而错了——译者自注）。又有生姜、薯蓣、都是蔬菜一

部，但却被列入草品之中了。槟榔，龙眼均为果部药物，但却被列于木部。黍、稷、稻、粱、禾、麻、菽、麦八种谷类是人民需要赖于生存的，却不能够分辨其种类；肚菘，白菘和紫菘三种为日用的蔬菜类却不能够明白透彻地说出他的实物和名称。黑豆、赤小豆，形态有大小之异，但《神农本草经》却把它们放在同一条目中。硝石、芒硝为水火硝不相容合，成分作用均有不同却被混成一物而相互注明。兰花一药被误为兰草，卷丹一药为误成百合，这都是寇宗奭《本草衍义》中的错误；黄精这一无毒的药物被误成为剧毒的钩吻；旋花一药被误认为山姜，这都是陶弘景《名医别录》中的差讹。酸浆、苦胆为一种药物挂金灯的别名，却被分别于草部及菜部中重复出现。这是掌禹锡所修订的《嘉祐本草》一书中由于不细加审视所犯的错误；而天花粉即栝楼根，前者以根而言，后可以实而论，出于同一类植物却被画出两处图形，这是苏颂《图经本草》中欠于明辨的地方。至于五倍子一药本来是五倍子出牙寄生在盐肤木而形成的虫瘿，形似窠却被认定为木实而列入木部；大苹草一药有田字草一类的别名，但诸家本草却把它列为浮萍，像这样的事例实在是难以一条一条列举出来。

我不自量力，超越本分而大加删节论述，对重复者予以删除，缺憾者予以补充，如磨刀水、潦水（即指大雨后横溢流淌于田野上的水）、桑枝柴火、艾（叶）火、锁阳、山柰、土茯苓、番木鳖、金枯、樟脑、蝎虎、狗蝇、白蜡、水蛇、狗室（即狗的胃结石）这些药物为今天方剂中所用，而古代方书中没有的药物。三七、锦地罗、九仙子、蜘蛛香、猪腰子（一种木本药物，蔓生结荚，实大如猪腰子）、勾金皮之类的药物，为土方地产，人们所视为的卑贱之物，但稗记官书上均没有记载，都被增补进了《本草纲目》之中。以往历代本草著作中载有旧药一千五百一十八种，现在增加三百七十四种，分十六部，共分为五十二卷。取正名为纲，附加解释为目，其次以集中解释，辨疑修正错误，详细论述其出产地、气味、主治及作用。上至远古时代的经典书，下至稗史杂记，凡是与药物有关系的，没有不加收集的，虽然此书名义上是医书，其实包括了万物的原理。

万历年间，朝廷令国内外向国家贡献书籍，李建元把父亲李时珍所撰的《遗表》奉上，呈上朝廷，朝廷中命令礼部誊写后，发至南京及北京及各省市刊行出版。

李时珍晚年自号为濒湖山人。又著有《过所馆诗》、《医案》、《濒湖脉诀》、《五脏图论》、《三焦客难》、《命门考》、《诗话》等著作。诗文及其他一部分著作已失传。只有《本草纲目》一书刊行于世上。书中搜罗了百家精华，采访了全国各地，从嘉靖壬子（即公元 1552 年）到万历戊寅（即公元 1578 年），一共花了二十八年的时间而撰成此书。以往各家本草中仅附方二千九百三十五种，而《本草纲目》中新增加了八千一百六十一个附方。

有诗文赞扬李时珍说：李氏先生、文质彬彬，热爱医道、抛弃荣华；学于平凡、通达高深，学习古人，既有阴智，又有高德，医道精熟，何人能比？汉时郭璞，晋代弘景！

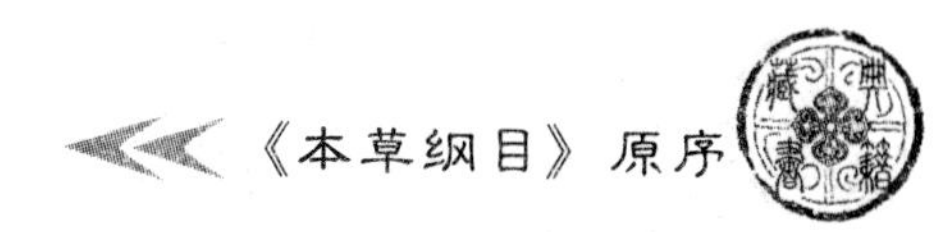

《本草纲目》原序

古籍记载，望牛斗二星之间紫气而掘得龙泉、太阿古剑，察库中宝气而辩得上清明珠，所以辨别如斗大的萍实及传说中的一足鸟商羊非孔子这样的天才不可知，其后张华强记博识，嵇康善别于辨字，猗顿善于识别宝玉，像这样的人才仅仅是寥若晨星而已。

湖北蕲阳李东壁先生有一天来处所弇（yǎn 演）山园拜访我并与我一起饮谈数日，我观察他面色润泽而有光彩，身材消瘦而清爽，言谈诙谐而有趣，堪称为普天下之第一人。解开他的行装没有其他多余的东西，只有《本草纲目》数十卷。他对我说："我李时珍为荆楚之地一浅陋之人。自幼羸弱多疾，体质愚钝，长大后素嗜典籍，其感受就像食蔗糖甘饴一般。因此遍读博涉群书，搜集整理百家之说，无论诸子、史事、经籍、传记、声韵、农圃、医学卜筮、星相、乐府诸家，稍有心得，则记着研习。古代有《神农本草经》一书，自炎黄伊始至汉、梁、唐宋，下到明代，注解者众多而久远。其中大多错乱差误遗漏之处不可枚举。因此才敢发奋编撰揣摩本草的志向，超越编纂阐述之权，历经三十年，考据文献八百采药，一共易稿三次。删其重复，辑其缺如，改其错误。收集旧本本草一千八百一十八种，现增新药三百七十四种，分为一十六部，著成五十二卷。虽然不能说是集本草之大成，也可说是大体粗略完备，取名为《本草纲目》。希望能够得到一言指教，以使后人不致遗忘。"我开卷细心研读，见每味药物各列正名为纲，附设释名等项为目，用以正其源始；其次以集解、辨疑、正误等项，详尽介绍其土产形状；再其次以气味，主治、附方等项注明其药物性质及功效。上自三坟宝典，下至文艺传奇，凡是相关内容，没有不收罗采备者，使人如入金谷之园而觉品种绚丽夺目，如登龙宫宝殿而宝藏璨丽耀眼，如对冰壶玉镜而感晶莹皎洁、毛发可鉴。此书博大而不繁杂，详尽而有重点。综合深入研究，可以窥见其内容如深渊大海般深远莫测。这样的著作岂能以一般的医书同等看待呢？实在是研究性命理气之学中的精微之品，更是推究药物药理之格物《通典》，可称为帝王之秘籍，普通百姓之至宝。李先生所尽心给予人们的恩惠是多么殷勤啊！唉，碔砆和美玉不能区别，朱色和紫色相互排斥，这种弊端已很久了，所以要辨别能装满一车的一根骨节，一定要等孔子；要通晓织女支垫织机石块的事情，一定要拜访卖卜者严君平。我刚著完《弇州卮言》一书，抱怨像《丹铅卮言》中所提到的博古之人后继乏人，今天能看到这本书何其幸运啊？这本《本草纲目》如果藏匿于深山石室之中是不恰当的，何不刊刻发行之，使天下后人也能像品味杨雄的《太玄经》一样去学习研究它呢。

万历庚寅即（公元 1590 年）农历正元十五日，弇州山人风洲王世贞拜撰。

进献《本草纲目》疏章

湖广黄州府儒学增广生员（秀才）李建元恭敬地上奏如下：为了遵照奉行大明朝法例，访求图书，进献本草以备国家采录备用，我阅读了礼部仪制司有关“勘合”一条的内容：“敬清圣明的朝廷敕令儒臣开办书局，纂修正史，以便与颁行中外。凡是名家著述，有关国家的典章，以及记载君臣事迹的书，以及其他如天文、乐律、医术、方药医技等各科图书，只要能自成一家名言者，可以供后来人参考者，都可访求、解医，以备收入《艺文志》中。如已经刻刊发行的，就再印刷一部送礼部。或藏书家自己欲进献朝廷者，听任其便。”

我已经故去的父亲李时珍，原任楚府奉祠一职，奉朝廷敕令进封为文林郎及四川蓬溪知县。先父生平嗜好学习，并刻意纂修书籍。曾著有《本草纲目》一部，未待到要刻成时，先父已值生命垂危，于是撰有遗表，让我代献。我私下认为：父亲有遗命而作为儿子不遵从的话，怎么能说是继承了他的遗志呢？父亲有遗书而儿子不晋献出来，以什么来响应朝廷的号召呢？何况现在正是修立史书的时机，又正当刊刻书籍的好机会。所以我不再考虑自己的浅陋，不避风险、恭谨小心地转述先父的遗表。

我的先父李时珍，幼年身体虚弱多病，长大以后长成迟钝敦厚，平素特别嗜好学习典籍，自觉其味甘甜之味可与蔗饴相比。他考证古代文献以证实今天的内容，又发奋编纂，下苦决心辨别疑惑，订正错误，留心纂写阐述使书内容。内心思忖本草之类的书，关系牵涉的方面十分重大，注解者很多，谬误之处也很多。历经三十年，尽力考证校勘古今，又花了七十年的时间，再开始获得成功。史书上载野人炙背食芹这样的事，尚想要进献给天子，我采撷医书之精、集成本草之大成，能不上献给明哲的君主吗？过去传说炎皇帝辨百谷而尝百草，以分辨区别本草气味的功效与毒性；轩辕黄帝以岐伯为师，听从伯高的意见，而剖析展示了经络的起始。于是，就有了《神农本草经》三卷，《汉书·艺文志》将其列为医家的经典。到了汉末，李当之开始对《神农本草经》进行校正修订，至梁氏末期陶弘景更加以注释。古本《神农本草经》为三百六十五种，陶弘景增补三百六十五种，以对应一年三百六十五日一年二十卦的卦像，至唐代，高宗命司空李勣重修本草一书，长史苏恭上表请求修订本草，并增药一百一十四种。宋代太祖敕命医官刘翰详校本草，宋仁宗时再次下诏对本草经进行补注，增加药物一百种。诏令御医唐慎微修补各类本草内容，收药五百余种，合为《证类备急本草》。从此以后，人们都将此书作为本草全书，医生则将《证类本草》看作深奥的经典。我考证其中的内容，发现美中不足的地方很不少。有应当分开但却混淆了的，如葳蕤、女萎，两种药物但却并入了一条；有应当合并但却分列的，如南星、虎掌，本是一种却分为两条。又如生姜、薯蓣本为菜品却列为草品；槟榔、龙眼、本为果名却列入木部。八种谷物，是民众赖于生存之为依靠，却不能分别它的种类；菘，是日常最为多用的蔬菜，却不知分辨它们的名称。黑豆，和赤小豆，有大小之分却列为同条；消石，芒硝，有水火寒热的区别却互相混注；兰花为当作兰草，卷丹被误认作百合；这是寇宗奭《本草衍义》的错误；而将黄精当作钩吻，将旋复花认为山姜，这都是陶弘景《名医别录》所出现的差讹。而酸浆，苦耽、草莱三名为一药，重复出现三次，是掌禹锡《嘉祐本草》中审视不周引起的；天花，栝楼两种药物的插图，苏恭（即苏敬）有欠明确的地方。五倍子，本为构造虫窠的材料，却被误认为是木实；大蘋草，即为田字草，而被指为浮萍。像这样的情况，不可枚举，这里仅略为摘抄一二，以展示其错误之处。

如果不按照严格分类排列品种，怎么能够解决各种疑惑呢？我不自度自已的愚钝狭隘，擅自决定删减记述本草内容，重复者删除，遗漏在补充。如磨刀水、潦水、桑柴火、艾火、锁阳、山柰、土茯苓、番木、金柑、樟脑、蝎虎、狗蝇、白蜡、水蛇、狗宝、秋虫之类的药物，只是在现时方剂中运用，而古代本草书则没有；又如三七、地罗、九仙子、蜘蛛香、猪腰子、勾金皮之类，皆为各地方土地之土生土长的药物，而为文人所不载。此次增收之药，一共三百七十四种；对旧本本草加以分类辨别，共分为十六部。虽然不能说是集本草之大成，实际上本草的内容也已基本收集齐备。如有一卷数种名称或一药散见于各部者，总体上标正名为纲，其余名称均附释于后为目，这就是正其本源。

其次为集名解录注解、辨别起疑、纠正错误，详细记载它的出产地及形状。其次为以气味、主治、附方等各项注明药物的性质及运用。上至最早的经典著作《神农本草经》，下至各地各时传奇的内容，凡是与中药本草相关的内容，没有不收采的，虽然取名为医书本草，其实包括了一切事物的原理。我朝明太祖高皇帝时首设医院，重设医学机构，以给百姓表达仁义之心；明世宗肃皇帝，不但刻刊医方，选摘其精要（指《圣济方》）而且又刊刻《卫生易简》一书，率先将仁政的名声推广到海内外。

我祝愿皇帝陛下体察天下之道，遵循现行的制度、遵照祖训继承先志；在国家前景光明时机，行使光大文化的崇高权利，留心体恤民间疾苦，重修与人命生死攸关的医书；特此下令诏令良医，著成流传万代的经典著作。养身心则有益于治天下，此类

书若与日月争辉，使千万民众寿命得以延长，国运由此享昌，我也不至于与草木同朽。我非常盼望急切之至。

我李建元为使天下受益，而甘冒此一时之愚弄，上呈于天请皇上御览，或准许礼部转发各史馆参考使用，或者留于医院重修另刊，我父子两人的感激之情，无以言表。为臣诚心地敬仰涕零之至。

万历二十四年（公元 1597 年）十一月时进呈。十八日圣旨下：书留下待览转发通知礼部。钦此。

重刊《本草纲目》序

我自万历辛丑年（即公元1601年）起，受命管理汜江法度。法署内事务不多，有许多闲暇时间，于是就取来署中的一些旧刻书来翻阅，这也可以说是出于书生平时练习，以备学识荒疏的考虑吧。

有一天拜访中丞桐纳夏大人，他说：《本草纲目》一书，实在是对我们活着的人大有帮助，并不仅仅是增长人的见识而已。但第一次刻本不够精美，流传不广，何不想办法让它广泛流传呢？我接过来仔细观看，原来是楚地湖北名医李时珍所辑，大概也曾经是经过御览而必备的精良方药。本草的名义由来已久了，上古的圣人对人民爱护之情很深，对人民的困苦忧虑而很急切，所以伏羲皇创下了八卦之图，炎帝有了尝试百草而辨别毒药的壮举；画八卦图是为了揭示趋吉避凶的规律，尝百草则是为了救死扶伤。

大概自从有了《周易》之后，便有了本草一书。当然，民众的日常事务、生死大事确是当务之急，所以政权万事尚无空暇管理人们自然会轻视对草木的探讨。不是这样的话，哪里会有人不知道自顾闲暇，自图安逸，而情愿一日之间遇毒药七十种，愿意以自身区脏腑，去尝试那些草木的刚柔各异，升降万变之药性呢？不懂草木之性，即使无休止地去收获而农业的需求仍然得不到满足，万言之书虽然曾给那些君卿贵人以劝告，但三卷的本草经典部在册府之内也没有收集。汉代末期尚存在的本草药物，只剩下三百六十多种。后经陶弘景、苏敬（即苏恭）、李当之、韩保升等诸位贤才相继增加补益。唐慎微在《本草图经》之外又旁采博引历代文献及经验再增益新品种，大概有一千五百种之多，确实蔚为丰富了。但是品类既已增多繁复，名称有时混杂，更何况宋人所撰图表注解大多错乱。李时珍先生深为忧虑，于是为本草书删去重复者，补足遗漏者，又增加了三百七十四种，分为十六部。总体上考据药物的正式名称，附带注释药物别号，而又依次进行集解，辨疑以纠正其错误，详尽阐述其生产形状、药物气味以明确其内容，并附以各药主治秘方以便利用，将此书命名为《本草纲目》，大概是集诸家本草著作之大成的意思吧。

有的人说，人只有五个内脏，病变也只有怒、喜、思、悲、恐、惊这五种致病因

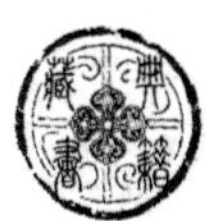

素。古代圣贤的博学者处方制剂不过几种之多，为什么人们要纷纷从事本草这种工作呢？我就这样回答：药物是预备为医所用的，高明的良医用药的味数虽简单，然而其平素的储备用药则大为不同。所以芫花一撮，半夏仅几丸就足以取得良效；但如果检查他的用药囊内，则像牛溲、马勃、鼠肝、虫臂这样的生僻药也没有不具备的。为什么呢？储药用药不一样啊。此书的创作本来就是为了储药所用的。自然界对人的爱护是多么深切，人的年岁越来越增加，万物的生长发育变化也就越来越茂盛，人的情怀及见识越来越广，病变的形态及种类也越多。万物的生长是可以预计的，人的采用是有期限的，那么采用药物哪里能够不广博呢？药性平和者不能混同于毒药，温热药不能混同于寒，辛味的药物也不可混同于苦；而平性、毒性、温性、寒性、辛味、苦味之中，微平、微毒、微温、微寒、微辛、微苦又不可混为平、大毒、大温、大寒、大辛、大苦，反之也绝对不能将性味重的药物误同于性味淡药物。同是一种药物，根和株不同，则补泄的作用也各异。至于药物名实混淆的情况。例如像荀书之中的误谈，吕览的误注，羊鸱的错误传写，苦弥被误作别药求索的事例，数不胜数。像这种情况又怎能不详尽呢？所以有的药物在本草书虽有药名，实际上却没有实用价值，例如蘇蔙、蛣蟹这一类的冷僻药，可以不再收录。其他药物虽属草根树皮之类，爬行、攀援的细蓏微虫，如土苴、刍狗一类，虽然生命力不强但临床运用效果很明显，既然有明显的效验，何必嫌其繁多呢？何况漆叶、青黏这样的草药，曾经使樊阿这样的前贤延长寿命；连柔汤及火齐汤这样的药剂也曾一起治愈了齐臣的疾病。过去的名称到今天已完全不同了，到今天其内容是否应该抛弃呢？我曾经读过《东阳记》，其中有用虎丸治疗心病的记载；许叔微书中也有用獭爪治肺虫的内容；另外郦道元在书中讲述有一能解毒之草，名为牧靡；邵先生还特意记述了有救饥作用的本草，称为石空。

诸如此类的内容，我仍然恨它没有包括全面，怎么可能以米、盐之类的东西来概括呢？所以说，得本草之精华者，小可以保身可以全命，中可以寿养亲人，大可以济世救人，这也许是神家尝百草的风范吧。而通达的人观本草图就可以穷尽万物的根源，识别造化万物的奥妙，悟天地间之真谛，多识药性不过是其中的一件小事罢了。中丞先生镇抚江上四年来，曾经节食拨款、放置一处义赈，贮藏谷物二万多升，为赈灾抚恤而设置；并在城东买田二百余亩。储铁炼铸郡帑三千余币以为灾民维持生计。锱铢钱枚平时节省在这里才真正派了用场。然而盖库则是为了使民众不会因为遇到荒年而饿死，医药的储备则是为了使民众不会因为遇到疾病而死亡，此两个方面都是为了民众生存，哪会有什么区别呢？过去人们收集古代方剂之书，用意也是如此。所以，重刊《本草纲目》的工作。由中丞大人提倡，各位在事同仁帮助，南、新二县的县尹具体办理，我自觉是没有才能从事雕版印刻之事的。书于今年正月初开始刊刻，六月份既已刻成。我非常高兴为之作序。

万历癸（公元1603年）卯孟秋朔日

江西按祭司按察使长州府张鼎思敬书

凡例

一、《神农本草经》共有三卷，共三百六十种，分为上、中、下三品。梁代陶弘景增药一倍为七百二十种，并分别随三品而附入。至唐、宋时期重新修订，都屡加药物，分类方法也作了改进，有的药数种相合并，有的药物被删减，名称品目虽然尚存，但过去的数额内容已混淆错乱，原来的宗旨和意图都不复体现。现在本书通列一十六部为纲，六十类为目，将各药分别归于其类。上、中、下品之名都分别注入各药名下，一览可知，可以免除读者的检索之苦。

二、旧本本草书中玉、石、水、土混同，分类混乱、错误，例如虫、鳞、介（即甲）知类不分别，有的草药入了木部，有的应该入木部者入了草部。现在各种列部分类原则，首先分于水火，然后分于土、水，这是因为水、火为万物之原本，土为万物生化之根源。然后分金、石两部，它们是由土部衍生出来的。再其后分有草、谷、果、木四部，体现了从微至巨的原则。再其次分为服、器，这是由草部、木部推演而来的。再其后分为虫、鳞、介、禽、兽五部，最终为人部，表现的是由低级（生物）到高级（生物）的分类原则。

三、有的药物有几个名称，今古各有不同，本书只标其正名为纲，其他名称我都将其附于释名之下，以正其本。又注明其各种本草著作中的名称，以清其源。

四、唐、宋时代增加的药物，有的一种药物再三重现，有的两种或三种混合转注，现在都分别考证其正品，各行归并。只标其正名为纲，其余名称均附列于后。如标龙为纲，则龙齿、龙角、龙骨、龙脑、龙胎、龙涎都列为目附于其后；如标粱为纲，则赤、黄粱米都列为目类附于其后。

五、各种药物首项为释名，以正其药名为内容。其次为集解，解释其出产地，形状，采取方法等。其次为辨疑、正误项，即辨其可疑正其谬误。再其次为修治项，介绍炮炙方法。再其次为气味项，即阐明药性。其后为主治项，记录功效。其后为发明项，注明阐疏其药义。再其后为附方，列明其运用。有的药物下有“欲去方”项，这是指有其名而很少运用的方剂。旧本本草附方二千九百三十五，现在增加至八千一百六十一种。

六、唐宋时修订本草，用木刻套印。《神农本草经》的内容印红色（朱）；凡后增

药物一律印黑色（墨），以此分辨古今，经久印刊错乱讹谬之处众多。现在重新刊印，只是直接书写各家本草出处于主治项下，不再分朱墨，以便觅览。

七、各家本草所载内容，收入本书后将重复者删去，疑误者辩正，采其精粹内容，一律冠以人名（说）字样，书于各项条下，不变改其实际内容，而且准确归于相应内容之下。

八、各种药物有相互类似而功用内容缺少记载，可以相互参考的，有的药物的功用尚未被人们认识者，都加以收录，附在相应内容项下。无相应条可附者，一般附于各部内容之后。当然有些药物古代不明而现在明朗者，如莎根即香附子，陶弘景氏当时不了解但当今却运用得很广，辟虺雷这种中药过去很少有人说起，但现在却被充当方术物，虽然冷僻也不可遗漏。

九、唐、宋本草著作中没有提到的，而金、元、明代诸医所运用的药物，本书新增了三十九种。李时珍续补了三百七十四种前人未发现的新药。虽然说医家研究药物，是为了考释事物的本性和变化规律，但实际上也属于古代儒士格物之学，可补《尔雅》、《诗》疏著作中草木鸟兽内容之不足。

十、旧本草著作中序例繁覆重见，本书以《神农本草经》作为一般原则，而旁采《名医别录》后诸家本草内容附于其下，更补充了《张子和汗吐下三法》、《李东垣随证用药凡例》等内容。

十一、以前各家本草著作中百病主治药物，略而不切。王氏《王玺医林集要》、祝氏《陆氏证治本草》也过于简约而不纯。现在分病原不同而详列之，虽繁而不乱，很便施用。

十二、《神农本草经》目录及《宋本草旧目录》本书也附于《序例》之后，有其重要的历史参考价值。

第一卷 《本草纲目》序例

序例

代诸家本草

《神农本草经》：掌禹锡说，以前记载《神农本草经》三卷相传为神农尝百草所作，而不曾看见，《汉书·艺文志》也没有记载。《汉平帝纪》说：元始五年（公元 5 年），招举天下，通知精通方术本草的人从所在地传遣到京师。《楼护传》称楼护年少即背诵医经本草方术著作数十万言。本草之名大概首先出现于此。唐代李世勣等以《梁七录》载《神农本草经》三卷，据推理此为最早记载《神农本草经》者。又有人怀疑《神农本草经》中所载郡县有后汉地名，似为张机、华佗时代的人所为。其实都不尽然，按照《淮南子》记载：神农尝百草的滋味，一日而遇到七十种毒。由此医方大为兴盛。大概是上世时期未留下文字，师承学说相传，逐渐形成门学科，称这为本草。两汉此来，名医越来越多，张华之类的学者开始根据古代本草学说而依附并发展创新新说，全面进行编述，本草由此见于古代经籍录记载。

寇宗奭说汉书虽然谈论本草，但不能判断何代人所作。《世本》、《淮南子》虽然说到神农尝百草开始根据药性调和诸药，当时也没有本草的名称。只有《帝王世纪》说：黄帝派遣岐伯尝各种草木之味，审订定为《本草经》，创造医方用以治疗各种疾病。自此以后才知本草之名，原来是自黄帝开始。大概是上古圣贤之人具有生而知之的才智，所以能辨别天下品物的性味，适合世人疾病的所需。后世贤智之士，由此根据些原则而调和，又新增其品种。韩保昇说药物有玉、石、草、木、虫、兽不同，而称为本草是因为诸药中草类最多的缘故。

《名医别录》：李时珍说《神农本草》药分上、中、下三品，共计三百六十五种，用以相应一年周天之数。梁代陶弘景又增加汉代、魏代以下名医所用药物三百六十五种，称为《名医别录》。一共七卷，首叙药性的来源，讨论疾病名的诊断，其次分玉石为一品，草为一品，木为一品，虫兽为一品，果菜为一品，米食为一品，有名未用共三品。以红朱色书写神农，黑墨书《别录》，晋献给梁武帝。陶弘景字通明，刘宋朝末期为诸王侍读一职，归隐于勾曲山，华阳隐居为其号，梁武帝每次咨询访问他，他活了八十五岁才去世，皇帝赐其谥号为贞白先生。这本书的内容对读者确实颇有裨益，当然也有许多谬误。

陶弘景在《自序》中说：隐居先生在茅山之上闲养，在吐纳养练身体的余暇时间里，很留意方术技艺，留览本草药性，愿意以医术为尽圣人之心，所以撰写本草而讨论医术。原来记载有《神农本草经》，我认为很可信。过去神农以帝王身份统治天下，画八卦用以联通鬼神之情，开垦土地耕种粮食以避免杀生猎狩的弊端，公开药物治疗

疾疾以拯救夭伤的生命。此三种伟绩，经过众位圣哲的继承发扬而效果越来越明显。周文王、孔子创造了彖文、卦像、繇辞、卦辞，他们的功德与天地同在。后稷、伊尹，教人民播种百谷粮食，使人民受益。岐伯、黄帝、彭祖、扁鹊，振奋发扬辅导万民，恩情在后世人中流传。历经三千余年，万民到现在仍然依赖他们。但是轩辕时代以前，没有文字记载。药物的气性所主，应该是依靠经验的口口相传，不这样的话，怎么会听到这些内容呢？到了后来桐君、雷公，这些最早的药师才着手开始编撰文字书简。此书应与《素问》同属一类，只是后世人多次修订更改完善它罢了。秦始皇所焚烧的书中，医方、卜术书不在其中，所以还得到完整记载。而遭到汉献帝迁徙，晋怀帝永嘉东渡避乱，文字书籍焚烧糜遍，十不遗一。今之所存，有此三卷。其所记载的郡县为后记时制，怀疑为仲景、华元化（即华佗）等所记录。又有《桐君采药录》一书，记载说其花叶形色的形状。《药对》四卷，讨论中药本草的佐、使相互增加功效。魏、晋代以来，吴普、李当之等反复删补。有的收录中药五百九十五种，有的四百四十一种，有的收录三百一十九种，有的本草书上、中、下三晶混糅，冷、热混合错乱，草、石、药物不能够区分，虫、兽各品不能区别。而且所记载主治相互有得有失。医学家不能全面体察，但对中药的认识才智有深有浅。现在就综合包括本草各经典内容，研究概括繁复及精华部分内容。而且《神农本草经》所载三品药物合计三百六十五种中药为主，又增补进《名医别录》三品也另有三百六十五种药物，合计七百三十种药物。精华粗漏皆行收取，不再有遗漏，分别按其不同科属分条，区分不同药物种类，兼注明其采取时节及药物产地，及仙经道术所必备知识，并将此列为序录共合为七卷。虽然不能说是超过前贤，大概也是一家独创，我去世之后，可以作为各位后学者之知音。

《桐君采药录》：李时珍说桐君，黄帝时的臣子。书一共二卷，记述其花叶形态色彩，今已没有传本。后人又有《四时采药》、《太常采药时月》等书。

《雷公药对》：掌禹锡说此书为北齐徐之才撰。介绍各种中药名品、中药君、臣、佐、使配伍原则、性味毒性、相反及所主疾病，分类记载，一共二卷。李时珍说：晋代陶弘景以前已有此书，《吴氏本草》所引“雷公”注文下即为此书内容。大概是黄帝时雷公所著，徐之才增加修订而成。徐之才丹阳人，学博识广善于行医，前后侍奉过北齐诸帝，并很得宠，甚至尚书左仆射等职，活了八十岁，赠号司徒，封西阳郡王，死后谥号为文明。《史记北史传》有传记记载。

《李氏药录》：韩保昇说魏李当之，华佗弟子，修订《神农本草经》三卷，而流传于世者极少。李时珍说《李氏药录》又称为《李当之药录》，其书散见吴氏、陶氏本草中，并颇有发明。

《吴氏本草》：韩保昇说魏代吴普，为广陵人，华佗弟子，一共为一卷。李时珍说书中分别记述神农、黄帝、岐伯、桐君、雷公、扁鹊、华佗、李当之所说的性味非常详尽，今亦也失传。

《雷公炮炙论》：李时珍说为刘宋时期雷敩所著，并不是指黄帝时的那个雷公。他自称是内究守国的安正公，可能是官名。后经胡洽居士重加定述。中药共三百种，为上、中、下三卷。它的性味、炮炙、熬煮、修制之法多为古奥，文字亦很古朴，自为一家，内容多采自于乾宁晏先生，它的文中首序中论述物理，也很深奥精奥，收录载于后。乾宁先生名晏封，著《制伏草石论》六卷，这是丹石专家专著之书。

《唐本草》：李时珍说唐高宗任命司空英国公李勣等人编修陶隐居所注《神农本草经》增加为七卷。这就是所谓的《英公唐本草》，并有增加删补。唐代显庆中右监门长史苏恭重新加以增订注释，并且上表请朝廷修定。皇帝又再次任命太尉赵国公长孙无忌等二十二人与苏恭一起详定本草书。并增约一百一十四种，分为玉石、草、木、人、兽、禽、虫鱼、果、米谷、菜、有名未用等共十一部，一共为二十卷，目录一卷，另有中药图谱二十五，图经七卷，一共为五十三卷。这就是人们所说的《唐新本草》。苏恭的解释虽然明了，也有很多错窜谬误之处。礼部郎中孔志约在该书的序文中说：天地之间的生化变化称为生，运动阴阳这气以化生万物；万物含灵之体所珍贵的称为命，是用来享受生育以尽天年的，人类原始时期居于兽穴，栖于鸟巢，感受情欲之事很少，到后来铸金器兴土木，便产生追求欲望的方法。而且五味饮食有时清爽，有时厚滞关系到甘辛之味的节制；风、寒、暑、湿、燥、火的过度侵蚀，容易产生寒热的疾病；人体内外邪正气血的交战，便导致了形体与神气的分离，饮食一不注意便产生肠胃病，风湿一旦乘虚而入，便构成手足疾病。若肌病纠缠于肤腠，不能早日知道救护制止；就会渐渐发展到膏肓，只能导致夭折。待到炎帝教人记载事物，人们有了识药石之功；在云瑞命名医官开始研究诊候之术。草木都被了解了其性味功效，鬼神再也无逃遁之理了。有的人刳剖麝鹿剸析犀牛，驱泄邪恶之气；有的人练造飞丹炼石，纳气导引练习清和。大大造福于苍生百姓，普极济度人民大众；功德造化无量，恩情隆重大成。人们日夜享用而不自知，到目前仍依赖于此。岐伯、医和、彭祖、医缓，都是顶顶绝妙的前世先圣；李当之、华佗、张仲景、吴普，都是蜚声其后的前辈神医。过去秦朝统治残酷，倘且不干涉医经，至晋代永嘉丧乱之机，本草医术仍然流传于世。梁代陶弘景个人有摄生的爱好，并且研精药术。他认为本草经为神农之所作，为千古未刊之秘书。可惜其年代淹远，简编残蠹，与桐君、雷公众书内容颇有点窜乱错误处。于是发誓要撰缉本草著作，并将诸种本草书勒成一家，也可以用来雕琢研究经方，为医业润色、添彩。然而当时诸方鼎立，对不同的方药根据见闻进行撰写，也未以精要文字加以总结，仅仅限于一家之解释。至于像重视建平之防己，弃却纹槐里之半夏，说什么秋天采榆仁，冬天收云实。混乱了粱米之黄白，混淆荆子认为牡蔓，将繁缕看成是不同于鸡肠之物，将由跋与鸢尾混成一物。防葵狼毒，错误地判断为同根；钩吻黄精被引为连类。铅锡竟不能辨，橙柚不能区分。凡此种种例子，大概也太多。自那时以后，直到迄今。虽然方术医技不同，名医各承家技，更加上相互祖述，很少有能纠正。于是又复采杜衡一药于及己，搜求忍冬药于络石。舍弃陟厘而取莂藤，退飞廉一药而用马蓟一药。承继疑问而行动妄为，似乎没有察觉。疾病劳瘵多很危险，确是令人深

为慨叹的。等到朝议郎行右监门府长史骑都尉苏恭，采集纠正陶弘景氏的错误窜乱之处，辨别平时使用的纰漏。于是上表请求修定《本草》一书，因深得皇帝的重视。所以诏太尉扬州都督监修国史上柱国赵国公臣长孙无忌、大中大夫行尚药奉御臣许孝崇等二十二人，与苏恭一起详为编撰。我私下以为动植形态生物，因方剂使用而药性混乱；遇暑秋天气变化，感受穴气不同。离其本土，则质同而效异，失去其最适宜的季节，那么往往物是而时非，名实既混乱，寒温多谬。用之于病人，自欺已甚；如果再施之君父，那么叛逆之罪就大了。于是上禀神灵之位，下按照众民之意；下颁发于万民运用，营求药物。羽、毛、鳞、介，没有未论述的；根茎花实，有名的均补收集。于是详尽探讨医学的秘要，博采综合方术。《神农本草经》虽然缺残，有验证的结果一定会记载；《名医别录》虽然保存得很好，没有根据的内容也必然纠正。考察各本草的异同，选择其应该采用的或应该抛弃的。洋洋洒洒的文字可以定众人群言之得失；神采飞扬的文字，可以补充对万物的形容，撰成《本草》及目录等内容，一共五十四卷。可以网罗古今内容，使人耳目一新，阐尽医方的极妙之处，拯救生灵的性命。可以传播千万年而不埋没，历及千百代而不朽。

《药总诀》：掌禹锡说此书为梁代陶隐居撰，共二卷，论药品五味寒热之性，主治疗疾病及采蓄诸药的时月之法。另有一本书称为《药像口诀》，不着撰人名。

《药性本草》：掌禹锡说《药性论》一共四卷，不著撰人名氏，分药品之性味，阐述君臣佐使主病之疗效。有人称其为陶隐居所撰。然后其记载用药性能及功效，有一些与本草经是相违背的，所以怀疑不是陶隐居所作。

李时珍说：《药性论》即药性本草，为唐代甄权所著。甄权为扶沟人，在隋代为官，曾任秘省正字之职。唐太宗时，已年至一百二十岁，唐太宗曾亲幸其府第，访问药物性用等事。甄权因向太宗晋献此书，被授予朝散大夫之职，其书中所言本草主治内容也很详尽。另外，甄权尚著有《脉经》、《明堂人形图》各一卷，其内容可见《唐史》记载。

《千金食治》：李时珍说：唐代时孙思邈曾撰《千金备急方》三十卷，其中采摭《素问》、扁鹊、华佗、徐之才等所论药物补养各种学说及本草中有关食用的内容，并分米谷、果、菜、鸟兽、虫鱼等部作为食治内容附录于后，也非常明确细致。孙思邈长期隐于太白山，隋代、唐代两朝宫廷征拜其官职均不应职，其生年一百余岁，所著有《千金翼方》、《枕中素书》、《摄生真录》、《福禄论》、《三教论》、《老子庄子注》等。

《食疗本草》：掌禹锡说：此书为唐代同州刺史孟诜所撰。张鼎后来又补充其不足的内容约有八九十种左右，与孟诜原有的内容合并共为二百二十七条，一共为三卷。

李时珍说：孟诜，为梁地人。武后时期中进士，累累升迁至风阁舍人之职，后出京为台州司马之职，很快又任同州刺史。唐睿宗时曾召孟诜任用，但被孟诜坚决谢绝。去世时终年九十岁。他撰写《食疗本草》是因为《周礼》中曾记有“食医”一条内容。《食疗本草》一书后来有增补。又撰有《必效方》十卷、《补养方》三卷。《唐史》中有

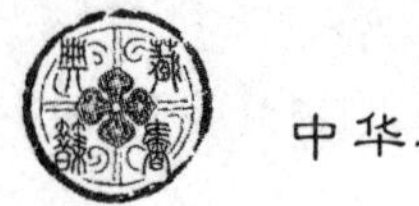

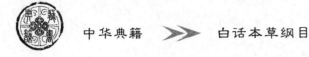

其传记记载。

《本草拾遗》：掌禹锡说：此书为唐开元年间三原县县尉的陈藏器所撰。因《神农本草经》虽有陶弘景、苏敬各家补集之说，但其中遗失沉落者仍然很多，所以另外有《序例》一卷，《本草拾遗》六卷，《本草解纷》三卷，总名为《本草拾遗》。

李时珍说：陈藏器，为四明人。其人著述著作博学而广览、精于研究事物的分类考证、善于订正谬误，绳正差错，更能搜罗阐发事物幽隐未明之处，是自有本草著作以来之第一人。那些肤浅鄙薄之人，不仔细考察陈藏器所撰之详细工作，只是一味讥诮其怪僻不当，宋代人也对此书多加删削，他们哪里知道天地间品种物类无穷无尽，古今变化中隐曲显赫之处也各不相同，其采纳与舍弃也有定则，名称有时尚有变化，哪里可以因自己一管之见面就讥笑那些多学博闻的人呢？例如辟虺雷、海马、胡豆这一类的药物，都是过去很少使用而今天使用广泛的。而仰天皮、灯花、败扇之类又都是万家医者常用之药。如果不是此书收藏记载，更难于稽查考证。这种本草之书，所以不怕其内容详尽繁复啊。

《海药本草》：掌禹锡说：《南海药谱》一书有二卷，不著有撰人之名，其中杂记有南方药物所产的郡县地名考证，以及药物的治病功效，非常杂乱而无序次。

李时珍说：此书即《海药本草》，一共为六卷，为五代时唐人李珣所撰。李珣大概为五代人，其收集采编的海药也非常详尽。另外，郑虔有《胡本草》七卷，均为少数民族，外来胡地之药物，现在已不传于世。

《四声本草》：掌禹锡说：此书为唐时兰陵处士萧炳所撰。书中取本草药名头一字，以平声、去声、入声相从，便于检索阅读，没有什么创见发明之处，书一共为五卷，进士王收为之作序。

《删繁本草》：掌禹锡说：此书为唐时润州医学博士兼节度随军杨损之所撰。书中删去本草中不急用及有名称但却很少使用的一类中药，列为五卷，约为唐开元以后的人，书中没有什么创见发明之处。

《本草音义》：李时珍说《本草音义》共有二卷，唐代李含光所撰。另外，甄立言、股子严也均撰有《本草音义》一类的著作。

《本草性事类》：掌禹锡说：此书为京兆医生杜善方所撰，杜善方不知为何朝代人，此书共为一卷。书中对于本草的药名、分类解释注明，并附有各药炮制配伍、佐使、畏恶，相反、相宜、解毒等内容。

《食性本草》：掌禹锡说：此书为南唐时陪戎副尉、剑州医学助练陈士良所撰。书中摘取《神农本草经》、陶隐居、苏恭、孟诜、陈藏器诸家本草著作中有关饮食的内容分类编排，并附有各种食疗医方以及四季调养脏腑的方法。

李时珍说：此书共十卷，书中总集以前有关本草的各种学说，没有什么新义。古代有淮南王《食经》一百二十卷、崔浩《食经》九卷、竺暄《食经》十卷、《膳馐养疗》二十卷、昝殷《食医心镜》三卷、娄居中《食治通说》一卷、陈直《奉亲养老书》

二卷，并有食治诸方，都是祖承古代食医的含意。

《蜀本草》：李时珍说：蜀主孟昶命翰林学士韩保昇等与各位医学士一起，编取《唐本草》内容并增补注释，另外撰成图经一共二十卷。孟昶自己作序，世人谓之《蜀本草》。书中图说文字对药物的形状的描写，详于陶弘景、苏敬。

《开宝本草》：李时珍说，宋太祖开宝六年（公元 974 年），命尚药奉御刘翰、道士马志等九人，取《唐本草》、《蜀本草》进行详尽校定，仍然取陈藏器《拾遗本草》诸书相互参考，并刊正别名，增加药物一百三十三种，马志为之注解，翰林学士卢多逊等刊正。开宝七年（公元 975 年）朝廷又诏令马志等人重定《开宝本草》，学士李昉等详细看审。凡是《神农本草经》内容者多刻为白字，而《名医别录》所传内容则刊墨字，以此相互区别。其中内容与目录共二十一卷。其序言中说：三坟宝典之书，《神农本草经》就是其中之一；本草著作中均录有《神农本草经》三卷，在世上广为流传，《名医别录》与《神农本草经》常互为编纂，至梁代陶弘景贞白先生就得将《名医别录》参入《神农本草经》中，其中朱书墨字相互错杂撰写，当时可以说是条理明白，而又可以相互参考彼此的功用，相互注释，共列为七卷，在南方广泛流行。发展到唐代，又重加参校，并增药八百余种，添加注释内容共为二十一卷，《神农本草经》中遗漏的功效则补充它，陶弘景氏的错误说法则改正之。然而由于记载年代本已久远，而距今又已过了四百余年，朱字及墨字已没有什么分别了，书中旧注与新注的文字也相互缺失，若不是圣明的君主抱有实现大同千秋功业的愿望，怎么可能得以改变呢！因此宋帝命令详尽考证传写之误，并刊为定本，其中分类体例有不妥当的地方，都进行了变动。其中如笔头灰，为兔毫毛，但却分在草部，现在移到兔头骨附条下；半天河、地浆、都是水液，也被列在草部，现在移于玉石类之间。败鼓皮现移附于兽皮下，胡桐泪则改移于木类。紫矿也是 木类，从玉石品下取移至此。伏翼实际上是禽部，由虫鱼部移至于此。橘柚附于果实类下，食盐附于光盐条下，生姜干姜同归于一类内容之下。至于鸡肠、蘩缕、陆英、蒴藋、以类相似，从而以类附之。书中仍然采用陈藏器《拾遗本草》、李含光《本草音义》内容，或者于其他本草中探讨本源，或者从临床医家中记载中药疗效，相互参考比较，辨别其正确与否。至于突厥白，旧本草为灰类药物，现在置于本根部；天麻根，旧本草解释为赤箭，现在又完全不同。诸如此类，去除错误者，采取正确者，并特立新条目，自此刊正之处不可计数。书中采取大家的建议，并详尽制为印版。书中以白字记载为《神农本草经》内容，墨字为《名医别录》所传。“唐附”“今附”等说明文字各加注脚，详加解释，以此慎重审视本草形性。凡书中证实为谬误而辨清之处，均署名为“今注”；凡书中考证记载确实而加以记述的内容，又称为“今按”。含义既然已经刊定，条理也即详明了。现在本书以新收药物与旧本草所收药物合计九百八十三种药物合编成此书，与目录一起共为二十一卷，广颁于天下，以此传播流行。

《嘉祐补注本草》：李时珍说：宋仁宗嘉祐二年（公元 1035 年），皇帝诏光禄卿直秘掌禹锡、尚书祠部郎中秘阁校理阁林亿等人，同各位医官一起重修本草。其中新补充的本草八十二种，新确定的本草一十七种，合计是一千零八十二条，称为《嘉祐补注本草》，共为二十卷。该书虽然有校修，但无大的发明阐述。其中序略上说：《神农本草经》三卷，药物只有三百六十五种。至陶隐居时又增加了一部《名医别录》，也是三百六十五种，因此进行注释，分为七卷。唐代苏恭等人又增加了一百一十四种，扩为二十卷，称为《唐本草》。宋代开宝年间，两次诏令医生刘翰、道士马志等修订本草书，增加了一百三十三种，编成《开宝本草》。蜀地孟昶与此同时也曾经命其学士韩保昇等在其基础上稍事增广，称为《蜀本草》。嘉祐二年八月（公元1035年），又下诏令我掌禹锡、林亿等再加以校正。我等臣下接受此命后更加研探核实，私下认为医学界前辈，原来诊病用药，随时有效随时记载，所以医药数目增多。粗略参考各种本草著作内容浩繁博大，篇幅冗长复杂难以追究，虽然屡屡加以删节定稿，但删减取舍各不一致。有的《神农本草经》已经记载，而其中所记述的内容粗略；有的民间俗俚之人常常使用而太医却未曾闻及。如果不是其中事载详尽而明确，那么遗失散佚者则太多了。因此，根据其内容的疏漏程度不用，重新加以补注。又根据各家医书、药谱所载的物品功用理论，一起采掇编用；只是名称过于生僻或类似于怪诞者，则为本书所不采纳。

其余经史百家的内容，虽然不是方药那一类的急用内容，其中间或有参考药物效验并可以作为依据的内容也兼为收载。务必要使内容言语简赅，表达切意，以符合皇帝下诏的含义。凡是以本草为名的著作非只一家，而其中又以《开宝重定本草》一书内容为标准。其中分布郑数及类目，经文与注文相互杂糅，中间又有朱墨标记，一律沿从旧例本草的做法，不再加以改动。凡是补注文字与所据各书所说内容相互参合的内容，一律删削，以避免重复；其中旧本草已经著述而意义尚未完尽，而后代著作中再次谈及的内容，也都列出保存，以使内容详尽而容易知晓。每条内容下仍以朱红笔在其上端起始处说：臣等谨按某书说某事，其中单独立条的内容，一般都注解于其后，说见某书。凡所引的著作，以《唐本草》《蜀本草》为先，其他著作则以所著时代先后顺序排列秩序。凡是那些取名为本草的著作内容，凡现在所引用，一般只注明其所作人的姓名说某人，只是《唐本草》、《蜀本草》称为“唐本说”“蜀本说”。凡是文字中朱墨标记的区别；凡《神农本草经》内容，以朱字表示；《名医别录》中《神农本草经》中的旧条文而有所增补时，以墨字间于朱字中加以表示。其余所增加的内容皆单独立条，并以墨字表示。凡是陶弘景所增进的内容称为《名医别录》，并以其注文附于其后。凡是苏恭所增加的也注于其后称为“唐本先附”。凡是开宝所增加的内容也在其最后注明“今附”。凡是新增补的内容，旧本草著作中未有的，于逐条内容后单列为“新补”。凡药物过去分为中、上、下三品，今新补的本草药物难于详细分辨，但可以类附的形式附于旧药之下。例如绿矾次附于矾石下，山姜花次附于豆蔻条下，扶移次附于水杨之类就是这个意思。凡是药物有某种功用而《神农本草经》中未见但过去注

文中已经曾引注的内容，现在所增的内容只是类似于前者，不再单立条目，并附于本注的最后，称为“续注”，例如地衣附于垣衣条下，燕覆附于通草条下，马藻附于海藻条下之类也即此意。凡是过去的旧注出于陶弘景的，称“陶隐居说”。出于苏恭者，称为“唐本注”。出于《开宝重定本草》者，称为“今注”。其中有《开宝重定本草》考据所传记载的内容，单独称为“今按”、“今详”，“又按”，并都以朱红字单写在其起端处。凡药名中《神农本草经》中已见，而功用记载尚未齐备，现在有所增益者，也附于《神农本草经》注文之末尾。凡是药物中有现在人们时常使用而各种书中未见，无法辨别证实者，如胡卢巴、海带之类，则请各位太医讨论商议，单独立为一条，称为“新定”。本书中收载以前本草旧药九百八十三种，新近补入八十二种，附于注文者不计算在其内，另外有新定一十七种。总合新旧中药数目是一千零八十二条，都随其类药附注于其后。李勣、陶弘景、《开宝本草》三篇序文中均有义例，内容不可舍弃，所以仍然载于本书的首卷。

《图经本草》：李时珍说：宋仁宗既命掌禹锡等人前去编撰名家本草著作，累经多年而成书；另一方面，又诏令天下郡县，以图谱方式上报各地所产药物，用唐永徽之故事，专门命令太常博士苏颂撰选成此书，一共二十一卷。书中对药物考证详尽明确，颇有发挥。但图谱与文字不同，相互不能对应。有的有图谱无说明文字，有的有说明文字没有图谱，有的有实物而图谱遗失，有的说明文字虽正确，而图谱却极少错误。例如江州的菝葜为仙遗根，滁州的青木香实际上就是马兜铃根，这些都混乱列于图谱中。又如棠毬子即为赤爪木，而天花粉就是括楼根，这是重复出现的条文，也是其中的小小疏漏。苏颂、字为子容，为同安地方人，曾中过进士，哲宗时期曾做官做到丞相的职务，并被封为魏国公。

《证类本草》：李时珍说：宋徽宗大观二年，蜀地名医唐慎微将《嘉祐补注本草》及《本草图名》合为一书，又再收集《唐本草》、陈藏器《拾遗本草》、孟诜《食疗本草》等以前诸家本草所遗漏的药物五百余种，并重新附入于各部，还新增五种新药。同时还采用《雷公炮炙论》及《唐本草》、《食疗本草》、陈藏器《拾遗本草》各家学说中尚未收入的内容附于各条正文之后。又采用古今效验单方，及经、史、百家书中有关药物的文字也附于其后。共计三十一卷，取名为《证类备急本草》。并上呈朝廷，改名《大观本草》。唐慎微其人貌虽平凡但学识渊博，由于他的工作使得各家本草及其药物单方得以保留光大，垂留千古，不至于被沦淹埋没，这都是唐慎微的功劳。宋政和年间，朝廷又命官曹考忠校正本草刊定出版，所以又称此书为《政和本草》。

《本草别说》：李时珍说：宋哲宋元祐年中，阆中地区医士陈承将本草与图经两书合而一，其中间缀着加数语阐释发微，自称为本草之别说。宋高宗绍兴年间又命医官王继先等人校正本草内容，也有一些附中的补充内容。该书大多为浅陋卑俚的议论，没有什么高明的意见。

《日华诸家本草》：掌禹锡说：宋代初期开宝年中，此书为四明人所撰，但未著明

姓氏，只是称为日华子大明等，书中分类编排各家本草近年来所用的药物，各以寒、温、性、味、花、实、虫、兽作为分类，其中对药物的功用叙述得非常详悉。该书共二十卷。又根据《千家姓》记载，姓大的家族出于东莱地区，日华子大概是姓大而名为明吧。也有的人称其人姓田，不知道是否正确，没有仔细研究过。

《本草衍义》：李时珍说，宋代政和年间此书为医官郑直郎（官名）寇宗奭所撰。寇氏在补注本草及图经两书的基础上，参考了药物生长的事实形态，核实了药物功效的事情理论，援引历代诸家本草，详尽辨证，发明药物理论非常详尽，李东垣、朱丹溪等诸位大家也十分遵循推崇此书。但此书中将兰花误为兰草，将卷丹误为百合，这是其中的错误之处。书籍及本书序例一共为二十卷。平阳地方的张槐卿根据其理论分别附入于各药之下，一并合编成为一书。

张洁古《珍珠囊》：李时珍说：本书共为一卷，为金代时易州（今河北易水地区）的名医张元素所长。张元素字为洁古，多次考进士但未能考中，因此前去学医。注意深入阐述轩辕黄帝、岐伯的医经深旨，参悟天地间幽深的智慧精微。洁古提出古方与今病不能照搬死用的观点，自成一家之法。本书辨别药物之性从气味、阴阳、厚薄、升降、沉浮、补泻、六气（即风寒暑湿燥火六种自然界气候）、十二经脉等多个角度出发，并制定随证用药的原则，每药下立有主治、秘诀、心法、要旨等数项，称之为《珍珠妙囊》（珍珠囊），大力宣扬医学药物的道理，可以称作是自《灵枢》、《素问》等古医经之后的天下第一人。后代人将该书文字翻译成韵语，以便记诵，称之为李东垣《珍珠囊》是十分错误的。可惜的是，《珍珠囊》只是讨论一百余种药物，未能来得及评遍所有的常用药。张洁古又著有《病机气宜保命集》四卷，该书另有一个书名叫《治法机要》。后人误以为此书为刘完素所写，并伪撰了一篇序文并将其置于该书的卷首，以附会这一观点。现在所说的其他洁古等作，多为后世人所伪托，所以本书的内容驳杂而不伦不类。

《用药法像》：李时珍说：该书一共只有一卷，为元代真定年间名医李杲所写。李杲字明之，号东垣。通晓《春秋左传》、《尚书》、《周易》其人待人忠实有信义，守规矩。家中富有而乐善好施，被洛源监税官作为守法的典范而受到推崇。东垣受业于张洁古老人，尽得洁古之真学并能够更加阐述发挥，当时人称神医。李杲遵守洁古《珍珠囊》的学术思想，并增以用药之范例以及诸位向导、纲要活法等内容以阐述用药精微，写成此书。认为现在的人对于外感内伤之病不能分辨清楚，而是混同成为一种病症加以施治，因此他辨别其脉证，阐述元气与阴阳的关系，饮食劳倦，有余与不足等为家，著有《辨感论》三卷，《脾胃论》三卷。他还推崇阐明《素问》、《难经》、《神农本草经》、《脉诀》及《杂病方论》的医学理论，著有《医学发明》九卷、《兰宝秘藏》五卷。又辨析经络脉法，分别以《伤寒论》中六经的提纲作为对比及规范，著有《此事难知》二卷。另外，还有关于痈疽、眼目疾病的各种写作及一些讨效方之类的书籍，都是李东垣的学生门人根据他的学术思想及经验收集叙述而成的。

《汤液本草》：李时珍说：《汤液本草》一书共二卷，元代医学教授王好古撰。王好古字为进之，号为海藏，为李东垣的高足，乃医者中最通达儒学者之一。《汤液本草》取《神农本草经》及张仲景、成无己、张洁古、李东垣等人书中内容，其中时常附上自己的意见，多方收集而撰成此书。另外还著有《汤液大法》四卷。《医垒元戎》十卷、《阴证略例》、《瘢论萃英》、《钱氏补遗》各一卷。

《日用本草》：李时珍说：此书共计八卷。为元代海宁县医士吴瑞所撰。本书取各家本草著作中切合于饮食的内容，分为八个门类，只不过其中还增加了数品新药罢了。吴瑞字瑞卿，为元文宗时代的人。

《本草歌括》：李时珍说：元代瑞州路医学教授胡仁可，为了便于启发童蒙入门学术，特取历代本草写作中有关药性图形等内容创作成为歌括之书，即为此（《本草歌括》）一书。我大明朝刘纯、熊宗立、傅滋之类的医学家都有歌括及药性赋之类的著作，以供给那些初学本作为记诵之用。

《本草衍义补遗》：李时珍说：元末朱震亨撰有《本草衍义补遗》一书。朱震亨、为浙江义乌人，字为彦修，曾师从许白云神授医道，世人均称为丹溪先生。朱震亨曾师从罗太无先生学医，并深得刘完素、张洁古、李东垣之家医道之原旨而力图推而广之，为医家推为一代宗主。此书大概是遵循寇宗奭所撰《本草衍义》之意义而推广衍义它的意图吧。本书补遗《本草衍义》中未收录的药物二百种，并多有发明。但此书中将兰草误为兰花，胡粉误为锡粉，未免过于拘泥于旧说了。而书中将各种中药分配与五行更显得牵强了。朱震亨著有《格致余论》、《局方发挥》、《伤寒辨疑》、《外科精要疗论》、《风木问答》等各种著作。

《本草发挥》：李时珍说：本书共三卷，为明代洪武时丹溪的弟子山门地区的徐彦、纯用诚所集而成。本书只是选取张洁古、李东垣、王海藏、朱丹溪、成无己等数家学说合成一书而已，别无增益的内容。

《救荒本草》：李时珍说：明代洪武时期初，周定王朱橚因为挂念备受旱涝之灾的饥民，走访请问野老村夫，采集到可以草木之根苗花作为饮食备荒的药物四百四十种，并绘图描述药物的形状，并注明其出产地，苗叶形状，花子形状、性味、及食法共为八卷，其中论述也极详明，可以引用作为依据。近代人对读书进行翻刻，已削减了其中的大半篇幅内容，虽然这样的书内容文字略显浅陋，但也难躲过被削减失传这一厄运。周定王号诚斋，性情气质聪明，敏锐，集有《普济方》一百六十八卷，《神珍方》四卷，并撰有诗词、文赋、乐府等书。明代嘉靖年间，高邮地区王磐著有《野菜谱》一卷，书中对本草药物附以绘图说明其形态，并附加文字予以说明，广泛用以救荒，惜其内容过于简略而不详尽。

《庚辛玉册》：李时珍说：明代宣德年间，宁献王采取崔昭撰的《外丹本草》、土宿真君所撰的《造化指南》、独孤滔的《丹房镜源》、轩辕黄帝所撰的《宝藏论》、青霞子《丹台录》等各书所载金石草木中作为丹炉炼制的药物，集成此书。该书分为金石部、

灵首部、灵植部、羽毛部、鳞甲部、饮馔部、鼎器部，总共计为二卷，一共收载五百四十一品。书中所说的药物出产地、形状等内容都分别根据阴阳字说加以解释，也可作为考证的依据。宁献王号臞仙，博通百家之长，所著的医学、占卜、农业、植圃、弹琴、弈棋、仙学、诗家等各种书籍一共有数百卷之多。其中《造化指南》三十三篇，载有神灵之草五十三种，说这是土宿昆元真君所说，经抱朴子葛洪所注解的著作，这大概只是宋、元时期的方士假托名人先哲而已。古代有《太清草木方》、《太清服食经》、《太清丹药录》、《黄白秘法》、《三十六水法》、《伏制草石论》等各种制丹书，都属于此类。

《本草集要》：李时珍说：明代弘治年间，礼部郎中慈溪王纶采取诸家本草中常用药品，以及张洁古、李东垣、朱丹溪所论本草的序例部分，略为节选，分为八卷，并没有别加增益，可以说是斤斤泥古了。王纶字汝言、号节斋，考中进士，官职曾任至都御史。

《食物本草》：李时珍说：明代正德年间九江知府江陵人的汪颖撰成此书。东阳人卢和字廉夫，曾经从历代本草中采取与食品有关可加以编排序次而成此书。汪颖收得卢和原稿，并核定审编成为二卷，共分水、火、菜、果、禽、兽、鱼、味八类。

《食鉴本草》：李时珍说：此书为明代嘉靖年间京口人宁原所编。此书皆取可食药物的内容，其中每药仅仅略为记载数语，没有什么发明之处。

《本草会编》：李时珍说：此书为明代嘉靖中祁门医士汪机所编。汪机，字省之。本书为了弥补王纶《本草集要》中不收草木形状的缺点，于是削去本草上、中、下之品的内容，以类相从加以分类归属，其中菜谷部通为草部，果品部通为木部，以上内容合并诸家序例内容共二十卷。书中叙述内容过于简约，看起来似乎简便，但这样混同含糊反而更难让人检索阅读，分类的纲目草率，内容的简陋可知晓，在内容中掩去诸家本草的内容，更觉得零碎，辨别药物只是以臆测度，颇似推揣，确实没有什么实质的见解，全书可取之内容不过数条。

《本草蒙筌》：李时珍说：全书共十二卷，为祁门医士陈嘉谟所撰。陈嘉谟字适采，明代嘉靖末年，根据王纶《本草集要》的分部编次加以集成，每品药物中下列气味，产地采集方法、治疗、方法等项，并创作成对仗语句，以便于人们记忆背诵。其间有时附上自己的意见于各条内容之下，颇有发明。固其便于初学，所以移为蒙筌，确实是名实相符。

《本草纲目》：此书为明代曾任楚府奉祠、敕封文林郎、蓬溪知县的湖北蕲县人李时珍（字东壁）所撰。书中搜罗百家内容，采集访问各国各地。始于嘉靖壬子，终于嘉靖万历戎庚，共二十八年，前后总共写稿三次，分为五十二卷，列为一十六部，每部下分为类，共分六十余类，标识中药药名为纲，列举名药内容为目，共增新药三百七十四种，附方八千一百六十条。

引据古今医家书目

李时珍说：自晋代陶弘景以下，唐、宋诸本草引用医书，一共八十四家，而其中以唐慎微《经史证类备急本草》引用居多。

李时珍现在所引用的，除旧本外，一共有二百七十七家。

《黄帝素问》王冰注。

唐玄宗开元《广济方》

《天宝单方图》

唐德宗《贞元广利方》

《太仓公方》

宋太宗《太平圣惠方》

《扁鹊方》三卷。

张仲景《金匮玉函方》

《华佗方》十卷。

张仲景《伤寒论》成无已注。

《支太医方》

张文仲《随身备急方》

《徐文伯方》

初虞世《古今录验方》

《秦承祖方》

王焘《外台秘要方》

华佗《中藏经》

姚和众《延龄至宝方》

《范汪东阳方》

孙真人《千金备急方》

《孙真人食忌》

孙真人《千金翼方》

孙真人《枕中记》

《席延赏方》

孙真人《千金髓方》

叶天士《枕中记》

《箧中秘宝方》

许孝宗《箧中方》

《钱氏箧中方》

刘禹锡传信方
王绍颜《续传信方》
《延年秘录》
《柳州救三死方》
李绛《兵部手集方》
《御药院方》
《崔行功纂要方》
《刘涓子鬼遗方》
《乘闲集效方》
陈延之《小品方》
葛洪《肘后百一方》
《服气精义方》
《谢士泰删繁方》
《胡治居士百病方》
《孙兆口诀》
《梅师集验方》
崔元亮《海上集验方》
《深师脚气论》即《梅师脚气论》
《姚僧坦集验方》
《孙氏集验方》
《孟诜必效方》
平尧卿《伤寒类要》
《斗门方》
《韦宙独行方》
王珉《伤寒身验方》
《胜金方》
《文潞公药准》
周应简《要济众方》
《塞上方》
《王衮博济方》
《沈存中灵苑方》
《救急方》
《张路大效方》
《崔知悌劳瘵方》
《近效方》

《陈抃经验方》
《陈氏经验后方》
《苏沈良方》苏东坡、沈存中所撰。
《十全博救方》
昝殷《食医心镜》
《必用方》
张杰《子母秘录》
杨氏《产乳集验方》
昝殷《产宝》
谭氏《小儿方》
《小儿宫气方》
《万全方》
《太清草木方》
李翱《何首乌传》
《普济方》
《神仙服食方》
嵩阳子《威灵仙传》
《寒食散方》
贾相公《牛经》
贾诚《马经》以上共八十四家，均为旧本本草著作所引。
《灵枢经》
《王冰玄密》
张果《医说》
《黄帝书》
《褚氏遗氏》
《李濂医史》
秦越人《难经》
《圣济总录》
刘氏《病机赋》
皇甫谧《甲乙经》
宋徽宗《圣济方》
刘克用《药性赋》
王叔和《脉经》
张仲景《金匮要略》
《彭祖服食经》

《巢元方病原论》
《神农食忌》
《神仙服食经》
宋侠《经心录》
《魏武帝食制》
李氏《食经》
王执中《资生经》
娄居中《食治通说》
《饮膳正要》
刘河间《原病式》
《太清灵宝方》
《玄明粉方》
刘河间《宣明方》
戴起宗《脉诀刊误》
吴猛《服椒诀》
许洪《本草指南》
《黄氏本草权度》
《陆氏证治本草》
《土宿真君造化指南》
《医余录》
李言闻（月池）《人参传》
胡演升《炼丹药秘诀》
《名医录》
月池《艾叶传》
张子和《儒门事亲》
张洁古《医学启源》
《菖蒲传》
龚信《医鉴》
《活法机要》
杨天惠《附子传》
《洁古家珍》
李东垣《医学发明》
东垣《辨惑论》
东垣《脾胃论》
东垣《兰室秘藏》

东垣《试效方》
王海藏《医家大法》
海藏《医垒元戎》
海藏《此事难知》
海藏《阴证发明》
罗天益《卫生宝鉴》
朱丹溪《格致余论》
朱丹溪《局方发挥》
卢和《丹溪纂要》
《丹溪医案》
杨珣《丹溪心法》
方广《丹溪心法附余》
《丹溪活套》
程充《丹溪心法》
滑伯仁《撄宁心要》
《惠民和剂局方》
陈言《三因方》
孙真人《千金月令方》
严用和《济生方》
《王氏易简方》王硕撰
杨子建《万全护命方》
《继洪澹寮方》
《是斋指迷方》王贶所撰
杨士瀛《仁斋直指方》
《余居士选奇方》
《黎居士易简方》
《杨氏家藏方》杨珪倓所撰。
《济生拔萃方》杜思敬撰
胡濙《卫生易简方》
朱端章《卫生家宝方》
《许学士本事方》许叔微撰
《鸡峰备急方》张锐撰
《孙用和传家秘宝方》
王隐君《养生主论》
《真西山卫生歌》

赵士衎《九龠卫生方》

《王方庆岭南方》

《岭南卫生方》

初虞世《养生必用方》

周定王《普济方》一百七十卷。

虞抟《医学正传》

《李仲南永类钤方》

周定王《袖珍方》

傅滋《医学集成》

萨谦斋《瑞竹堂经验方》

王履《溯洄集》

叶氏《医学统旨》

万表《积善堂经验方》

戴原礼《证治要诀》

《医学纲目》

孙氏《仁存堂经验方》

戴原礼《金匮钩玄》

《医学指南》

杨氏《颐真堂经验方》

刘纯《玉机微义》

《医学切问》

陆氏《积德堂经验方》

刘纯《医经小学》

王玺《医林集要》

《德生堂经验方》

《臞仙乾坤秘韫》

饶氏《医林正宗》

《法生堂经验方》

臞仙《乾坤生意》

周良采《医方选要》

刘松石《保寿堂经验方》

窥玄子《法天生意》

杨拱《医方摘要》

《陈日华经验方》

《梁氏总要》

《医方大成》
《王仲勉经验方》
吴球《活人心统》
方贤《奇效良方》
《刘长春经验方》
吴球《诸证辩疑》
《阎孝忠集效方》
《禹讲师经验方》
赵氏《儒医精要》
《孙天仁集效方》
《戴古渝经验方》
《濒湖医案》
《试效录验方》
《龚氏经验方》
《濒湖集简方》
《经验济世方》
《蔺氏经验方》
《杨起简便方》
《孙一松试效方》
《阮氏经验方》
《坦仙皆效方》
《董炳集验方》
《赵氏经验方》
《危氏得效方》危亦林所撰著
《朱端章集验方》
《杨氏经验方》
《居家必用方》
《经验良方》
《唐瑶经验方》
邓笔峰《卫生杂兴》
《救急易方》
《张氏经验方》
《王英杏林摘要》
《急救良方》
《龚氏经验方》

白飞霞《韩氏医通》

白飞霞《方外奇方》

《徐氏家传方》

《张三丰仙传方》

《温隐居海上方》

《郑氏家传方》

《王氏奇方》

《海上仙方》

《谈野翁试验方》

《丘琼山群书日抄》

《海上名方》

《包会应验方》

《何子元群书续抄》

《十便良方》

《孟氏诜方》

张氏《潜江切要》

李楼《怪证奇方》

《生生编》

《邵真人青囊杂纂》

《夏子益奇疾方》

《摘玄方》

赵宜真《济急仙方》

《纂要奇方》

《端效方》

《王永辅惠济方》

《奚囊备急方》

《史堪指南方》

《王璆百一选方》

《臞仙寿域神方》

陈直《奉亲养老书》

《世医通变要法》

吴旻《扶寿精方》

李廷飞《三元延寿书》

何大英《发明证治》

王氏《医方捷径》

《保庆集》
《保生余录》
《神医普救方》
《杨炎南行方》
彭用光《体仁汇编》
《传信适用方》
《王氏究源方》
王节斋《明医杂著》
《摄生妙用方》
艾元英《如宜方》
《济生秘览》
《王氏手集》
《萧静观方》
《锦囊秘览》
《唐仲举方》
《杨尧辅方》
《金匮名方》
《严月轩方》
《郑师甫方》
《芝隐方》
《通妙真人方》
《三十六黄方》
葛可久《十药神书》
苏道《玄感传尸论》
《上清紫庭追劳方》
朱肱《南阳活人书》
韩祗和《伤寒书》
庞安时《伤寒总病论》
吴绶《伤寒蕴要》
《赵嗣真伤寒论》
成无已《伤寒明理论》
刘河间《伤寒直格》
陶华《伤寒六书》
李知先《活人书括》
陈自明《妇人良方》

郭稽中《妇人方》
熊氏《妇人良方补遗》
胡氏《济阴方》
《妇人明理论》
《妇人千金家藏方》
《便产须知》
《二难定鉴》
《妇人经验方》
钱乙《小儿药证直诀》
刘昉《幼幼新书》
《幼科类萃》
陈文中《小儿方》
曾世荣《活幼心书》
徐用宣《袖珍小儿方》
张焕《小儿方》
寇衡《全幼心鉴》
演山《活幼口议》
《阮氏小儿方》
鲁伯嗣《婴童百问》
《活幼全书》
《郑氏小儿方》
汤衡《婴孩宝书》
《卫生总微论》即保幼大全。
《鲍氏小儿方》
《汤衡婴孩妙诀》
《姚和众童子秘诀》
《全婴方》
《王日新小儿方》
《小儿宫气集》
魏直《博爱心鉴》
高武《痘疹管见》
李言闻《痘疹证治》
《痘疹要诀》
李实《痘疹渊源》
闻人规《痘疹论》共为八十一篇

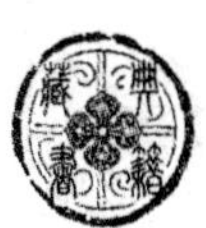

张清川《痘疹便览》
陈自明《外科精要》
薛己《外科心法》
《外科通玄论》
齐德之《外科精义》
薛己《外科发挥》
薛己《外科经验方》
杨清叟《外科秘传》
李迅《痈疽方论》
周文采《外科集验方》
《眼科龙木论》
《飞鸿集》
倪维德《原机启微集》
《明目经验方》
《宣明眼科》
《眼科针钩方》
《咽喉口齿方》以上二百七十七家，均为李时珍所引著作目录。

引据古今经史百家书目

李时珍说：自陶弘景、唐、宋以下所引用的文史哲著作等，一共一百五十一家。李时珍所引用者，除旧本本草所引之外，一共为四百四十家。

王弼《易经注疏》
孔颖达、毛苌《诗经注疏》
李巡、邢昺、郭璞所注《尔雅注疏》
孔安国注《尚书注疏》
杜预撰《春秋左传注疏》
《孔子家语》
郑玄《礼记注疏》
《周礼注疏》
张湛注《列子》
郭像注《庄子》
杨倞注《荀子》
《淮南子鸿烈解》
《吕氏春秋》

葛洪《抱朴子》
《战国策》
司马迁《史记》
陈寿《三国志》
《王隐晋书》
李延寿《北史》
魏征《隋书》
班固《汉书》
范晔《后汉书》
沈约《宋书》
萧显明《梁史》
欧阳修《唐书》
王瓘《轩辕本纪》
《穆天子传》
《秦穆公传》
《蜀王本纪》
《鲁定公传》
《汉武故事》
《汉武内传》
《壶居士传》
《崔魏公传》
《李宝臣传》
《何君谟传》
《李孝伯传》
《李司封传》
《柳宗元传》
《梁四公子传》
《唐武后别传》
《南岳魏夫人传》
《三茅真君传》
《葛洪神仙传》
干宝《搜神记》
《紫灵元君传》
刘向《列仙传》
徐铉《稽神录》

《玄中记》
《洞微志》
《郭宪洞冥记》
《乐史广异记》
刘敬叔《异苑》
王子年《拾遗记》
《太平广记》
吴均《续齐谐记》
段成式《酉阳杂俎》
《异术》
王建平《典术》
杜祐《通典》
《异类》
《何承天纂文》
张华《博物志》
《魏略》
东方朔《神异经》
盛宏之《荆州记》
郭璞注《山海经》
何晏《九州记》
宗懔《荆楚岁时记》
《华山记》
顾微《广州记》
徐表《南州记》
《嵩山记》
裴渊《广州记》
万震《南州异物志》
《南蛮记》
杨孚《异物志》
房千里《南方异物志》
《太原地志》
刘恂《岭表录异》
孟琯《岭南异物志》
《永嘉记》
《朱应扶南记》

张氏《燕吴行记》
《南城志》
《五溪记》
《王氏番禺记》
《白泽图》
《轩辕述宝藏论》
《青霞子丹召录》
《斗门经》
独孤滔《丹房镜源》
《东华真人煮石法》
《房室图》
《太清草木记》
《神仙芝草经》
《异鱼图》
《太清石壁记》
《灵芝瑞草经》
《狐刚子粉图》
《魏王花木志》
《夏禹神仙经》
《四时纂要》
贾思勰《齐民要术》
《三洞要录》
《郭义恭广志》
氾胜之《种植书》
《八帝圣化经》
崔豹《古今注》
《丁谓天香传》
《八帝玄变经》
陆玑《诗义疏》
陆羽《茶经》
《神仙感应篇》
《李畋该闻录》
张鷟《朝野佥载》
《神仙秘旨》
杨亿《谈苑》

《开元天宝遗事》
《修真秘旨》
《宣政录》
郑氏《明皇杂录》
颖阳子《修真秘诀》
《五行书》
孙光宪《北梦琐言》
《左慈秘诀》
《广五行记》
欧阳公《归田录》
陶隐居《登真秘诀》
《遁甲书》
沈括《梦溪笔谈》
《耳珠先生诀》
《龙鱼河图》
景焕《野人闲话》
韩终《采药诗》
王充《论衡》
黄休复《茆亭客话》
《金光明经》
《颜氏家训》
《范子计然》
《宋齐丘化书》
《楚辞》
李善注《文选》
《张协赋》
《本事诗》
《江淹集》
《宋王微赞》
《庚肩吾集》
《陈子昂集》
《陆龟蒙诗》
《梁简文帝劝医文》以上一百五十一家，均为李时珍以前各本草所引著作。
许慎《说文解字》
吕悦《字林》

周弼《六书正讹》
周弼《说文字原》
王安石《字说》
赵古则《六书本义》
顾野王《玉篇》
孙愐《唐韵》
魏子才《六书精蕴》
《仓颉解诂》
丁度《集韵》
黄公武《古今韵会》
洪武《正韵》
阴氏《韵府群玉》
包氏《续韵府群玉》
《急就章》
张揖《广雅》
孙炎《尔雅正义》
孔鲋《小尔雅》
曹宪《博雅》
罗愿《尔雅翼》
杨雄《方言》
陆佃《埤雅》
《埤雅广义》
刘熙《释名》
司马光《名苑》
陆玑《毛诗草、木、鸟、兽、虫、鱼疏》
师旷《禽经》
袁达《禽虫述》
淮南《八公相鹤经》
黄省《曾兽经》
王元之《蜂记》
朱仲《相贝经》
《龟经》
张世南《质龟论》
鍾毓《果然赋》
《马经》

傅肱《蟹谱》

李石《续博物志》

韩彦直《橘谱》

毛文锡《茶谱》

唐蒙《博物志》

蔡襄《荔枝谱》

蔡宗颜《茶对》

张华《感应类从志》

欧阳修《牡丹谱》

刘贡父《芍药谱》

赞宁《物类相感志》

范成大《梅谱》

范成大《菊谱》

杨泉《物理论》

刘蒙《菊谱》

史正志《菊谱》

王佐《格古论》

陈翥《桐谱》

沈立《海棠记》

《天玄主物薄》

陈仁《玉菌谱》

王西楼《野菜谱》

穆修靖《灵芝记》

戴凯之《竹谱》

叶庭珪《香谱》

李德裕《平泉草木记》

僧赞宁《竹谱》

洪驹父《香谱》

周叙《洛阳花木记》

苏易简《纸谱》

苏氏《笔谱》

洛阳《名园记》

苏氏《砚谱》

苏氏《墨谱》

张果《丹砂秘诀》

杜季阳《云林石谱》
《九鼎神丹秘诀》
张果《玉洞要诀》
李德裕《黄鸵论》
《昇玄子伏汞图》
桓宽《盐铁论》
《大明一统表》
《韦述两京记》
《宝货辨疑》
《太平寰宇记》
《祝穆方舆要览》
嵇含《南方草木状》
郦道元《水经注》
《逸周书》
沈莹《临海水土记》
《汲冢竹书》
陆禋《续水经》
《临海异物志》
左氏《国语》
《三辅黄图》
陈祈畅《异物志》
谢承《续汉书》
《三辅故事》
曹叔雅《异物志》
《法盛晋中兴书》
《张勃吴录》
薛氏《荆扬异物志》
《后魏书》
《环氏吴纪》
万震《凉州异物志》
《南齐书》
《东观秘记》
刘欣歆《交州记》
《唐会要》
刘义庆《世说》

范成大《桂海虞衡志》
《五代史》
《世本》
东方朔《林邑记》
《南唐书》
《类编》
东方朔《十洲记》
《宋史》
《逸史》
《任豫益州记》
《辽史》
《野史》
宋祁剑《南方物赞》
《元史》
费信《星槎胜览》
周达观《真腊记》
《吾学编》
顾玠《海槎录》
刘郁《出使西域记》
《大明会典》
《朱辅溪蛮丛笑》
袁滋《云南记》
《太平御览》
陈彭年《江南别录》
《永昌志》
《册府元龟》
《江南异闻录》
《蜀地志》
《集事渊海》
李肇国《史补》
《华阳国志》
马端临《文献通考》
《楚国先贤传》
《茅山记》
《白孔元帖》

葛洪《西京杂记》
《太和山志》
《古今事类合璧》
周密《齐东野语》
《西凉记》
祝穆《事文类聚》
周密《癸辛杂志》
《荆南记》
欧阳询《艺文类聚》
周密《浩然斋日钞》
《永州记》
郑樵《通志》
周密《志雅堂杂钞》
《南裔记》
陶九成《说郛》
罗大经《鹤林玉露》
《竺法真罗浮山疏》
虞世《南北堂书钞》
陶九成《辍耕录》
田汝成《西湖志》
贾似道《悦生随钞》
《叶盛水东日记》
《南郡记》
徐坚《初学记》
徐氏《总龟对类》
《伏深齐地记》
《文苑英华》
邵桂子《瓮天语》
《郡国志》
《锦绣万花谷》
毛直方《诗学大成》
《邺中记》
洪迈《夷坚志》
苏子《仇池笔记》
《廉州记》

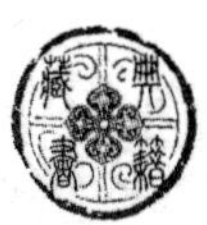

《淮南万毕术》
《鲜于枢钩玄》
辛氏《三秦记》
高氏《事物纪原》
《松窗杂记》
《金门记》
伏侯《中华古今注》
杜宝《大业拾遗录》
周处《风土记》
应助《风俗通》
苏鹗《杜阳编》
《嵩高记》
班固《白虎通》
方勺《泊宅编》
《襄沔记》
《服虔通俗文》
《方镇编年录》
邓显明《南康记》
颜师古《刊谬正俗》
杨慎《丹铅录》
《方国志》
杜召卿《玉烛宝典》
刘绩《霏雪录》
荀伯子《临川记》
《河图玉版》
叶梦得《水云录》
洪迈《松漠纪闻》
《河图括地像》
孙柔之《瑞应图记》
《河湖纪闻》
《春秋题辞》
许善心《符瑞记》
王安贫《武陵记》
《春秋运斗枢》
《夏小正》

赵蔡《行营杂记》
《春秋元命包》
崔实《四时月令》
《张匡业行程记》
《春秋考异邮》
《月令通纂》
金幼孜《北征录》
《礼斗威仪》
《王桢农书》
张师正《倦游录》
《孝经援神契》
王旻《山居录》
《段公路北户录》
《周易通卦验》
《山居四要》
《胡峤陷卢记》
《京房易占》
《居家必用》
《隋炀帝开河记》
刘向《洪范五行传》
《便民图纂》
《玉策记》
《遁甲开山图》
刘伯温《多能鄙事》
《述征记》
《南宫从岣嵝神书》
《臞仙神隐书》
任昉《述异记》
《皇极经世书》
《务本新书》
祖冲之《述异记》
《性理大全》
《俞宗本种树本》
薛用弱《集异记》
《五经大全》

《起居杂记》
陈翱卓《异记》
《通鉴纲目》
《洞天保生录》
《神异记》
《程氏遗书》
林洪《山家清供》
李元《独异志》
《朱子大全》
《闺阁事宜》
《录异记》
《孝子》
陈元靓《事林广记》
《戴祚甄异传》
《鹖冠子》
《事海文山》
《异闻记》
《管子》
《万宝事山》
《祖召之志怪》
《墨子》
《奚囊杂纂》
陶氏《续搜神记》
《晏子春秋》
《三洞珠囊》
杨氏《洛氏伽蓝记》
《董子》
《陶隐居杂录》
《太上玄科》
《贾谊新书》
《西樵野记》
《太清外术》
《韩诗外传》
《琅琊漫钞》
鲁至刚《俊灵机要》

刘向《说宛》
姚福庚《己编》
《地镜图》
《杜怒笃论》
王明清《挥麈余话》
《五雷经》
《卢谌祭法》
《景焕牧竖困谈》
《雷书》
《王睿炙毂子》
《陈霆两山墨谈》
《乾像占》
叶世杰《草木子》
《韦航细谈》
《列星图》
梁元帝《金楼子》
孙升《谈圃》
《演禽书》
蔡邕《独断》
庞元英《谈薮》
《吐纳经》
王浚川《雅达》
《爱竹谈薮》
谢道人《天空经》
章俊卿《山堂考索》
彭乘《墨客挥犀》
魏伯阳《参同契》
洪迈《容斋随笔》
蔡絛铁《围山丛话》
萧了真《金丹大成》
《百川学海》
《侯延赏退斋闲览》
《许真君书》
《翰墨全书》
《遁斋闲览》

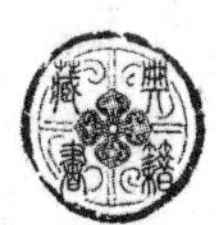

陶弘景《真诰》
《文系》
《顾文荐负暄录》
朱真人《灵验篇》
朱子《离蚤辩证》
陆文量《菽园杂记》
《太上玄变经》
何孟春《余冬录》
王性之《挥麈录》
李筌《太白经注》
黄震《慈溪日钞》
赵与时《宾退录》
《八草灵变篇》
《类说》
叶石林《避暑录》
《鹤顶新书》
吴淑《事类赋》
刘禹锡《嘉话录》
《造化指南》
《修真指南》
葛洪《遐观赋》
左思《三都赋》
姚宽《西溪丛语》
俞琰《席上腐谈》
《周颠仙碑》
《鲁褒钱神论》
胡仔《渔隐丛话》
《刘根别传》
《綦母钱神论》
熊太古《冀越集》
《法华经》
嵇康《养生论》
王济《日询手记》
《涅槃经》
王之纲《通微集》

李氏《仕学类钞》
《圆觉经》
储咏《祛疑说》
周必大《阴德录》
《楞严经》
《文字指归》
《翰苑丛记》
《变化论》
《造化权舆》
《解颐新语》
《自然论》
《潘埙楮记室》
赵溍《养疴漫笔》
刘义庆《幽明录》
《仇远稗史》
《江邻几杂志》
《百感录》
《魏武帝集》
《张来明道杂志》
《海录琐事》
《魏文帝集》
《唐小说》
《琐碎录》
《曹子建集》
《林氏小说》
《治闻说》
《韩文公集》
《晁以道客话》
《龙江录》
《柳子厚文集》
《刘跂暇日记》
《灵仙录》
《欧阳公文集》
康誉之《昨梦得》
《白獭髓》

《三苏文集》
《邢坦斋笔衡》
《异说》
《宛委录》
《苏黄手简》
张世南《游宦纪闻》
高氏《寥花洲闲录》
《山谷刀笔》
《何薳春渚纪闻》
毕氏《幕府燕闲录》
《李太白集》
《东坡诗集》
《吴澄草庐集》
《杜子美集》
《黄山谷集》
《吴莱渊颖集》
《王维诗集》
《宋徽宗诗》
杨维祯《铁崖集》
《岑参诗集》
《王元之集》
宋景濂《潜溪集》
《钱起诗集》
《梅尧臣诗集》
方孝孺《逊志斋集》
《白乐天长庆集》
王荆公《临川集》
《吴玉昆山小稿》
元稹《长庆集》
《邵尧夫集》
《陈白沙集》
《刘禹锡集》
《周必大集》
《何仲默集》
《张籍诗集》

《杨万里诚斋集》

《张东海集》

《李诩文集》

范成大《石湖集》

《杨升庵集》

《李义山集》

《陆放翁集》

《唐荆山集》

《左贵嫔集》

《陈止斋集》

《焦希程集》

《王梅溪集》

《张宛丘集》

《方虚谷集》

《葛氏韵语阳秋》

《蔡氏诗话》

《古今诗话》

《锦囊诗对》以上四百四十家，为李时珍所引录的常见书目。

采集诸家本草药品总数

《神农本草经》除并入一十八种药物之外，其余为三百四十七种（总数为三百六十五次）。草部为一百六十四种，谷部为七种，菜部为一十三种，果部一十一种，木部为四十四种，土部二种，金石部四十一种，虫部为二十九种，介部为八种，鳞部七种，禽部五种，兽部一十五种，人部一种。

陶弘景《名医别录》除并入的五十九种之外，一共三百零七种，草部一百三十种，谷部一十九种，菜部一十七，果部一十七种，木二十三种，服器部四种，水部二种，土部三种，金石部三十二种，虫部一十七种，介部五种，鳞部十种，禽部一十一种，兽部一十二种，人部五种。

《李当之药录》一种，草部。

《吴普本草》一种，草部。

《雷敩炮炙论》一种，兽部。

苏恭（即苏敬）《唐本草》一百一十一种。其中：草部三十四种，谷部二种，菜部七种，果部一十一种，木部二十二种，服器部三种，土部三种，金石部一十四种，虫部一种，介部二种，鳞部一种，禽部二种，兽部八种，人部一种。

甄权《药性本草》四种，草部一种，谷部一种，服器部一种，金石部一种。

孙思邈《千金食治》二种，为菜部。

孟诜《食疗本草》一十七种，其中草部二种，谷部三种，菜部三种，果部一种，鳞部六种禽部二种。

陈藏器《本草拾遗》三百六十八种，草部六十八种，谷部一十一种、菜部一十三种，果部二十种，木部三十九种，服器部三十四种，火部一种，水部二十六种，土部二十八种，金石部一十七种，虫部二十四种，介部一十种，鳞部二十八种，禽部二十六种，兽部一十五种人部八种。

李珣《海药本草》一十四种，草部一种，服器部一种，果部一种，木部五种，虫部一种，介部二种。

萧炳《四声本草》三种，草部一种，服器部一种，土部一种。

陈士良《食性本草》一种，草部一种。

韩保昇《蜀本草》五种，菜部二种，木部一种，介部一种，兽部一种。

马志《开宝本草》一百十一种，其中草部三十七种，谷部二种，菜部六种，果部一十九种，木部一十五种，服器部一种，土部一种，金石部九种，虫部二种，介部二种，鳞部一十一种，禽部一种，兽部四种，人部一种。

掌禹锡《嘉祐本草》七十八种，草部一十七种，谷部三种，菜部十种，果部二种，木部六种，服器部一种，水部四种，金石部八种，鳞部一种，介部八种，禽部一十三种，兽部一种，人部四种。

苏颂《本草图经》七十四种，其中谷部二种，菜部四种、果部五种，木部一种，金石部三种，虫部二种，介部一种，禽部一种，兽部一种。

《大明日华本草》二十五种，草部七种，菜部二种、果部二种，木部一种，金石部八种，虫部一种，鳞部一种，禽部一种，人部二种。

唐慎微《证类本草》八科，菜部一种，木部一种，土部一种，金石部一种，虫部二种，兽部一种，人部一种。

寇宗奭《本草衍义》一种，兽部。

李杲《用药法像》一种，草部。

朱震亨《本草补遗》四种，草部一种，谷部一种，木部一种，土部一种。

吴瑞《日用本草》谷部一种，菜部三种，果部二种，兽部一种。

周定王《救荒本草》三种，草部一种，谷部一种、菜部一种。

汪颖《食物本草》一十七种，谷部三种，菜部二种，果部一种，禽部十种，兽部一种。

宁原《食鉴本草》四种，谷部一种，菜部一种，鳞部一种，兽部一种。

汪机《本草会编》三种，草部一种，果部一种，虫部一种。

陈嘉谟《本草蒙筌》二种，介部一种，人部一种。

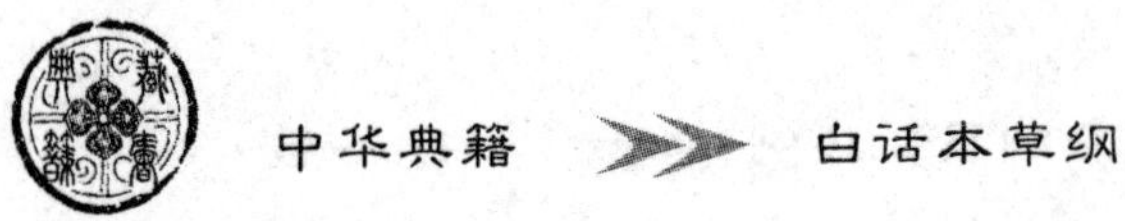

李时珍《本草纲目》三百七十四种，草部八十六种，谷部一十五种，菜部一十七种，果部三十四种，木部二十一种，服器部三十五种，火部十种，水部十一种，土部二十一种，金石部二十六种，虫部二十六种，介部五种，鳞部二十八种，禽部五种，兽部二十三种，人部一十一种。

《神农本草经》名例

最好的上等药一百二十种为君药（即一方中之主药），主养命以应三才中的“天”，无毒、多服久服对人无害。欲使身体轻盈、益气、延年不老者可根据《神农本草经》的上经内容服用。

治病的一般药物称为中等药，有一百二十种，通常在一方中作为主要辅助药（即臣药）。主要功效在于养人性情而应三中的“人”，才其药物有的无毒，有的有毒，应斟酌选用其适宜的药物。欲要阻止病变发展，补虚弱羸瘦的病人，可根据《神农本草经》中经的内容服用。

治病的下等药物有一百二十五种，通常在治病方剂中作为次要辅助药（即佐使药），主要功效在于治病救人，在天人地三才中应“地”，药物多有毒性，不可久服。若欲要驱除寒热邪气，攻积破聚，治愈疾病者可根据《神农本草经》中下经的内容选用。

上面所提到的三种等级的药物，又可称为三品，一共为三百六十五种，取法于一年三百六十五度，一度应一回，以成一年之数。如果加其一倍的话，就共为七百三十种了。

陶弘景说：现按照上等药的性味治疗也可以治疗病邪，但此类药物药势及药力均较浑厚，不容易获得很快的效果，依照岁月推移而常常服用，必定能够获得很大的效益。病变若已治愈了，生命当然也获得了稳固，而天道在三才中是主妊育生命的，所以说上品药应天。一百二十种药物，如果应于十二支及十二月的话，应当说是与寅、卯、辰、巳（即二、四、五、六）四月相应，反映的是万物生发欣荣的变化。中品药性，治疗疾病的意义已经很深，而使人身体轻盈的补力稍稍要单薄一些。治疗疾病的力量较为迅速，而延年不老的力量则较为和缓。在天、地、人三才中，又以“人部”怀药力之性情，所以说中品药物应人。中品药一百二十种，与一年十二月及十二地支相配乃配午、未、申、酉，即（七、八、九、十）四月相应，反映的是万物成熟即将收获之像。下品的药物性味，专长于攻击病邪，多充满毒烈之气，要小心平衡使用，稍有偏差就会损害人体中和之气，不可以常久服用，用在治病的话，疾病一愈即应停止。天、地、人三才之中，又以“地”体主于肃杀收藏，所以在三才中其像应“地”。此下品一百二十五种者，从一年十二地支应月来说，可相应于戌、亥、子、丑四月（即十一、十二、一、二月），它反应的是万物枯萎蛰藏时的景象，并兼主于闰年的月

数。在使用时是选用单服还是选用配合，自然可以随疾病的情况而定，可参而行之，不要过于偏执，以免引起伤害。

掌禹锡说：陶弘景《本草例》中曾记载《神农本草经》内容以朱红色书写，《名医别录》的内容以黑墨书写。《神农本草经》只有三百六十五种，现在说的是它的倍数七百三十种，这是就《名医别录》一书所增加的副品数相加后而得出的。因此上面所说的“位其数，合七百三十种”这一段话显然是《名医别录》的文字，因为长久抄写，错乱所致。这种情况使得后世读者都采摭出此一类文字，把它作为认为《神农本草经》非神农之书的根据。误争大多此而起。

李时珍说：《神农本草经》药物三品分类，陶弘景氏《名医别录》倍增其中药品，并开始分部划类。至唐宋时期各家本草大加增补，兼或有的药物已有名无实并退出各本草著作。此时虽有朱红、墨黑的区别，但药物分成三品的做法实际上已经紊乱了。有的一药而分为数务；有的二种药物合归于同一种；有的木本居于草部中，有的虫类而被归入木部；造成水土共居、虫鱼杂处、淄渑难辨玉珷不分的混乱状况，名称既已难考证了，内容还从何处去查寻呢？现在通收古今各家之药物，分为一十六部。各药条下该分列者分列，当合并者合并，当移动者移动，要增补者增补。不再分辨三品，只是划分为各部。依照“物以类从，自随纲举”的原则，每味药下标明一总名称，作为各段大纲。其下说明其气味，主治，此所谓小纲。在其下又注明解释其名称，列其集解，阐述发明，这样做是为法说其目以充其纲。而辨疑、附录之类的内容附于其后，是为了备其大体各种单方附于其最后，这是为了详其应用。而大纲之下，还注明其所出的本草著作名称，及《神农本草经》中所列的三品归类，这是为了考其原始。小纲之下，还引用各家本草著作的名称，这是为了使注解更为具体而已。之所以分别注明各本草书名及撰著人姓名，一则是为了使古今文献的出处不致被埋没，另一则是为了使各家意见之是非能够由后人判定。虽然旧本草的章节似乎被肢解了，但各章内容却更让人觉得分明了。这并不是我自己大胆超越了本分，实际上完全是为了便于寻找查用的目的。

药有主药（即君药）、主要辅助药（医药）、次要辅助药（佐药）及引经报使药（使药）四种身份，这四种身份相互节制，相互配合才成为有效之方剂。相互配合组合时宜采用一君、二臣、三佐、五使的结构，也可以采用一君药、三臣药、九使药的组方结构。

晋代陶弘景说：用药就像用人的制度一样必须有其定规。如果一方中君药多而臣药少，或者臣药多而佐药少，那么药之气力显然不能发挥出来，然而，遍查各种仙方经书及世上常用的各方也不完全是这样。一般来说，养命的药物君药较多，养性的药方中成药较多，治病的方中佐药较多，这些药物的配合都还应该依照它的用药本义来使用，一定要反复斟酌。即使是同为上品作为君药使用，比较而言也会有贵贱之分；臣药佐药之中，也是如此。所以麦门冬、远志药同用而有君臣药之别；甘草号称是国老主调剂诸药，大黄峻下攻积号称将军，都要明其优劣而使用之，这是因为用药有秩序的不同的缘故。

岐伯说：方剂制度中君臣药制度的内容是：主病之药称为君药，辅弼君药发挥作用的药物称为臣药。而响应臣药的调动发挥作用的药物称为使药。这并不是《神农本草经》中所说的上、中、下三品的概念，所以这并不是药物善恶不同的划分标准。

张元素说：在诸药之中，能够作为君药使用的最多，能够作为臣药的药物次之，能够作为佐药的药物又次之。而同一类药物在治疗疾病时，如果主治相同，也可分出等分。有的人主张药力大者即可为君。

李东垣说：凡药物的使用，都以其气味为主。补泻的作为主要在于味的不同，并可根据时令需要，随时使用温热温凉不同气性的药物，主要治疗疾病的即为君药。假如治疗风症，可以防风为君；治疗寒证，可以附子为君；治疗湿证，可以防己为君；治疗上焦心肺热证，以黄芩为君；治疗中焦脾胃肝经湿热，可以黄连为君。至于兼见什么证状，就以那类佐使药物配合分治之，这都是制方的关键。《神农本草经》中上品多可为君药此类的说法，不可拘泥，各视其药性的不同而选择。

药有阴阳的配合，子母兄弟。

韩保昇在《蜀本草》中说：凡天地万物都有阴阳的之分，大小事物均有不同色彩，并各有法像类属。所以羽毛之类的药物，皆生于阳而属于阴；鳞介这类药物皆生于阴而属于阳。所以空青之类药物形象上类似于五行中的“木”，所以空青色青而主肝；丹砂的形象类似于五行中的“火”，所以色赤而主于心；云母一药的形象类似于五行中的“金”，故色白而主肺；雌黄一药形象类似于五行的“土”，所以色黄而主脾；磁石药的形象类似于五行的“水”，所以色黑而主肾。其余药物可以据此例而推广。子母兄弟之说乃根据药物五行相生理论发展而来，如榆皮心药而入于心，厚朴胃药入于土行，所以榆皮为母，厚朴为子。

根茎花实，苗皮骨肉。

张元素说：凡药物根在土中生长者，露在土面上的一半，气脉为上行，所以说生长在土外的苗叶即相当于药物的根部含量；而埋在土面以下的那一半气脉一般为下行，所以人于土中的那部分药物含量即相当于药物叶梢之量。与此来对应人之上、中、下三焦，可以推知，病在中焦与上焦者应用根，在下焦者应用药物的稍部分，这是因为根升梢降的缘故。人的上半身部位，天之阳与之相应，应用中药的根部部分；中焦有病则应用中药的药身部分；而下半身则为地之阴为中阴之阴，而使用中药的末梢部分，这种运用中药的方法发即取类比像的用形法。

李时珍说：草木药物有单单使用其中某一部分的，如羌活之根，木通之茎、款冬花的花，葶苈之实（即葶苈子），大青之叶（即大青叶），大腹之皮（即大腹皮），郁李之核（即郁李仁），檗木之皮（即黄柏），沉香之节（即沉香），苏木之肌（苏木），胡桐之泪，龙脑之膏（即龙脑）等；也有两个以上部位兼而用之的，如远志、小草、蜀

漆、常山之类药物；也有全株都作为药物的，如枸杞、甘菊之类药物；另外还有一物两用者，如当归头尾，麻黄根节，赤白茯苓，牛膝春夏用苗、秋冬用根之类的药物。其他分部药物，如羽毛、鳞介、玉石、水火各部药物，往往都存在这种情况，因此不可一律而论。

药物运用中有单行用药的，也有同类疗效药物相互配合以加强其原有疗效（即相须）的，还有配伍药物以加强某一方面疗效（即相使）的，更有配合药物以制约某一方面毒性（即相畏）的。还有配伍的药物相互牵制（即相恶）的，更有药物配伍后作用完全相反（即相反）的，还有配合后可以杀灭某一药毒性（即相杀）的。凡此七种情况（即七情），须结合起来看。当然，能够使用相须，相使者最好，不要使用相恶、相反这两种有害的配伍方式。如果配伍时要制约其毒性，可以使用相畏、相杀这样的配伍形式；如果没有制约毒性这一作用，就不要采用相畏、相杀的配伍形式。

韩保升在《蜀本草》中说：《神农本草经》三百六十五种中；单行者七十一种，可相须配伍的有十二种，相反者十八种，相关者三十六种。凡此七情配伍，需要综合起来运用。

陶弘景说：平时检阅以往的旧方用药，其中也有使用相恶，相反进行构方的，例如仙方甘草丸中有防己、细辛；俗方玉石散中有瓜蒌、千姜配伍，合而服用仍然没有发生伤害。有时还有相互制约扶持者，譬如历史上冠、贾二氏辅弼汉室，程周两人佐持吴王一样，大体上使整体效果得到加强，而不会在私下者相互危害。虽然如此，使用相恶相反总不如不使用好。半夏有毒，须要用生姜配合，取其相畏、相制的作用。相恶配伍的害处比于相反要大得多。相恶是指：甲方牵引厌恶乙方，是单方面的，而乙方对甲方却没有牵引厌恶之功，例如牛黄的作用常受龙骨的牵引，而龙骨的作用却往往因配伍牛黄而增加了疗效，这是因为其中有一方制伏另一主的因素。相反的配伍方式是彼此以仇敌一样相互仇恨，不能和合，现在画家使用雌黄、胡粉作为颜料，一旦相近，便产生相互作用变得黯然无光，这可作为相反配伍效果的一个例证。

李时珍说：药物配伍有七种情况（七情）。独行，是指单方单药不用辅药。相须，是指同类药物不可分离般地配合，如人参，甘草，黄柏，知母之类中药即属此类；相使，是指一类药物在配伍中作为另一方的佐使之药；相恶，是指在配伍方中一方夺另一方之所能；而相畏者，是指一方功能受另一方之所制；相反，是指两种或两种以上药物完全不相合；相杀则是指一种药物能制约另一味药物的毒性。古方中经常使用相恶，相反药物配伍。大概可以这样认为，相须相使药物配伍是用药中的帝道；而相畏相杀的配伍则是用药中的王道，而相恶相反的配伍方式则为用药中的霸道。既要遵守医经的规则，又要权中有变，这就在于运用者的识悟之性了。

药物有酸、咸、甘、苦辛五味，又有寒、热、温、凉四气。

寇宗奭说：通常称的气，是指平常的香臭之气，而寒、热、温、凉是指药物的药性。例如白鹅脂的药性冷，但不可说鹅脂气冷。四气不同于前面所说的寻常之气，而是指香、臭、腥、臊四气，这四气已被赋予了新的意义，如蒜、阿胶、鲍鱼，汗袜，则其气臭，鸡、鱼、鸭、蛇之气则腥；狐狸、白马茎、人中白等药其气臊；沉香檀香、龙涎香、麝香则其气香。如此说来，气字应当改为性字在意义上才能说得通。

李时珍说：寇宗奭所言寒、热、温、凉是性，香、臭、腥、臊为四种气，这种说法与《礼记》所载相符。但自从《素问》以来，只以气味而言，很难卒然改易，姑且从其旧习而这样称呼吧！

王好古说：味有五种，气有四种。五味之中，各有四气。例如辛则有石膏辛寒，桂枝、附子辛热，半夏则有辛温，薄荷则为辛凉。气属阳，应天；味属阴，应地。热者为天之阳，寒、凉者为天之阴；辛、甘味者为地之阳，感苦味者为地之阴。本草中五味之中不言淡味，四气之中不言凉性，只是说温、大温、热、大热，寒、大寒、微寒、平；小毒，有毒、无毒，这是为什么呢？这是因为五味之中不独列淡一味，而将淡味附于甘味之中；凉之一气也不独列，而将凉气附于微寒之中。

及有毒无毒。

岐伯说：病变的历史有新有久，制成的方药有毒与无毒。这就需要遵守用药的制度：大毒性的药剂治病，病者有十分，只能去其六分；一般的毒性药剂治病，病若有十分，只能去其七分；小毒性的药剂治病，病若有十分，只能去八分；即使是没有毒性的药剂治病，病者有十分，也只能去其九分。谷物、肉类、果类、菜类等各类适宜的食物尽力调养，不要过量使用，以免伤其正气。岐伯还说，人的体质各有不同，能够耐得住药物毒性的病人可以处于气味浑厚的药物，而不能耐药性的病人则只能处于气味稍为单薄的药物。

王冰说：药物有偏盛的一方面，入于人体则易使脏腑之气有偏绝，所以十分病宜去其六，七、八、九而止，不宜全去，要适可而止。

阴干曝干，采摘药物应该等待到时月适宜之机。

陶弘景说：凡采经的时月计算，都是采用汉代太初历中以建寅为岁首的计历方法。其中药物的根物多在二月、八月两月采集，这是因为春初之时津润始萌，精华部分尚未充满枝叶，此时根部药力药势十分浓厚。待到秋天，枝叶干枯，八月之津早已归流于根下，根部药汁故极宏原。因此采集药根，春天时宁可早一些，秋天时宁可晚一些，其他如花、果实、茎干，叶子各部分的采集时间，也宜各随其成熟时机而分别不同时间采集。当然各地岁月的气候情况各有不同，早晚也不一致，所以也不必完全依照本文进行。所谓阴干，是指十干各以用为首运行六甲为一周期，十干数中属于阴的偶数干为阴干。又依照遁甲法的流行说法，甲子周期周转十次，其阴中之阴在于癸酉，所以采药应在酉地进行最好。这当然不必过于拘泥，只要将药物采集后置于阴影中阴干即可。若是能够兼顾两者都做到，都更好了。

孙思邈说：古代行医之人，自己采摘收集药物，阴干或是曝干都按照常规法则进行，用药一定要依照地域的不同而变化，所以治疗疾病能做到十愈八九。而当今的医

生，不知道采取药物的时节，至于药物出产的地理、日期的长久，药物力量的虚实，一律不知晓，所以治起病来十分而不得五分。

马志在《开宝本草》说：现时人们按照古法阴干药物多没有取得良好的效果，例如鹿茸一药如阴干则全部发生糜烂，但如以火焙干则效果良好。草木药物的根苗，九月以前采集者应该以阳光晒干，十月以后采集者，应该以阴干效果为好。

李时珍说：药物的产地有南北之分，节气有早有迟，根苗收采也有差异，炮制修炙过程法度也各有不同，所以市售的药物气味各有不同。药物一离本土，则质地看似相同而效果不同；如果采集逆于章法，那么采药用药只能是似是而非。采非其药，那么药物就名实俱虚；名实不符，则寒、温多容易发生错误，如果施治于君主或父母，那么犯逆之罪就大了。

陈嘉谟在《本草蒙荃》中说：医药的买卖贸易多在市场上进行。谚语说，卖药者两眼，用药者一眼，服药者无眼（意思是说卖药者心里明白自己的药的来源及质地，而用药的人只能根据自己的经验推测药物的情况，比之卖药人已逊一筹，至于服药者则只能服从用药者的安排，就像瞎子一样对药物一窍不通）。这话并不是没有根据，市场上有人将古塘灰说成是死龙骨，苜蓿根伪作成土黄芪，麝香中捣进荔枝核、搀进藿香料，又如采集茄叶杂煮半夏将其伪装成玄胡索，盐松梢说成是肉花容，草果仁冒充草豆蔻，西呆一药代作南木香，又如熬广胶加入养面伪作阿胶，煮鸡蛋及鱼枕一起装成琥珀，批把蕊被充作款冬花，驴脚的胫骨被制作伪装成虎骨，松脂加工混作成麒麟竭；番消一药被混合成龙脑香。如此巧言哄骗，百般使诈，使不少服药者甘心情愿地服用假药，遭受侮辱，甚则以药毒杀人害命，所以归咎临床用药，关系重大，非同往常、不可不慎重啊！

土地所出产的药物，真伪及新旧，都有各自的服用方法。

陶弘景说：各种药物的出产都有其产地范围。秦、汉以前，应以各诸侯国时期为例，现在的郡县地名，是后来人所增补的。自晋朝东渡以来，一般用药配方已有间杂现象，用药多出于附近地区，气味及药力、性质及纹理质地都不如当地的药材地道。假如荆州、益州不能交通，则用药均使用历阳地方的当归，钱塘地方的三建，这怎么可能与以往的疗效相同呢？所以治疗疾病不如古人，这也是其中的关键原因之一。又有医生不认识药物，只是听从卖药者的评价；而市场中的卖药在又不深入辨别，都只是将采药之事交付给采药、送药之人，这样再三倒手传递伪造，真假好坏者不能知晓。所以，钟乳石以醋煮过之后使其变的，细辛以水渍浸后主干变直，黄芪以蜜蒸后变为甜味，当归以白酒泡后使其变色，蜈蚣的脚本为朱色（即深红色）但却变成赤红色，桑螺蛸被胶粘于桑枝，又以虺闲冒充蘼芜，以荠茂乱作人参，这样伪装方法既不符合好药标准，配药时又不易仔细分辨剔除。又如远志、牡丹、能使用的不过收获量的一半；地黄、麦门冬之类的药物采用时已浪费三分之一。凡是采药时需去皮、除心之类的药物，分量都不相称，不知道取足药量。王公贵族配药时，其下属仆人纷纷换下好药，而终究不能发觉，用这样的药治病，自然难以奏效。

寇宗奭说：凡用药必须选择最适宜出产地的药物，那么药力才能充分，用起来才有依靠。例如上党的人参、川西的当归、齐州的半夏、华州的细辛等。东壁土、冬月灰、半天河水、热汤、浆水之类的药物，药品本身虽然微不足道，但它的用途却很广；这大概也有些道理吧！若不仔细考究这个道理，治疗疾病也只是徒费功夫而已。

李东垣说：陶弘景在本草书中说：狼毒，枳实、橘皮、半夏、麻黄、吴茱萸都必须选取陈旧者才好，其余的药则要选用精新的。然而大黄、木贼、荆芥、芫花、槐花之类的药物，也应该以陈久者为好，而不仅仅是在六陈汤中使用。凡是取药配方、用药要专而精。至元庚辰年六月时，许伯威五十四岁，中气素来虚弱，患伤寒病八、九日，热势很重。医生以凉药泻下，又食用生梨、冷积伤及脾胃，导致四肢冰凉、经常间歇昏迷，心下悸动，呃逆噫气不止，面色青黄，眼睛不欲睁开。脉搏跳动中时跳时止，隔一段时间又恢复有节律的跳动，此为结脉，用张仲景复脉汤加人参、肉桂，急扶正气；其中生地黄用量减半，恐伤正气。服用二剂后，病势仍不退。再次诊之，发现脉证相应。因此考虑莫非是药物不够专精而过于陈腐了吧？再次去买新药服用，证状已消失一半，又服用一剂病情即消失。因此，凡是各种草类、木昆虫，都各有其产地；其根、叶、花、实，都有一定的采集时节。如果药物产地不符，那么药物性味功效就会发生差异；如果错过了采集药物的时间，那么药物的气味就不全。何况新药、陈药有不同，精制粗制各有不等。倘若不加选择而服用，药物不能奏效，这是医生的过错。唐耿讳有诗说：老医迷旧疾，配药误新方。确实是这个道理。用药中的“岁物专精”内容见以后的章节。

药物有适宜于制成丸剂者，又适宜制成散剂者，有适宜于水煮的，有适宜于以酒浸渍的，有适宜于制膏煎者，也有以上诸种加工服用法均可适用者，也有不可入汤酒的，像这种情况都应随药性而使用，不得违反及超越。

陶弘景说：病变不同，有宜服用丸、服散、服汤、服酒、服膏煎的不同，也有都可参合使用，察病变的性质及根源，可以相应地制成不同的剂型。

华佗说：病变有适合服汤的，有适合服丸的，有适合用散的，有适合攻下者，有适合用吐法的，有适合发汗者。汤剂能够荡涤脏腑，开通经络，调和明的。丸剂能够驱逐风冷、破除坚积、进饮食。散剂可以去除风寒暑湿之邪，散五脏在体内的结伏，开肠胃。可攻下而不攻下的疾病，会使人心腹胀满烦乱。可汗下而不使之发汗的疾病，会使人毛孔闭塞、闷绝而死。散剂的意思就是散，最主要用于治疗急病。丸剂的意思就是缓，舒缓地治疗疾病。㕮咀，是古人的制剂方法。古人没有铁刃所以以口咬细，然后煎汤饮下，这种剂型易于升腾、易于散发而行经络之中。凡是治疗位置最高的疾病，应加酒煎服。如果要去湿气，一定要用生姜，补元气一定要用大枣，发散风寒要用葱白，去隔上之痰气要用蜜。细末入药者，药物不循经络走，只去胃中及脏腑之积聚病。气味厚重的药物，应使用白开水调服；气味薄弱者，应该煎后与渣滓一起服用。

治人体下部的疾病，药丸宜制得极大而且光圆；治中部（中焦）疾病者可以稍小一些；治上焦（上部）疾病可丸剂可以制得极少。制药剂时，稠面糊制作是取其融化很迟，可以直达下焦发挥作用；有的制药用酒或者用醋，这是因为酒性升散，而酸性收涩，取其收散之意。如果要去湿，但又怕反半夏，南星，则可以姜汁稀糊糊丸，取其易极融化之意。水浸药物经一夜后以饼送下，此种服药取其易化之意。制成洋水丸时，药剂容易融化。炼蜜丸剂，取蜜丸迟于融化而药气能循经络之意。蜡丸取其难于融化而可慢慢取效，有时是为了使毒药不伤脾胃而设。

张元素说：病在头面或皮肤上的，药物须要用酒炒；病在咽下、脐上者，可以酒洗之病在下部的，药物须要生用。寒性药物须用酒浸后曝晒下，因为这是害怕伤害胃气；当归一药用酒浸是为了助其发散之力。

陈嘉谟说：制药的关键贵在适中，不及会使药物难以发挥功效，太过则易使气味反而丧失。火制有四种、煅、炮、炙、炒。水制有三种、渍、泡、洗。水火共制有两种、即蒸、煮。制药方法虽多，但原则不过如此。酒制能升提，姜制能发散。入盐进行炮制则药物能走肾而有软坚的作用；用醋入药物炮制能使药物入肝而止痛。童便制药，可以除药物劣性而使药性降下；水液制药，可以去药物燥性而和理中焦。乳剂制药则能润枯而生血，蜜制药物则其性目缓而可益长元气。以陈壁土制药，可以窃取自然真气而骤外中焦；用麦麸皮制药，可以抑制药物酷性而不伤隔上脏腑；乌头汤、甘草汤浸渍曝干入药，可以解毒而使药性平和；善酥油、猪脂油涂烧药物，咸性可渗入骨中，容易脆断。药物去瓜瓤后可以使人服后不发胀，药物抽去心在可以除心烦。以上仅说其大概，初学者一定要熟记。

欲治疗疾病一定要首先观察其病源，先要等待病变出现机转。如果病人五脏未虚损，元腑尚未衰竭，血脉尚未紊乱，精神尚未耗散，服药后必定能够救活。若是疾病已经发生并已成势，有一半治愈的希望。如果病势已经太过，那么性命将很难保全。

陶弘景说：自己若不是高明的医生并听声音，察颜色，诊经脉，怎么能知道预防尚未发生的疾病呢？而且，尚未表现出疾病的病人也不会肯去自己治疗，所以齐桓侯因为过于麻痹自那起初只是生于皮肤腠理间的微疾，而最终导致传变成骨髓里的顽疾。不但看病识病察病难度很大，要相信医生的正确判断也不是易事。仓公淳于意曾经说过：信巫而不信医，这样的病人病一定不会好，最终是死路一条。

李时珍说《素问》曾经记载说：上古时期人们为防治疾病发明了汤液这种剂型，但只是作为预防用，并不真正服用；中古时期，由于人们生活的道德衰微了，所以邪气中于人体而发病时，服用汤液应万无一失；而现在的情况，是人若一得疾病，一定要齐备有偏性的中药配方攻下病邪，并且要使用像镵石，针灸这样的外治外配合外用。又说：中古时代治疗疾病时，疾病一发生就治疗、服用汤液如果十天内不能治愈，可以甘草、苏叶等本草之枝梗，这样既治其主病，又治其兼病，标本都已治疗，邪气才得于制伏。而后世治疗，不根据四时春、夏、秋、冬的节气进行处方用药，不审证候变化的顺与逆，病变的势头已经形成，还认为可以治疗救转，所以旧病尚未好转，新病已经又出现了。

淳于意说：凡治疗有六种情况不能治愈，它们是：骄横跋扈而不讲道理的人，是第一种不能治愈的情况；轻视身体的贵重而贪重财富的人，是第二种不能治好的情况；对自已的衣着和饮食不能进行适当地安排、调剂，生活不能自理的人，是第三种不能治好的情况，病人阴阳之气不能调和，脏腑之气不能守者，这是第四种不能治好的情况；形体虚弱之至，不能服用药物，这是第五种不能治好的情况；信任巫术而不信任医生，这是第六种不能治好的情况。六种情形之中如果有其中的一种，那么疾病是很难治疗的。

寇宗奭说：诊疗疾病有六种过失，它们是：诊治时失于对疾病进行仔细的审察判断；治疗时失于对医生的技术及疾病的痊愈具有充分的信心；救治进失于对疾病的治疗时机有及时的把握；在请医治病时失于对医生进行慎重的挑选选择；诊断时对疾病失于明确的识别；用药时对药物的性味、功效失于有基本的了解。六种过失中如果有一种存在，则疾病也很难治愈。另外，对疾病的诊疗还有八个基本的要点（即中医八纲），那就是：一为虚（是指病人的虚弱状态，此时病人抗病能力低），二为实（是指病人的亢奋状态，此时外来的病邪很强盛而病人的抗病能力也较强），三为冷（是指病人处于的寒冷状态，此时有二种情况：一为外感的病邪性质为寒邪导致外感发冷；二为人体内部阳气不足由内而发冷，此为内寒），四为热（是指病人所处的发热状态，此时也有二种情况，一种是由外感病邪的性质为热邪而导致的外感发热，二为人体内部的明气不足而由内发热，此为内热），五为邪（即从自然界外部环境中侵袭到人体而发病的致病因素，又称邪气，它可分为如下几种：一为寒，二为风，三为暑，四为湿，五为燥，六为火），六为正（即人体内部所具有的治病能力，又称为正气），七为内（内是人体内部，又称为里，此为与外相对而言，如皮肤为外，而肌腠为里；腑为外，则脏为里等），八为外（外是指人体的外部，又称为表，此为与内相对而言，如胆为表，则肝为里，络为表，则经为里等）。《素问》记载说：凡治疗疾病，必须察病人的外形及形体，气质及精神状态、颜色的变化（如面部色泽、舌苔及排泄物色彩变化）、病人的勇敢或害怕、骨骼及肌肉的隆及陷、皮肤的光泽及枯萎，能知晓这几个方面的变化情况，可以作为诊病的一些依据。如果患病者脉象与诊察的病变不相对应，又不能仔细地观察病人的形体，让医生只根据脉象变化来处方用药，可以准确地了解病情吗？现在不少豪富之家，妇女有病而居住在重重帷幔之内，又以帛巾再蒙盖于女人手臂之上。既无法观望病人的色泽精神变化，听其发出的各种声音、更不能诊察病人的脉象，致使古人所说的望而知之谓之神，听而知之谓之圣，切脉而知之谓之巧，此三点均无法施展，只能详尽地询问病人家属。病人家属又嫌医生问得琐碎而生厌烦情绪，认为医生的技术不高明，往往处方之后，取了药剂也不服用，致使中医所说的望、闻、问、切四诊的方法，连其中的一条也未能运用，要治疗这种疾病之人，可以说是很

难呐！

如果用有毒偏之性的药物治疗疾病，初次用药时剂量应该小到如小米黍豆那么大，而且病势一去就应该停止用药。如果病势不去，可以加倍用药。如果病势仍然不去，可以加到十丸，以病势已去为度。

陶弘景说：现在用药中如果单行使用一两种有偏毒之性的药物，如巴豆、甘遂、大黄（俗称将军），不可一次就将药量用大并服完。例如《内经》中所说：如果一种药物有毒性需要服用，可用剂量为如细麻那么大的一丸；如果二种药物中有一种有毒，那么可用剂量为如像大麻子那么大的两丸；如果三种药物中有一种有毒，那么可用剂量为像胡豆那么大的三丸；如果四种药物中有一种有毒，那么可用剂量为像小豆那么大的四丸；五种药物中如有一种有毒，那么可用剂量为像大豆那么大的五丸；六种药物中如有一种有毒，那么可用剂量为像梧桐子那么大的六丸；如此递增，直至十丸，都以梧桐子大小为标准。其中各种有偏毒性的中药用量又各有轻重，例如像狼毒，钩吻这样的剧毒药，怎么能同附子、芫花之类的药物等同呢？此类用药都须要量其适量而服用。

寇宗奭说：虽然古人有此用药例法，但更须结合病人的老、少、虚、实，病变的新旧，药物中之多毒与少毒，斟酌用量而使用，不可将此法视为必定之法。

治疗寒病可以用热药，治疗热病可以用寒药，饮食不能消化，可用吐下之药，治疗鬼疰（一种精神失常疾病）及蛊毒（一种巫术疾病）可用有毒性的药，而治疗痈肿疮疖瘤子之类的疾病可以使用疮药，治疗风湿疾病可用祛风湿的药，总这应该各各随疾病的性质选用其适宜的药物。

陶弘景说：一药药性中有能兼治十种以上疾病的，原则是取其药性所偏为主，再观察人的虚实不同而使用补泻方法。男女老少，其精神之苦乐，其形貌之荣润或悴憔，其产地风俗各有不同。褚澄曾经治疗过一些寡妇及尼姑，其用药不同于对那些为人妻妾的妇女，这就是懂得药物的偏性而善于运用所致的。

李时珍说：药物的四气五味有厚有薄，所有药性也有躁有静，治疗人体的功效有多有少，药用功力也有深有浅。治疗疾病如果疾病寒热分明，那么就用正常的寒者热之、热者寒之的正治法治疗，如果寒热有真假，那么就顺着疾病表现的假象而反治（即所谓假热真寒证，用热药治疗；假寒真热证，用寒药治疗）。用热药治疗疾病时要避免治疗热病；寒病治疗时要尽避免使用寒药；治疗凉性疾病时要尽量避免使用凉药；治疗温性疾病时要尽量避免使用温药。使用发表药物时，要不怕使用热药；使用攻里一类药物时，要不怕使用寒药。当然，也要避免过量使用。例如发表时使用热药过度便会产生热病，攻里时使用寒药过多便会产生寒病。治疗热病要用寒性的药物，必须用温水送服，治疗寒病要用热性的药物，必须以凉水送服。治疗温病可用清热的药物，可用冷水送服；治疗清冷的疾病，可用温热药，可用热水送服。（前者为防止人体格拒与身体寒热不同的药剂而采用的反佐法；而后者则以寒热水送服作为引药入内的药引)。从五行属性来说，木气如果被抑郁，应该疏通条达它；火气如果被抑郁，应该宣散舒发它；土气如果被抑郁，应该夺去它了金气如果被抑郁，更应该汇通它；水气如果被抑郁，应该直接折灭它。治理气机的办法，轻微的病症应该随其性而调，严重的气病就应该制伏它；气机来复时，温和的病症可以平顺它，来势凶暴的病症应该夺取它；气机上涌高处而去者应该抑制它；气机下陷者应该向上托举它；有余的气病应该折杀它，不足的气病应该补充它；坚利的疾病应该削除它；外来慢入的气病应该驱除它；劳虚的病症应该温补它，结聚的病症应该驱散它；滞留的病症应该使其通行；干燥的病症应该润湿它；拘急的病症应该纵缓它；散耗的病症应该收敛它；损害的病症应该补益它；过于安逸的病症应该使其行动；惊恐的病症应该使其平须。无是吐法、汗法、下法、补法、泻法，无论新旧均应该符合同一个规则。又说：对已有临床表现的疾病采取逆其临床表现而用药的方法称为正治（即寒者热之、热者寒之）；而对临床表现采用顺从的治疗方去称为反治。什么叫反治呢？用热药治疗热病，用寒药治疗寒病（注：原书写作“热因寒用，寒因热用”，错误，今改之），用寒凉的方法治疗堵寒不同的疾病，用通下治疗泄下的疾病。如果要治疗疾病的主要方面，一定要先了解疾病的主要原因。其起病过程虽然相同，但其治疗结果却不同。可以使用破其积聚的方法，也可使用溃其坚满的方法，可以使用调和气机的方法，不管如何，可以使疾病一定痊愈。又说：各种热病使用寒凉药而热病反而加重者，应该责其阴虚；各种寒病使用温热药而寒病反而加重者，应该责其阳虚，此即所谓推究其根本原因而削弱它的意思，以上都来自《黄帝内经·素问》一书中的精粹言论。

病变在胸膈以上的病人，应该先吃饭而后服用药物；病变在胃及腹脐以下的病人，应该先服药而然后才吃饭。病变在四肢血脉的病人，应该空腹而在早晨服药；病变在骨髓的病人，应该包含饱食后在夜晚服药。

陶弘景说：现在方技名家所说的先食后食，即上面所说的含义。当然，还有需要以酒送服的，以饮米汤服的，有冷服的，有热服的。服用汤药有次数少，次数多的，煮汤剂有用生水、用熟水的，各有自己的法度，都应该详细审察。

李东垣说：古人服用药物很有灵活之法。病变在上部的，不怕服药次数多但应该用量少病变在下部的，不怕服药次数少但应该用量多。少量服用目的是为了使药物滋荣于上部，而多量服用目的是为了使药力峻补于下部。凡是要求，一剂药再次服，三次服用的，要令药与病势相对应，并视人的体质强弱、病变的轻重，进行逆进或递减，不必拘泥此法。

人的各种大的病症，都有其各自主治的药物，其中有中于风邪而患的中风病症、感于寒邪而患的伤寒病症，有寒疟、热疟、温疟，有中于各种不正时气所患的中恶、霍乱病症，有大腹水肿，有肠道下泄脓血及下痢病症，有大小便不通的癃闭及便秘病症，有心下有一股热气上冲胸口像小猪向上奔跑一般的奔豚气病症（此为膀胱水饮所致），有咳嗽、呃逆、呕吐的病症，有气身皮肤粘膜发黄的黄疸病症消渴病症，体内有

水饮停留的停饮证及食物不化停积体内的食癖证，腹内坚硬的各种积聚、癥瘕证，因为惊邪所引起的癫痫证。不明原因导致精神错乱的鬼疾证，各种喉痹、齿痈，耳聋目盲，金疮骨折、痈肿恶疮，痔疮、痔瘘、瘿瘤、果子五种劳疾、七种伤病，人体虚弱乏力、羸瘦病症，女子带下、子宫出血、妇女闭经、阴道糜烂，蛇虫蛊毒各种外伤等。这里举出的只是一般的常见病症，其中的细微变动，各应依照各自的头绪加减变动。

陶弘景说：说起各种药物的主治，这里只说病变的一个名称，仅说中风就有几十种之多，伤寒的各种证候也有二十多条，再从中寻找其相类似的例证，大体上归纳它的规律，以药物本性作为依据之本，然后配合各种病症进行辨证用药。药物治疗病变的各种情况不能够简单地解释，所以有医方千卷，还没有详尽地解释完其中的道理。春秋战国时期以前以及医和、医缓所著的医书很少听说，而只有道家经典稍略记载了扁鹊所传几法，其中用药就仍然表现了本草经籍的内容。至西汉时期，淳于意及华佗所用的药方至现在仍然保存了下来。这些记载也都是阐述调理药性的内容。只有张仲景所撰《伤寒杂病论》一书，最可作为众方之祖，又全部依照本草理论，只不过善于诊脉，了解气候变化的规律而能根据这一规律以意用药而已。至于刳腹剖肠，刮骨疗疮续筋接骨之类的方法，为其他流派所创，并不是《神农本草经》中所讨论的事情。自从晋代以来，出现了像张苗、宫泰、刘德、史脱、靳邵、赵泉、李子豫这样的一代良医。其中阮德如、张戎先之类，被称为逸居的皇甫士安，及葛洪、蔡谟、殷仲堪等各位名人都仔细研习，精于药术。宋朝有羊欣、元徽、胡洽、秦承祖，齐代有位居尚书之职的褚澄、徐文伯、徐嗣伯兄弟，治疗疾病也十愈八九。在以上提到的各位都各有自己撰创的方剂，看其行方之趣妙处，都来自本草之中。有时偶用其他本草上未用这药也遵循用药的常规法度，并没有超越之处。《范汪方》艺有百余卷，到葛洪《肘后备急方》，其中有一些零星单行用药的处方，有的是在因舍中屡用试验之法，有的则是为地域不同而认识不同所致。如藕皮能够散血，这一经验最早是起于杀猪的屠夫；牵牛子能够逐水，这一经验出自在田野里耕田的老叟。饼店里的蒜类酱菜能够用来驱虫，而其本来是下蛇的药；路边的地菘草，是治疗金疮所秘而不传之妙药。这大概是因为天地之间万物，没有一种是不可以拿来利用的，只要有所触遇就可感悟学会，并不是在什么固定的人发明的。颜光禄说：道经仙方讲究服食却谷、延年却老，其至宣传正丹炼石之奇妙，服仙方后如云腾羽化的好处，此些内容无不以药道作为最基本的理论。道经用药的道理与本草相同，但制药及服药的方法则与世上流行方法不同。每次用药不多，最多至二十多种，有时单用几种。岁月的逐渐积累，药物便会最终收到明显的益处，这就是本草著作中所说的久服便能收效，不像一般普通人那些稍微收到点效果便停止服用。现在那些庸医处方用药，都以看本草书为可耻，有的人依靠一般习用的旧方，有的听人传说，便执笔解释，用这样的方法来表示自己的奇特。其中相畏、相反、相恶，这些内容，本来自己就不明白，而用药又违反常规。自求冷僻，药物的分量也参差不齐，这样都从不认为可疑。偶尔治愈一例，则更加自信处方效验；十天一月后未能获愈，就说什么病源深结了，难以治愈。不反过来责备自己的不当，而只是虚张声势，这样的人自己应该耻笑、谴责自己啊！五经四书，军国的礼仪服饰，稍微有些违反，只是于事情有些不适宜而已。至于汤药医方，一种有错误，便与性命攸关。涉及到君王性命，性命无价，百金难买，能够不深思熟虑吗？

寇宗奭说：人的体质有贵、贱、年少、年长之分，病变也应该分别讨论，病人有新病久病，又有虚病与实病，用药也应该分别不同。这大概是因为人心各如其面，千人千面，各有不同，脏腑气血也各有差异。想要以一种药而通治许多人的疾病，这怎么可能呢？张仲景说土地的高低区域不同，事物的刚柔性质以及人的食饮居处也有差异，所以黄帝要有《异法方宜论》中有关东、南、西、北四方人疾病体质的问答，岐伯也列举了在四方人质患病之后治疗的方法。况且像贵族富豪之家，大多形体安逸而思绪很苦，衣食足则形体丰乐而外貌看似充实，思虑过多则情志苦而感内部虚弱。所以病变虽然表现在脉象上，但与贫苦之人则不同，应该根据具体情况处方用药。后世的医生，在这一点方面没有分辨能力，所以大犯错误。又如凡人体无论少年、成人、老人，其气血的状况都有三等，即盛、壮、衰。所以岐伯说："少火之气壮、壮火之气衰"，意思是说温和向上之火称为少火，有其旺盛发展不息的趋势，所以此种火气符合人体的生长需要，其气虽少但却很强壮。而那种已经亢奋到了极点的火气，即壮火，往往要损伤人体的正气，所以最终要衰败下去，其气虽壮但却日衰。这大概是由于少火温和能助人体正气，壮火过盛能灼伤人体阴液，耗散人真气的原因吧，至于衰弱之火更不必说了。所以治病之法也应当分为三等。人在年少时应服饵食之药，而在成年及衰老时都应该另外处理，决不能忽视这个问题。又有人说：人以血气为根本。世界上有许多童男童女，常常思慕过多，积存于心中，思虑过度，大多导致劳损。男子大多神色已散尽，女子则月经闭而不至。这是因为忧愁思虑会伤人的心气，心气伤则血气逆上而衰竭，所以面上的神气色泽就会最早散去而月经就不再来了。火为土是母，如果心气伤，心属火，火既然已经病了，不能够营养其子（即土），土气衰弱，脾胃属土，脾失健运当然就会不想吃东西。脾气虚则影响到肺，因为肺属金，脾属土，土气虚不能生金，所以肺气亏而发为咳嗽。咳嗽一发作，肺气不能制水调降，所以水气绝，所以就出现四肢干枯。木气即为肝气，水气绝不能养木，肝木之气因为思虑过度而不充实，所以就多怒、耳鬓之发焦枯。肝主筋，肝气受伤则筋脉痿弱而不能用力，等到五脏之腑疾病相互传变为止。所以说，这种病一时不能令人死，但是最终病人还是要死的。此病与各种虚劳病一样最为难治。有时如果能改变病人的情绪，然后用药物进行扶持休养，也可能有一丝治愈的可能。有一个病人患咳嗽病很久了，肺气虚并发了发热寒战，以款冬花之芽焚烧三两，待其烟出时，以毛笔之管吸入药烟，吸入满口后咽下，直至疲倦才停止，每日吸入五至七次，病即痊愈了。又有一位病人患疟疾一个多月了，又有人以吐药使其发吐、正气遂渐渐衰弱。诊察其脉病，原来是夏季伤暑之后，秋天又作于风邪，所以处柴胡汤一剂服下，病不再发作。后来又因为饮食没有节

制，而又发烧作冷、呕吐、打呃、不思饮食、胁下拘急作痛，这种病症称为痰疟。以十枣汤一剂服下，泻下痰水数升；又服理中散二钱，疾病即痊愈。又有一个妇人患有吐逆之证、大便小便均不通、心中烦乱、四肢厥冷、逐渐难于摸到脉搏跳动，一日半左右，共给其十枣汤二剂，至半夜时大便渐通，脉搏逐渐回转，至第二天早晨才病情才逐渐平稳。上面提到的这种上下格柜的关格病症，极其难治。《内经》说：上部不同称为关，关则出现呕吐呃逆，下部不同称为格，格则出现小便不通，也有大便不通的。有一个病人称其患风痰头痛，手足震颤不止、呕吐、呢逆饮食差。医生认为其病为伤于冷腻所致，用温里的药物不见痊愈，又以攻下之药丸泻下，因此导致全身厥冷。再以金液丹服下后，神昏谵语、呕吐呢逆、四肢抽搐、不省人事，神志癫狂，如见鬼一样，表现为在狂乱中循衣摸床、手足冰冷、脉象沉伏。这是胃中有瘀结之热不能外泄而导致昏迷不省人事的结果。由于阳气不能敷布于外，阴气不能内持于内，所以手足抽搐动摇而逆冷，因此处以大承汤，只服用一剂；病变即痊愈。又有一妇女患温病，已有十二天，诊其脉象，一呼一吸之间脉跳六至七下，脉来势艰涩，寸部稍大，尺部较小。发热畏寒、面赤口干、神志不清、耳聋。询问她才知道病已有好几天后月经才来。此为少阳经的热入血室病症，即热邪侵入子宫（又称血室）而不去的病症。若治疗方不对证，一定会导致死亡。于是给予小柴胡汤服用。第二天，又增加桂枝干姜汤服用，服药后一日发热畏寒消失。病人只说：我脐下痉挛发急疼痛。给予抵当丸服用，大便稍有通畅，疼痛消失，身热渐退，神志尚不清楚。又处于小柴胡汤。病人第二天说：我胸中非常燥热、口鼻干燥。又稍稍给予调胃承气汤，大便仍不通。又给其大陷胸丸半丸服用，大便通了三次。第二天又出现心中烦躁不宁，有幻视（好像看见什么东西，但实际是幻觉），并狂言乱语。由以上推知病人腹中有燥屎，但由于病人极度虚弱，不敢攻下。又给予竹叶汤，目的是为了去其烦热，病人大便自然通畅，便中有燥屎几枚，狂乱烦躁之证全部消失，只留下咳嗽、唾涎沫等症状，这是肺虚的表现，不治疗恐怕会乘虚发展为肺痿。以小柴胡汤去人参、生姜、参加干姜、五味子汤服下。一日咳嗽减轻，二日即全痊。又有病人年六十岁，脚肿生疮、忽然食用猪肉、导致身体不适。医生以药物泻下后，稍稍有好转。外出时又汗出伤风，导致头面部突然浮肿，并呈紫黑色，病人嗜睡、耳轮上有小脓疱小疮出现，并有黄色脓汁流出，所以给予小续命汤服用，方中倍用羌活用量，疾病遂痊愈。又有病人五十四岁，素体消瘦、经常伤于寒，小时候常服用过生疏黄数斤，最近服用菟丝子也极为效。左手脉寸关两部，右手脉关尺两部张紧有力。最近五到七年来，右手及右足筋骨挛急痉挛，言语迟钝。因此给其仲景小续命汤，加用薏苡仁一两以治疗筋骨拘急症、同时减去黄芩、人参、芍药的一半用量以避免再伤于寒邪，而杏仁只须用一百零五枚。服用后，病人仍说感觉太冷。因此又减去人参、黄芩、白芍，加用当归一两半，疾病遂痊愈。小续命汤是现在运用较多的方剂，但人们常不能根据病症进行加减，因此导致危险产生，因此特举此例。

陶隐居（即陶弘景）《名医别录》中的合药分剂法则

古秤只有“铢”、“两”这两种计量名称而没有“分”这一名称。今人则以十粒黄米（即十黍 shú）作为一铢，六铢为一分，四分即为一两，十六两为一斤。虽然有子谷秬黍这样的计量制度，从来使用很少使用，用药物依以上标准进行。

苏敬说：古秤都已恢复，今天的南秤就是古秤。后汉以来，将过去的一斤制分为二斤，一两分为二两。古方只有张仲景的《伤寒杂病论》中之方，而已涉及到了今秤，如果用古秤，则分量就太少了。

李东垣说：六铢为一分，相当于二钱半。二十四铢为一两。古人所说的三两，即现在的一两；古人所说的二两，即现在的六钱半。

李时珍说：蚕最初叶出的一丝称为忽，十忽称为一丝，十丝为一厘，四厘称为累（累发“垒”的音），十厘为一分，四厘为一字，即二分半。十累称为铢，即四分。四字为一钱，一钱等于十分。六铢为一分，一分等于二钱半。四分称为两，等于二十四铢。八两称为锱，二锱为一斤。二十四两称为镒，等于一斤半，为现在官秤的十二两。三十斤为一钧，四钧为一石，一石为一百二十斤。方中有时注明为“少许”用量的，为一字左右（即为二分半左右）。古今在秤制上有差异，古人用一两，今天用一钱即可以了。

现在方术家所说“等分”者，不是指分、两中的“分”，方中称各种药的斤、两多少都是相同的，大多用的是丸剂、散剂。

凡是各散中所言“刀圭”的分量，即古人所说等于一方寸匕的十分之一，与梧桐子差不多大小。一方寸七，即指一匙中的一正方寸，以抄起药末不至落下为度。一钱五匕，即现在通行的五铢钱边缘五个字上盛满药末，以药末不至落下为度。通常所说的一撮即相当于四个“刀圭”的重量。

药物有时候以升、合、分为单位计算分量，这是因为药物各有质虚质实、质重质轻的，很难以斤、两来计算其重量时，则以升类计量单量来计算。十撮为一勺，十勺为一合，十合（音 gé 哥），十合为一升。每升中上口径为一寸，下口径为六分，深度为八分。其内装入散药，不要按抑使其结实，只需稍稍抖动空容器平展即可。

李时珍说：古人一升，只相当于过去的二合半。它的最低单位是圭，四圭为一撮，十撮为一勺，十勺为一合，十合为升，十升为斗，五斗为一斛，二斛为一石。

凡汤酒膏药服用中所说“㕮咀”那么大。

苏敬说：㕮咀，即商量斟酌的意思。

寇宗奭说：㕮咀有在嘴里反复含味的意思，有点像让人以口齿咬切分割的方法，药物虽然破却在嘴里，不沾灰尘。古代人所说㕮咀的意思就在于此。

李东垣说：㕮咀，古代制药的方法。古人没有铁刃之器，以口咬细更为方便，使

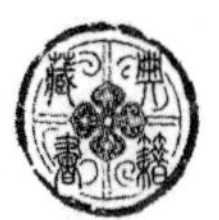

药丸大小如麻豆那么大然后煎服。现代人多以刀锉药使它变得细小。

凡是丸药大小如细麻大小者，即胡麻大小形状，不必取扁扁形状，略为相称即可。所谓黍米、粟米大小也是如此。一般所说的如大麻子大小者，相当于三个细麻子大小。又有称胡豆大小的，就是现在的青斑豆，大约相当于一二个大麻豆。如小豆大小者，即现在所说的赤小豆，以三个大麻豆为标准计算。如说药丸如大豆大小，可以二个赤小豆进行换算。如说药丸如梧桐子大小，即以二个大豆大小进行换算。如形容如弹子及鸡子黄大小。那么可以四十个梧桐子大小换算。

寇宗奭说：现在的人用古方多不奏效，这是为什么呢？是因为不能揣摩出古人组方之妙意。如张仲景治疗胸痹一证，表现为心中痞满（心中自觉胀满但按之不胀）、气逆而上抢导致气逼感，用理中汤治疗。理中汤有人参、白术、干姜、甘草四种药物，一共一十二两，水八升，煮后取水三升，每次服用一升，每日服三次，以见效为度，有时也可作丸服用，丸药须要制成鸡子黄大小，皆有奇效。今人一丸理中丸大小却只有杨梅大小，服后病势不去，却说是药方不神。这种情况不是药物的罪过而是用药者的罪过。

凡方中说有巴豆若干枚的情况，巴豆粒各有大小，一般应该剥去皮称一称，一般十六枚约有一分重。附子、乌头若干枚的处方，去皮后，以一枚相当于一两左右。核实若干枚的处方，一般去完瓤后，以一枚约相当于半分重。橘皮若处方若干枚，以三枚约相当于一分重。枣配药时，以三枚为一两。干姜入药，以一累换算为一两。

凡方中要求半夏一升的，洗完以后秤半夏五两即可。要求蜀椒一升的，洗完以后秤三两即可。要求吴茱萸一升的，洗完后秤五两即可。要求菟丝子一升的用量，可以洗完后秤九两即可。要求庵蕳子一升的，可以洗完后秤四两即可。要求蛇床子一升的，可予洗净后三两半。要求地肤子一升的，可予洗净后四两即可。其余果实各有轻重虚实的不同，不可秤准，取一平升为准。

凡方中要求用肉桂一尺的，剪去桂皮，大约只有半两左右。甘草一尺，可以二两甘草进行换算。方中注明某草一束者，可以该药三两进行换算。方中注明某草一把者，可以该药二两进行换算。

凡方中称需蜜一斤的，可换算成七合蜜服用。凡方年称猪膏一斤的，可换成一升二合。

凡丸散各药，也要先切细后阳光晒干后再捣烂。有应该分别捣烂的，有应该合在一起捣烂的，并随方剂而变动。如为润湿药，像天门冬、地黄类，都应先增加药物的分两切干曝晒干净，单独捣碎后再晒干。若遇到阴雨天，应该以微火烘烤，等药物干燥后，应停一段时间等其凉后再捣烂。

李时珍说：凡各种草木药及滋补药，都应忌用铁器。这是因为金性能够克木之生发之气，使肝肾两脏受伤。只有用铜刀、竹刀修治药物才是最好的。也有应该忌讳用铜器加工药物者，都应该按照制度进行。制备药丸药散必须用青石碾、石磨、石臼也行，用砂石制作者不好。

凡药物用筛制丸、散的，用重密绢子过筛，筛完合，再放置于臼中，捣数百遍，各药颜色应捣为同色，如此效果才好。巴豆、杏仁、胡麻仁等各种膏腻之药，都应先熬使颜色变黄，再捣烂使其粘腻如膏，以指捻摸有滑腻感，看起来有水乎乎的感觉，在这种情况下再稍稍入于散剂中，一起捣成散，然后再以改理疏轻的绢筛筛过后，再放一起捣匀。

凡煮药汤剂，要用小火令汤剂轻微沸腾，其用水多少应严格依照方剂要求。一般大约二十两药，可用水一斗，煮药后应剩取四升左右，以此为标准。然而通利脏腑的药应该尽量使用温度稍低的生汤水，水应少而药汁应该多；如果是滋补用药则煎药之汤应该为温度较高的熟水，取水应多而药汁应取少。不能任意改变水的多少。用新布让两人用一尺长左右的木棒绞取药汁，澄去混浊液，以纸覆盖严密待用。煎煮药液不能用铁器。服用的汤剂最好使其稍稍沸腾，不宜太热，过热则容易排泄、过冷则容易引起呕吐。

徐之才说：汤中如果有需用酒入药者，应该在汤液快沸腾时再放入。

李时珍说：陶弘景所说的方法为古法。现在通用的小型汤剂，每一两药应用水二瓯配剂，药量多时应予增加，少时应减少。如果药剂多而用水少，则药物气味不易出来；如果药剂少而水液多，则又在煎耗中耗费药加凡煎药都应禁忌用铜铁器具，应用银器瓦罐、洗净后封固，令人小心看守，一定要看清火候，不要太过或者不及。燃火的材料以木炭、芦苇为最好。煎药用的水必须采用新汲的有甜味的水，流水、井水、沸水等各类用水，各依药方需求而各有不同，可详见《本草纲目》水部。若服用发汗药，一定要用大火，并趁热服用。攻下药也应用大火煎熟，芒硝，大黄之类的药物下汤后要再煎，温服。补中焦脾胃的药物应以慢火慢熬温服。阴寒急病，也应该以旺火急煎快服。又有阴寒内盛而格热外发的烦躁及暑天却有阴寒积伏于体内的外热内寒证应在水中沉冷后再服用。

凡药物要渍入药酒中浸泡者，均应细切，以生绢盛满药材后，入酒中密封，随寒、暑不同各浸泡一定日数后取出。其药滓可以在阳光下曝晒干燥后，再捣烂再浸泡，也可以制成药散服用。

李时珍说：另外还有的酿酒者，有的以药煮酒汁和饭饮用，有的以药袋置于酒中，有的煮食物与饭同时酿药酒，都可随各药方要求使用。又有煮酒的方法，即以生绢袋放入坛中密封，置于大锅之中，以水煮一日，埋于土中七天，待其火毒出尽，才可饮用。

凡建中汤、肾沥汤等各种补益药汤，渣滓不要倒掉，加水再煮喝尽，也可当作一剂补汤。渣滓煮前应先晒干燥。

陈藏器说：各种汤剂中若有麝香、牛黄、犀角、羚羊角、蒲黄、丹砂、芒硝、阿胶之类的药物，必须将其细末研成粉，服用时冲入汤中，搅和服用。

各种膏药的制作，最早应以醋渍泡令药材浸透，不要太多溶液，然后覆盖严密，不要使药汁泄出。所谓晬时，就是周时，即从今天早晨到明天早晨这十二个时辰。也有只过一夜的。煮膏药要注意掌握三上三下，以泄其药势，使药味能够析出。上是指使药液煮沸后腾腾翻滚，下是指使沸腾的药液逐渐冷却沉静下来很久。膏药中如有薤白，应煎煮至两头（即上下两层）都有微焦。膏药中有的芷、附子的，应以煎至药膏小黄色为度。膏制成后以新布绞去滓，也可以酒煮后饮干。膏药滓也可摩敷病变处。膏中若有雄黄、朱砂、麝香之类成分时，都应分别捣烂如面，待其他药绞膏后再投入药中，飞快地搅匀不使药面沉聚在下。药膏中若有水银胡粉，应在凝好的膏药中研翻多遍以使其消散不易见为止。

李时珍说：各种熬贴痈、疽、风、湿各类病症的药膏，应将药浸于油中三天才煎煮，煎至药干时以绢滤净。煎热大黄或胡粉或者密陀僧时，也应三上三下，煎至滴水成珠不散为度，然后倒入贮器中，以水浸三天，去其火毒后使用。如果用松脂入药膏，应煎至成丝、倒入水中，拔扯几百遍为止。以上各药入膏，都应该注意掌握火候，不要过火或者不及。方中有朱砂、雄黄、龙脑、麝香、血竭、乳香、没药等料时，应待到膏药已成再投入。黄丹、胡粉、密陀僧都须要以水正过或以瓦炒过。松脂入药应精炼数遍才好。

各种方中用蜡时，都应烊化后放入蜜少量，以调和诸药。

李东垣说：丸药用蜡，是取蜡有固护药的气味，气势通过关膈而显效的缘故。如果放入蜜中，下咽后也容易融化，怎么可能入于脏腑中呢？如果药物有毒的话，反而会害人，这可不是用蜡丸的本意。

各种用蜜的药物，都应先火煎，掠去其药面上的泡沫，使其药色变成微黄，这样丸药可以经久也不坏。

雷敩说：凡是炼蜜，每一斤只能炼成二两半，火过大或过小，炼过的蜜都没法使用。修制合药，药方中注明用蜜就只用蜜，用饧就只用饧，不要交叉杂用。反之，一定会使人腹泻。

采药分六气岁物

岐伯说：六气之中厥阴之气管理天度则气候则向着风的方向转化，在地为泉则地上药物向着酸的方向转化，清冷之毒不会产生。少阴之气管理天度时则气候向着热的方向转化；在地为泉则地上药物向着苦味方向转化，寒毒之邪不毛。太阴之气管理天度时，则气候向着潮湿的方向发展，在地为家则地上药物向甘味转化，使燥毒之邪不易发生。少阳之气管理天度时，则气候向着火热的方向发展，在地为泉，则地上药物向苦味转化使寒毒之邪难以发生。阳明之气管理天度时则气候向着燥烈的方向发展，在地为泉时则地上药物向着辛味方向转化，湿毒之邪不生。太阳经司理天度时则天气向着寒冷的转化，而在地为泉时则地上药物向着咸味方向转化，热毒之邪不生。

治疗疾病的人一定要明确以上六种转化分别治理的情况，以及五味五色的产生变化、五脏所适宜的情况，如此才能谈到由于人体虚实变化导致的病变产生。凡是以自然界变化为依据的称为天之气，凡是以土地变化为依据的称为地之气。小心谨慎地等候适宜的天气变化，不要失去了治疗病变的大好时机。这样在一年的变化中有所准备，才不会错过什么重要的东西。什么叫岁物呢？就是由天地之间的精华之气积聚而产生的物质，如果不是岁物那么自然界的真气就会耗散，虽然看起来性质相同，但实际上就是有不同。药物的气味有厚有薄，药物的情性有躁有静，治疗疾病的保证数量有多有少，药物的功力也有浅有深。如果上部的邪气犯于下部，那么可用平其所胜的方法加以治疗。如果外邪侵犯于内部，那么可以用以所胜方治疗的方法。

王冰说：根据自然天气变化而变化的称为天之气；根据土地的变化而变化的称为地之气。五种毒邪都由五行之气太过变化而造成，所以五行中所胜之气不生，只有管理天度（即司天）和在地为泉（即在泉）之气产生的药物其气味才正。所以种植中药的药工如果有人能预测岁气的变化，那么根据岁气的变化收集药物才能使药物其主要的成分没有什么遗漏及忽略的地方。木、火、土、金、土五种运气变化有余，专司之气的精化充沛，所采药物才能肥浓，使用时才能使其性味气性驰正。如果五运之气不足，则使专司之气精华不充沛，药物因气味耗散，物种不纯，形状及质地虽然相同，但药力则差之很大。所以天之气侵淫于下，地之气侵犯于内时，都应以五行中的所胜之药来治疗，例如湿气侵犯于下，则以风气以胜之、酸气内胜于体内、则以辛气以胜之。

七方

岐伯说；自然界的六气有多少之分，人的形状有盛衰之分，治病时有缓急之分，方剂的组成有大小之分。又说，病变发生的部位有远与近的区别，证候有中外之分，治疗有轻重之分。治疗近处脏腑的病症应采用奇方治疗，治疗远处脏腑的病症采用偶方治疗。发汗不能用奇方，攻下不能用偶方。补益上部脏腑治疗上部病症应以缓剂治疗，症治疗下部病症可以急剂治疗。近处的疾病用奇方或偶方时，药剂宜小。远处的疾病用奇方或偶方时，药剂宜大。大则药味少而量重，少则药味多而量轻。多者可达九味，少者可至二味。用奇方病不去时，则用偶方，谓之重方。用偶方病不去时，则可与病气相同之药以反佐之，就是说寒热温凉之性，与病气相顺的意思。

王冰说：五脏位置有高下之分，六腑之气有远近，病症有表里之分，药用有轻重之分。单方使用就称为奇方，复方又称为偶方。心肺两脏为近、肝肾两脏为远，脾胃居中。大小肠膀胱女子胞胆脏等也各有远近。见设高远者可以权变灵活的采取适宜的治疗方法。方剂如果用奇剂那么药粉分两则采用偶制，方剂如果用偶剂那么药粉分两

则可采用奇制。近处脏腑的病症可以采用偶制，药物应该多量，远处部位的病症可以采用奇制，药物应该少一些。因此根据这种原则，肺病应服九份药，心病则应服七份、脾病应服五份、肝病服三份、肾病服用一份，此为用药之常制。方剂中用药与其用量过重不如宁可轻一些，与其用毒药不如宁可使用善药，与其用大方不如宁可使用小方。所以采用奇方治疗疾病，如病变不去就采用偶方治疗；采用偶方治疗疾病，如病变不去就采用与病气相同的药物反佐之，这就是采用寒热温凉之气与病气相应的意思。对于微小热病可以采用寒药折其热，对于微小的寒病可采用热药以消散其寒。对于大寒大热的疾病，则必定要与病气不同的药物进行相格抗拒。声音不同则气不相适应，气不相同则药味不相合，所以应以与病气相同的药物来反佐治疗，再使得寒热之性相互参合，使药性起始相同而导致治疗结果却不一样。

李时珍说：对于一般寒热的治疗采用正治，即随病变表现治疗疾病的疗法，即寒病热治、热病寒治的方法，而对于假热真寒或真热假寒的疾病则采用反治，即顺从病变表现治疗疾病的方法，即寒病寒治、热病热治的方法。反佐法，即所谓从治之法。指热在下部而上部有寒邪拒抗相格，那么就可在寒药中加入一些热药为反佐，药物下膈后药气已经消散，寒性随地而发而不至于使药物不能入膈。寒病在下部而上部有浮火相格拒者，则可在热药中加入一些寒药作为反佐，使药物容易下嗝。下嗝之后，寒气已经消散，药粉的热性随地而发达到治疗疾病的目的。这就是所谓寒因热用、热因寒用之治法的奥妙所在。

刘完素说：邪气流变在于发病，主病之药在于组合，制方之妙更在于人对药物的反应。方剂有七种，大方、小方、缓方、急方、奇方、偶方、复方。制方的体用在于气味。寒、热、温、凉四种气生乎自然之天；苦、辛、咸、甘、淡六种滋味成于地。所以味是有形的药物表现，气是无形的药表现。气为阳、味为阴。辛甘两种药物滋味有发散的阳性作用，酸苦两种药物滋味有涌泄的阴性作用，淡味有渗泄通利的作用也属于阳。治疗疾病时，有时发涩，有时散发，有时缓和，有时急下，有时燥湿，有时润燥，有时软坚，有时坚挺，各随脏腑辨证的不同而施药品味，因此便有了七分方制的规定。奇方、偶方、复方此为三分制。大方、小方、缓方、急方，此为四分制之方，所以人们常说：治病有缓急、制方有大小。

大方

岐伯说：君药一味、臣药二味、佐式九味，此为制方中最大的。君药一味、臣药三味、佐药五味，此为制方中之中等的。君药一味、臣药两味为制方中之最小的。岐伯又说：治疗病位较远的疾病，无论奇方偶方，均应以大剂量服用，治疗病位较远的疾病，无论是奇方、偶方均应以小剂量服用。大剂量使用时药味可少，小剂量治疗时药味可多。多的时候可用九味，而少的时候使用两味即可。

刘完素说：病在身体表面者为远，病变在内脏者为近。大小是指方制的奇偶组成法。假如小承气汤，谓胃承气汤这样的方剂属于奇方的小方；大承气汤，抵当汤，则属于奇方中的大方。这即是所谓的因为其有攻里的作用而使用该方的道理。又如桂枝汤、麻黄汤，为偶方中的小方；而葛根汤、青龙汤，则为偶方中的大方，这就是所谓的因其有发表作用为远而使用大方的缘故。所以说，发汗不能以奇方，因为发汗为远应用偶方。攻里不应以偶方，因为攻下为近应用奇方。

张从正说：大方有两种：有君一臣三佐九的大方，这是因为病变有兼证而邪气也并不单一，不可以仅凭一二味药就都能治全。也有药物分量很大而一次服完的大方，肝肾病变以及下部脏腑之病，病道远者原以大方为主治疗，就以此种大方服用。王冰王太仆曾认为五脏之中心肺最近，肾肝最远，脾胃居中。刘河间则认为体表为远，体内有近。从我的观点来看，身体半身以上有三种元气，属于天部之分。身体半身以下也有三种元气，尾于地之分。中腹部分为人部之分，以此则天、地、人三部俱分，可分远近。

小方

张从正说：小方有两种：一种是君药一味、臣药二味的小方，病变单纯，没有兼证，邪气较为专一，可以采用一到二味药物治疗它。第二种是那种药物分量轻而要求少量多次服用的小方，像心肺病变以及在膈部之上的病人应该服用它，可慢慢地细细呷服。

刘完素说：肝肾的病变远，治疗时药物多而其药气缓和、不能迅速到达人体下部，所以一定要采用大剂量而着味少的那种大方治疗，取其药力迅速，能急走下焦的气势。心肺病变距离近，如果使用那种药味少而其药势急能下走的药物治疗，自然不能使药力升发于上焦，所以一定要采用小剂量但药味多的方剂治疗，取其药力易于发散而药势能上行的功效。王冰氏所说的服药种数制度说，肺病应服九味药方，心病应服七味药方，脾病应服五味药方，肝病应服三味药方，肾病应服一味药方，这是根据五脏的周易五行生成数而推算出来的。

缓方

岐伯说：补上焦虚弱，治疗上焦病变应以缓方制约，补下焦虚弱，治疗下焦病变应以急方制约。急方则药物气味厚，缓方则药物气味薄，各随其特点使药力到达病变所在。病变所在位置远时，若使用缓方则药物功力在经过的途中就衰弱了，所以服药应当适度，不可食而过之，违背服用药物的制度。

王冰说：假如病变在肾而心气不足，服药时应用急方治疗而经过心脏，而不应该以大量的药物气味来滋服治疗心脏，否则治疗肾病的药物再上凌于心脏，心的病变就会越来越严重。其乘上下远近部位器官的治疗均同。

刘完素说：圣人治疗上焦病症而不犯下焦脏器，治疗中焦病症则上下焦病变均不

犯及。所以古人有名言道：不要诛我没有过错的对像，否则就是真正的大糊涂蛋。

王好古说：治疗上焦病变一定会妨碍到下焦脏器，治疗表证病复一定会连及体内脏器。使用黄芩治疗肺病一定会因为过于苦寒而伤及伤害脾气。用肉苁蓉治疗肾病一定会妨碍心脏，服用干姜治疗中焦病症一定会伤害上焦肺部津液，服用附子以补阳火一定会干涸阴水津液。

张从正说：缓方有五种：一种是组成中有甘甜药物，以甘以缓之为主题组成的缓方，甘草、糖、蜂蜜之类即属于此种。病在胸膈时常用此类方剂，取其甘能留恋之意。第二种是以丸剂作为缓剂的。因为丸剂比起汤散之剂来看药力要迟钝缓慢得多。第三种是属于那种方剂组成品味很多而产生缓剂效果的方剂，因为药物很多便相互出现抵消牵制，使药性不能各自任意发挥见效。第四种缓剂属于那种药性无毒而治疗和缓的缓方，这种药物组成大多数性味迟钝，功效单纯而作用和缓。第五种缓剂属于那种药物的气及味均属较为散薄的缓方，气味薄则其功能往往能补于上焦而治上疾，待其入于下焦，药力早已衰弱了。

急方

刘完素说：药物中味厚本属于阴，味薄本属于阳，所以味厚的药物大多能够下泄，而味薄的则大多能够通气。药气中厚本为阳、气薄者为阴，所以气厚的药物能够有发热作用，而气薄的药物则能够发汗。

王好古说：治疗疾病有缓急之分，缓则治其本，是治疗内病主病的方法。而治疗客病外来之病，则宜使用急方，所谓急则治其标，即是说使用急方能够迅速地治疗外来客邪为患导致的疾病。所治各种疾病，其实包括表、里、汗、下诸证、皆有应该使用缓方及急方治疗的，应该注意辨证使用。

张从正说：急方有四种：急方有四种，一种是有急病用急攻的急方，如卒然脑中风抽搐，不省人事，或关格上下不通之类的病症可用此种急方。第二种急方是指有汤击冲涤作用的各种汤散之剂，它们具有下咽后易于扩散而药力发行迅速的特点。第三种急方是那种药物具有毒性及偏副性的救急方剂，这种急方的毒偏之性能上涌病邪，下泄实种，亟夺病势。第四种急方是指那些气味俱十分浓烈药物组成的方剂，这些药物具有长驱直下，药力不减的作用。

奇方

王冰说：奇方即是单方。

张从正说：奇方有两种，一种是仅仅独用一种药物组成的奇方，病变在上部而距离较远的病症应该使用此种奇方。另一种奇方则使用的是奇数药物，由一种、三种、五种、七种、或九种等阳数组成的奇方，此类奇可用于泄下，不可用于发汗。

刘完素说：假如像小承气汤、调胃承气汤之类的方剂，是属于奇方中的小方；大

承气汤、抵当场之类的奇方属于奇方中的大方。这种奇方即是那种为攻下而设置的奇剂。桂枝、麻黄汤是偶剂中的小方，而葛根汤、青龙汤则为偶剂中的大方，这种大方是那种为那种专用发汗散邪而设置的剂型。

偶方

张从正说：偶方有三种，一种是那种由两味药物配伍组成的偶方。第二种是那种由两个古方相合而组成的偶方，古人称其为复方，这种复方应在治疗下部或病变距离较远时采用。第三种偶方是指由数目为偶数药味组成的偶方，如由两味、四味、六味、八味、十味等阴数味组成的偶方，此类方宜汗而不宜作为下泄之剂。王冰王太仆说：汗药不宜以偶剂组成，因为这样药气相互抵消则不足于外散发邪；下药不宜以奇剂组成，如果这样则药物毒性及攻下之性容易大过而产生伤害。用药之意：攻下本来很容易，所以如果以药物单味奇剂用药使药力孤单而浅微不致造成伤害；汗液有时很难出，所以用偶方配伍并行则使药力齐大易于发汗而取效。但张仲景《伤寒论》中制方的原则却有不同，如用桂枝汤发汗，反而以五种药物组成奇剂。大承气为下药，反而以四味药物的偶剂进行，这是为什么呢？难道这不是正好说明治病时必须辨证制宜、灵活地加以加减吗？

复方

岐伯说：使用奇剂治疡若不能取效，则应使用偶剂，这种剂型，就是复方。

王好古说：奇剂治疬苦疬不去再使用偶方治疗，偶方治病若病不去再使用奇方治疗，这种重复用两种的疗法称为复。复的意思就是康复的意思。所谓十次补益之后必要泄下一次，多次泄下之后必须补益一次，这都是复方。又如见伤寒病出现风脉，伤风病中出现寒脉表现，属于脉症不相应的情况，这种情况都可以复方加以治疗。

张从正说：复方有三种。第一种复方指由两种方剂、三种方剂及多个方剂相合制成的复方，如桂枝二越婢一汤、五积散之类即属于复方。第二种复方指除本方之外另外加入其他药物，如调胃承气汤加连翘、薄荷、黄芩、栀子为凉膈散散人的方即属复方，第三种复方是指组方药物分量均相互等分的复方，如胃风汤中的各种药物均是等分的，属于第三种复方。王太仆王冰把偶方看成是复方，现在七方中既有偶方又有复方，莫非偶方是指两个方子相合，复方是指数个方子相合的称谓？

刘完素说：制方的原则，要以大、小、缓、急、奇、偶、复方七方为标准，以宣、通、补、泄、轻、重、滑、涩、燥、湿十剂作为基本内容来使用，这一切都必须以药物的气味作为依据。寒、热、温、凉、四气生于自然界天气的变化；酸、苦、辛、咸、甘、淡六种滋味成于土地之中，所以味是有形的，而气是无形的。气为阳，味为阴。阳气出于上窍，阴味出于下窍。气化则精生，味化则形长，所以地之气生五味而养形体，形体不足者应温之以气；天之气生四气而养精，精不足则补之以味。辛甘两种滋

味有发散的作用，属于阳。酸苦两种滋味有涌泄的作用，属于阴。咸味有发散通泄作用，属于阴；淡味有渗泄的作用，属于阳。五味之中，辛能散，酸能收、甘能缓、苦能坚、咸能软，各随五脏的病变而制配药物的品质性味，所以方型有七种，剂型有十种。方型如果没有七种则不足以用尽方子配伍的变化；剂型如果不足十种，那么就不能用尽剂型的变化。方如果不能够对证，那么这个方就不能称之为方；剂如果不能够解除疾病，那么就不能称之为剂。这是因为太古先师们曾设下了各种原则及使用标准，后世的方士才得以凭借这种原则加以运用。药物各有其气性，因其炮制而得以使用，加以变通而分别运用于各种品剂之中，他的功用哪里是可能务尽的呢！例如有根据药物性味而使用的，有根据其五行中之所胜而进行制约的，有性气相同功用相求的，有气性相克而相互制约的，有因为有余而补不足的，有根据药气相感而以意用药的，有药物气质相同而性味不同者，有药名不同而其实相同者，所以蛇的性性上蹿而可作为引药，蝉的性情外脱而善于退除眼翳，虻以其性情善饮血而可治疗血病，鼠善于穿洞而临床则用以治下漏，这就是所谓根据药物的性味而使用药物。弩弓之牙能够用以催产，这是因为弩弓能够机发箭羽而不致脱落，杵糠能够用以攻下噎膈，这是因为杵棒有筑下的作用。这就是所谓的根据药物的作用而使用药物。浮萍性情轻飘而不沉于水中，因此可以用来醒酒，独活生长在地上时风吹而不动摇，因此可以用来治疗风症，这是所谓根据其五行事物的所胜规律而进行制约。麻为木谷类植物可以用来治疗风症；豆为水谷类植物而可以用来治疗水病，这是所谓气性相同而同类相求而用药。

十剂

徐之才曾经说：药物的功效有宣、通、补、泄、轻、重、涩、滑、燥、湿十种，这是用药处方的大体原则，但《神农本草经》中没有谈到，其后先哲也未述及。因此凡用药者，务必要详细审视药物的功用，这样才不会出现什么遗漏。

宣剂

徐之才说，“宣”可以去除壅塞郁滞之气，如生姜、橘皮之类。

李杲说：外感六淫之邪（即风、寒、暑、湿、燥、火）从表部欲传入里部时，由于三阴经络实而不受邪，致使邪气逆于胸中，使天分部（即上部）气分窒塞而不通，而导致有的上哕或呕吐，这就是所谓的壅塞病症。什么叫三阴呢？足三阴即足太阴，即为脾经。所以一定要配合像姜、橘皮、藿香、半夏之类的破气之药来泻除壅塞病症。张从正说：一般的俗人把宣剂当作泻剂，又把宣剂当作通剂，殊不知在十剂之中已经有了泻剂及通剂。张仲景说：春天的病变部位在头，应采取的方法是吐法，这种宣剂即是涌剂。《黄帝内经》说：病变位置较高的可以采用借其高而涌越使病邪外去的治法。木性以条达为主，所以肝经木气郁结可以采用舒畅条达的方法。宣的意思即升高而上举的意思，所以古代君王召见臣子就称为宣。凡是各种风病及中风病人，胸中有各种实邪郁结，如痰饮寒气郁结，胸中有热邪郁滞，气能上而不能下，经久则咳嗽喘哮胀满，水肿疾病由此而产生。这是除宣剂之外没有其他剂型不能治愈的。吐法之中又有汗法，如用引涎丹追泪嚏鼻等，凡上行之类的疗法，都可称为吐法。

刘完素说：抑郁不散称为壅，一定要以宣剂来驱散它，如身体痞满不通的病症即属此类。如果需要攻除里积，那么可以宣除上积，泄通下利，涌剂可以采用爪蒂、栀子之类。发汗通表原理也相同。

王好古说：《黄帝内经》中称有五郁；木郁可以用通达的方法，火郁可能用发泄的方法，土郁可以用夺其壅塞的方法，金郁可以用泄通的方法，水郁可以用直接拆除的方法，这都可称之为宣法。

雷敩说：宣，古代公布天下制度称为宣朗，君主召见臣子称为宣唤，臣子遵奉君王所宣布的意旨，这都是宣的意义。

李时珍说，壅，是塞的同义词；宣，即敷布、散发的意思。主治郁塞之病，气机不升不降，上下不通，导致传化失常的病变。也可以主治：郁久病机不通生病，或者病变日久生郁，一定要以药物宣发敷布散汤，就像承接上来之流瀑，宣化水雾之气，不单单只是以气上涌之，使之浮越的意思。

所以气郁有余的病症，则可用香附、抚芎之属以开宣导之，气郁不足之病则以补中益气汤以运化之。

火郁的轻微病症，可以山栀、青黛两药散发清之，严重者则以升阳解肌散（李东垣方）发散解泄之。

湿郁的轻微病症，可以用苍术，白芷之类药物以燥湿，严重的病症，可以采用祛风之药以胜湿，所谓木胜土，风胜湿就是此意。

痰郁的轻微病症，可以用南星、橘皮之届类药物以化痰去郁。痰郁严重者可用瓜蒂、黎芦之类的药物以涌呕截病去邪。

血郁的轻微病症可以桃仁、红花之类的药物以行气活血，严重者可以采用呕吐，或者下利的治疗方法以逐除病邪。

食郁的轻微病症可以用山楂、神曲等药以消食除积，严重的食郁可以使用中药涌吐或下利以祛除病邪，这些都是宣剂的内容。

通剂

徐之才说：通剂可以去滞，例如通草、防己之类即为通剂。

刘完素说：滞留而不行走，所以一定要采用通行的方法以行之，例如水肿病中的痰游之 证顽固而不能消减，可以采用木通、防己之类的药物攻下其内积，使滞留之邪行走，如滑石、茯苓、芫花、甘遂、大戟、牵牛之类的药物即属此类。

张从正说：通的意思即使之流通。大小便不通，可以木通、海金砂、琥珀、大黄

之类药 物通其两便。如果气身关节患有痹证，引起疼痛抑郁不通，经脉隧道不畅，也可以采用通法治疗。

李时珍说：滞，为留滞的意思。湿热之邪如果滞留于气分，而发展成为痛痹、小便癃闭不通等证，可以使用淡味渗透之药上助肺气下降，以通其小便，而泄除气中之邪气，例如木通、猪苓之类药物即可。湿热之邪如果留于血分，则发为痹痛、肿胀、流注、二便不通等病症，宜用苦寒之药引湿热下行，通其前后而泄血中之滞，防己之类的药物即属此类。《黄帝内经》中说“味薄者通”，即气味薄透的药物功效往有通利气机的作用，所以淡味的药物常被称作通剂。

补剂

徐之才说：补可去弱，人参、羊肉即属此类药物。

李杲说：人参性温味甘，能补气虚之证。羊肉甘热，能补血虚。羊肉补形，人参补气。凡是气味与上两味药相同的药物都有类似的补益作用。

张从正说：五脏之腑各有其补法及泻法，以五味药物各能归经补其脏腑，虚证又有多种，有表虚、里虚、上虚、下虚、阴虚、阳虚、气虚、血虚。《黄帝内经》中说：精血不足者，可以药物的五味来补之。形体不足者，可以以温、热、寒、凉四气来补之。五谷、五羹、五果、五肉这些都是对身体的补养之物。

李时珍说：《黄帝内经》中说：不足者补之。又说，虚则补其母，这是从五行相生的角度来说的。生姜的辛补肝，炒盐的咸补心，甘草的甘补脾，五味子的酸补肺，黄柏的苦补胃，此乃五行补泻之原则。又如茯神宁心安神能补心气，生地黄甘平滋阴能补心血；人参甘温运气能补脾气；白芍药酸甘化阴能补脾血；黄芪甘平能滋补肺气，阿胶滋阴善补肺血；杜仲温补可益肾气，熟地黄甘润能补肾血；川芎甘温能温补肝气，当归甘温能补肝血，这些都是常说的补剂，不光是人参，羊肉这些补品。

泄剂

徐之才说：泄可去闭，例如葶苈、大黄等药物即属此类。

李杲说：葶苈子这味中药性味苦寒，其药性气味俱厚，其胶盐的作用及药势不下于大黄，能泄肺中之闭证，又能通泄于大肠一经。大黄的作用是走而不守，能泄除淤血闭阻在肠胃的渣秽之物。第一方面能泄通气闭，利小便，第二方面能泄通血闭，利大便。凡是药物中与此两味药物气味相同者均有泄下作用。

张从正说：实证就应该采用泻下的方法，各种疼痛的病症属于实证，疼痛的程度随着通利的进行而逐渐减轻。如芒硝、大黄、牵牛、甘遂、巴豆之属都是属于泻剂的一种。它们的催生下乳、磨积逐水、破经泄气的作用，凡是各种下行作用，都属于下法的范围。

李时珍说：徐之才所谓泄肠去闭，应为泻可去实，闭应为实之误。《黄帝内经》

说：实者泻之，实则泻其子，因此五脏皆可以五味中药泻之，不光是指葶苈，大黄等泻药。如肝实证可以芍药之酸性以泻之，心实证可以甘草之甘性以泻之，脾实证可以黄连之苦以泻之，肺实证可以石膏之辛味以泻之，肾实证可以泽泻的咸味泻之。

轻剂

徐之才说，轻可以去实，麻黄、葛根之类药物即属此类。

张从正说：风寒之邪气首先侵犯于皮肤之间，导致头痛身热，可以采用解表的方法。《黄帝内经》中说：根据药物的质轻而可采取物之的疗法。如痈疽、疮疡、疥疮、痤疮此类的表证都应采取解表的方法。以发汗法进行泄除以熏洗法驱除毒邪，这都是轻剂（即《黄帝内经》所说的"因其轻而扬之"的轻剂）。除此之外，凡是熏炙、熨烙针刺砭射之法，以及导引按摩这些疗法都属于汗法的范围。

李时珍说：徐之才所说"轻可去实"中"轻"应改为"闭"，即轻可去闭。闭证各有不同，有表闭、里闭诸证，又有上闭下闭之分。表闭证者，指风寒伤及阳气，使肌肤腠里闭密，阳气怫郁，不能外出，而为发热、恶寒、头痛，脊强诸疮，宜用轻扬辛温之剂发其汗，使表证自解。

里闭证，是指火热之邪郁抑在里，不能外泄，津液不行，皮肤干闭而受为为肌热、烦热、头痛、目肿，昏不识人的病症。也可表现为疮疡诸病，此类病变均应采用轻扬发散之剂解其肌热，使火邪自散。

上闭证有两种：一是指外寒内热，导致上焦气闭，发为咽喉闭痈的病症，应该使用辛凉辛凉之剂以扬散表邪，使闭证自开。另一种上闭证表现为饮食寒冷，使阳气抑遏在下，不能上达，发为肠膈痞满闭塞之证，故应扬其清气而抑其浊邪，使痞证自然好转。

下闭证也有两种：一为阳气膈下病症，表现为发作时里急后重，一日数次至厕所而不大便，治疗时应升其阳而使大便自畅，这就是所谓下者举之的办法。另一种下闭证则表现为燥热之气伤肺，金气愤郁不舒，使窍闭于上，而膀胱气闭于下，致使小便不利的病症。这一类病症可以升麻之类的有升提作用的中药探吐治疗，使邪自上出，上窍通利，则小便自利，这就是所谓："病在下而取之上"的治病之法。

重剂

徐之才说，重的东西可以去除怯弱病症。例如磁石、铁粉之类中药即属于此。

张从正说：重是什么意思呢？重即重镇有一种下沉猛追的气势的意义。神情胆怯那么神气就会浮现出来，就像丧失了主持精神的根本一样。但惊悸则气上，朱砂、水银、沉香、黄丹、寒水石之类的药物，都属于体质很重的药物，可以用来治疗。又有久病咳嗽、痰涎上涌于口，形体消瘦不可以采用攻下疗法的疾病，可以用重剂来重镇追击。《黄帝内经》中说：全身及疾病上邪来势沉重者，可以采用消减的方法，最可贵

之处，即在于应该逐渐地分步地削减它。

李时珍说：重剂一共有四种，有惊则气机紊乱而导致魂气飞扬，好像神志失去了固守一样的病症；有遭怒气发则使气机上逆，而导致肝火激烈上行，病变表现为狂乱而善怒者，此两类病症都可使用铁粉、雄黄之类的药物以重镇平肝。第三种为神不守舍，而多惊健忘，神志迷惑而不宁者，应该采用朱砂，紫石英之类药物以镇静安神；第四种为人在受恐吓后气机下陷，导致精神情志失去固守，表现为总觉有人将来捕捉自己的那种畏惧害怕情绪，应该使用磁石、沉香之类药物安其肾气。这大概是因为重镇之剂能够重压浮越之虚火又能坠下痰涎所致，不仅仅限于治胆怯之类的病症而已。所以说，各种风症出现四肢颤动抽搐、头目晕眩及惊悸、癫痫、痰多、咳嗽哮喘之病，吐逆不止及反胃呃逆之病，都是由浮火痰涎为害所致，都应该使用重镇之剂以重坠镇压治疗。

滑剂

徐之才说：滑可以去除滞着不通之病，如冬葵子、榆白皮之类药即属此类。

刘完素说：涩能使气滞着而不行，一定用滑剂以通利它。滑物能够滋养孔窍，所以有润滑通利的作用。

张从正说：大便燥结，应该采用麻子仁、郁李仁之类。小便淋沥的病症，应该使用冬葵子、滑石加以治疗。治前后阴大小便不通，这种病症称为三焦约。约是什么意思呢？约就是约来的意思。应该先以滑剂调养它的干燥，然后再攻下它。

李时珍说：什么是“着”呢？有形之邪，如大小两便、女人浊带、痰涎流饮、胞胎瘀常、痈肿疽疖留着于经络脏腑之间，此称为“着”。对此类药物都应使用“滑药”以引去其留着之物。这种“滑药”与一般所说的木通、猪苓等药通以去滞功效有类似的地方，但又很不相同。这是因为木通、猪苓为淡泄的药物，祛除的是湿热无形之邪气，而葵子、榆皮、甘草、滑石之类药物则去除的是湿热有形之邪气，所以前者称为“滞”，乃无形而言，后者称为“着”乃有形而言。具体运用：

大便涩者，菠薐、牵牛之类药物可以运用；

小便涩者，车前、榆皮之类药物可以运用；

精窍瘀涩病症的人，黄柏、葵花之类可用；

胞胎不下，产道干涩者，黄葵子、王不留行类药物可以运用。

如果要引体内痰涎从小便而去，那么半夏、茯苓之类药物可以运用。

如果要引疮毒之邪自小便而去，那么五叶藤、萱草根之类药物可以运用，以上诸类药物都是我们通常所说的“滑剂”。

半夏、南星气味均为辛气而其分泌的药汁性都是滑腻的，有泄除湿气，通利大便的功效，这是因为辛能润，能走经络之气，能化利痰液，有的人认为此两种中药为燥烈之品，实在是错误啊。湿气去则显土气燥，并非是指南星、半夏两种药物性质干燥啊。

涩剂

徐之才说：涩可以去脱，治疗各类脱证，如牡蛎、龙骨之类药物属于此类。

刘完素说：滑则气脱，如用开肠洞泄、大便、小便等失遗之类的病症，非涩剂不能收效。

张从正说：夜间盗汗不止，可以麻黄根、防风收涩。如果大便滑泄不止，可以白豆蔻、枯矾、木贼、罂粟壳进行收涩。治疗哮喘咳嗽上逆，可以乌梅、诃子进行收涩治疗。凡是酸味药物都有收涩的作用，这是因为酸能收涩。然而这种收涩应该先攻其根本，然后再行收涩即可收效。

李时珍说：脱者，气脱（指亡阳、泻痢，大小便失禁、亡津等病症引起的短气绝息，面色皖白、少气乏力证）、血脱（指流血不止、崩下、亡血等病症引起的脉微欲绝，面色苍白、怔忡心悸病症）、精脱（指由于滑精、遗精引起的健忘、腰膝酸软、头晕目眩病症），神脱（指是各种脱阳、脱阴引起的神志恍惚，不能识人病症），除神脱之外，其他各种脱证均可以用涩剂治疗。脱则散而不收，所以酸涩温平的药物，可收敛气机，使其不致耗散过度。汗出亡阳，精滑不禁、泻痢不止、大便不能成形、小便遗沥而不能自制、久咳亡津，诸如此类都是气脱的表现；下血不已，子宫大出血、大出血不止都是血脱的表现。牡蛎、龙骨、海螵蛸、五倍子、五味子、乌梅、榴皮、诃黎勒、罂粟壳、莲房、棕灰、赤石脂、麻黄根之类药物都属于涩药。气脱时除用涩药外，还可兼用气药，血脱者除用血药者还可兼用气药和涩药，这是因为气为血之帅，气行则血行，气能摄血的缘故。但脱阳者神志昏厥如见鬼怪，脱阴者目肮无所见，如同瞎了一样，这都属于神脱的范围，非一般涩药所能收效。

燥剂

徐之才说：燥可以去湿，桑白皮、赤小豆之类药物即属此类。

刘完素说：湿气过胜时，常出现脾湿肿满病症，一定要以燥剂进行治疗，可用桑皮之类的药物。如果湿气胜于上部，那么就可以苦味药物探吐，或是以药物进行淡渗治疗。

张从正说：寒冷病症积久不愈，或呕吐、下利腥秽，其呕吐出的水液及大小便出的水液都是清澈清冷的，这样大寒的病症，应该以干姜、附子、胡椒等类药物以干燥之。若患的是湿气病，那么白术、陈皮、木香、苍术之类的药物可以用来祛除湿气，这也是燥剂的一种。而黄连、黄柏、栀子、大黄，这些药物味道都是苦的，苦属火，都能燥湿，这就是《黄帝内经》的本旨，哪里能仅以干姜、附子之类药物作为燥剂呢？

王好古说：湿气病各有不同，有的在上部、有的在中部、有的在下部、有的在经络、有的在皮肤、有的在里部。

李时珍说：湿有外感，有内伤两种。外感之湿，多由于雨露及瘴雾所致，地气水湿侵袭于皮肉筋骨经络之间则为外湿；内伤之湿，多由于饮水过度或饮酒食过度，或脾气虚弱、肾气强所导致水饮内停，发为外湿，不可一概可论。所以风药可以胜湿，燥药可以除湿，淡药可以渗湿，这是从药物性质来说的。从药物的功效来看，利小便可以引湿自小便而出，通大便可以逐湿从大便而去，吐痰涎可以从口中将痰湿吐出去。湿证兼有热证，可兼用苦寒之剂燥之；湿证兼有寒证者，可兼用辛热之剂燥之，不只是指桑白皮、赤小豆之类的燥剂。湿去则燥生，所以称之为燥剂。

湿剂

徐之才说：湿可去枯，白石英、紫石英之类的药物即属此类。

张从正说：湿的意思即是润湿。湿虽然与滑相类似，但两者仍稍稍有所不同。《黄帝内经》说，辛能润燥，为什么呢？这是因为辛能激发元气，能蒸化津液。盐消这味药物虽然口味较咸，但仍属真阴之水，入于肾经，这确实是濡润干枯的最好药物。人有时会患有枯涩皴揭的病症，这不仅仅是只有肺经才会出现的病症，大概是由于火邪乘金的结果。所以像像这样的燥证非湿剂不能治愈。

刘完素说：津液耗散称为枯证。五脏气血痿弱，营卫之气枯涩而不流动，像这样的病症只有用湿剂才能润泽它。

王好古说：枯证各有不同，有因为气不足而产生的枯证，有因为血不足而产生的枯证。

李时珍说：湿可去枯，指湿剂可作为润燥之剂。“枯”的本意即是燥的意思。秋令为阳明燥金之气当令，风热侵袭肌肤，风热怫郁过甚，不能发于外，则血液枯涸而发为燥病。上燥则表现为口渴，下燥则表现为大便秘结，筋脉燥则表现为筋骨僵硬，皮肤干燥则表现为皮肤皴揭，肌肉干燥则表现开裂，骨骼干燥表现为关节干枯，肺脏燥热则表现为肺痿、肾脏干燥表现为消渴病症。所以像麻子仁、阿胶之类的膏润药品都属于润剂的范围。润剂中还有，养血药如当归、地黄之类药物，生津药物如麦门冬、栝蒌根之类药物。益精药物如肉苁蓉、枸杞之类药物都属此类。一般人若只是将石英作为润药那就大错特错了。这是因为古人一直错误地将服石作滋补剂服用导致偏见缘故。有因药物的气性相克而制约用药的，有药气性有余而可补益各种不足病症的，有药性之气味相感而以意会用药者，有药物的质地相同而性情不同者，有药物名称不同而实质相同者，所以蛇的药性是上蹿因而用来作为药引，蝉的药性是外脱的因而用来作为退翳之药，虻虫的本性是吸血因而可用来作为治疗血证的药物。鼠的本性是善于穿洞因而常用来治疗各种下漏的病症。这就所说的根据药物的本性来使用药物。强弩的板牙可以用来催产，这是因为它能够引动千百斤力量的弓而不发生脱落；杵糠为什么能治疗噎膈的病症，这是因为木杵有筑下的作用。这就是所谓的根据药物的用处而运用药物治疗；浮萍不沉于水，所以可以用来醒酒；独活在风中其根苗不动，所以可

以用来治疗各种中风病症。这即所谓根据药物的所胜的性质来制约疾病的用药方法。天麻，属于木谷类，固风属木，所以可以用来治疗风症。大豆，属于水谷类，因为水肿为水所患，而大豆本身就属于水，所以可以用来治疗水肿。这就是所谓的根据药物同气相求的原理治疗疾病。牛属于在土地上饲养的牲畜，因土能克水，所以牛乳可以用来治疗各种表现为口渴的疾病；而猪是可以在水中饲养的牲畜，因为水能克火，心属于火，所以猪心可以用来治疗各种神情恍惚的病症。这就是所谓的根据药物的性质相克相互制约来治疗疾病的道理。熊肉可以用来治疗各种身体羸瘦的病症，兔肝用来治疗视力不清的病症，这就是所谓根据药物的有余其气补益治疗各种不足病症的道理。鲤鱼可以用来治疗水肿，鸭鹜可以用来利水，这是因为它们都经常生活在水中，同气相感则可以根据取类比像的意会来运用药物。蜂蜜是由蜜蜂酿造的，但蜜性温而蜂性寒，油是由油麻所产的，但油麻性情温而油之性寒冷，这是所谓的同质而性不同的缘故。蘼芜是生于芎䓖之上的，蓬蘽又是生长于覆盆之上的，这是所谓的名称不同而实质相同的缘故。所以说像这样的情况，不胜枚举。因此人们常说天地间万物虽然自然界赋予它的形态不同，但都不外乎阴阳两种，其形态色泽都是天生自然，皆为其固有的法像。如毛羽之类的药物，是生于阳而属于阴，而鳞甲之类的药物，是生于阴而属于阳的。空青这味药物，是属于木的，因为它色青而主于肝；丹砂这味药物，是属于火的，因为它颜色赤而能主于心；云母这味药物，是属于金的，因为它颜色为白而能主于肺；磁石这味药物，是属于水的，因为它颜色黑而能主于肾；黄石脂这种药物，是属于土的，因为它颜色为黄而能主于脾。所以说自然界万物如果根据阴阳五行学说去触类长之，就没有不包含自然变化的道理的。所以说想要作为医生的人，应该上知天文，下知地理，中知人事，天、地、人三者俱为明了应可广泛融通才能与人们谈论治疗疾病的方法。如果不是这样的话，那么就像瞎子走路或在黑夜里行走无论走到那里，稍不留意都会导致灭顶之灾，要想使这种人治病有疗效，那是听也没听说过的。

雷敩的《炮炙论》中有一篇序言上说：像今天的人们使用药物治病，哪里知道什么君臣佐使类的原则；等到知道有君臣佐使之类的剂型却宁愿一知半解。例如使用柀毛（即现在的盐草）沾小便能够立即消除各种淤斑肿毒，但沾胆汁挥动时却粘贴难调，到这时才知道药物使用各有不同。又如鲑鱼如果插在树干上，不一会儿便会枯干，而用狗胆汁灌之，却能使它立即恢复到过去荣盛繁荣的状态。无名异这种药物形态很像是玉，但翻过来看却又像是石炭只是味道有差别，用它止痛，截去手指这样严重的伤害只能感觉到像去指甲毛这样轻微的疼痛。又如圣石这种药物能够开启盲人的视力，若用它去作明目药使用，那感觉就好像使天空上的云彩散尽而独留下太阳一样明朗清晰。当归这种药物能够止血又能够破除淤血，但它的头部及尾部的效果却完全不同，头部能用来止血效果好，而当归尾则治血效果好，可用来破血消肿。又如莼子这味药物生用与熟用大有讲究，熟用则能催眠，使人足睡；而生用则能兴奋，使人彻夜不眠。又弊箅这种药物，（如经常使用的甑中箅能够淡却食盐的滋味）如遇到酒剂便显出沾交

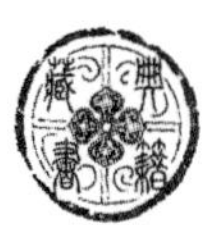

之性，现在蜜枳之类的果木缴枝多用此法。铁器如遇到神砂之类，便变得像泥那样柔软，似粉末那样细弱。石器如果经遇鹤粪，便会化作尘土飞扬。柀毛（今作盐草）见到橘类，其花色如脑髓。断残的弓弦、折伤的剑刃，若以鸾鸟之血炼成胶状，粘贴折处，则可使之完好如初，永不断裂。海面干竭，江面水枯，如果投入燕子使能立即水涌泛波。要想让铅器能够经火锻炼而不化，则须仗借修天（即现在所说的补天石）。如果要使铅器形体坚强，哪里能够忘却紫背天葵这种妙药呢？紫背天葵又常被称为葵菜，但只取那种背面紫色正面色青的品种，有坚强铅器形状的作用。要想留住鼎中砒霜之毒，须要完全依赖粽心草这种药物。粽心草，现在又称为石竹，不是那种经常食用的粽心草。这种草生长于歙州一带，生长的地方多有虫兽出没。雌黄这种药物要想有耐火之性，须要有芹花这味药物。芹花这种草又名立起，它的形状好像芍药，花名青，可以长到三尺以上，叶上有黄斑色，其味苦涩者可以入作药用。以这种药物煮雌黄一药即能经耐火性。硇砂若遇到赤须草，则能永留于金鼎之中。赤须草，现在称为虎须草，用它来煮硇砂能够生化火焰，如此则硇砂融化于金鼎之中。要想看到水中生火的奇观，只有采用猾这种兽的骨髓才行。海中有一种怪兽称为猾，将它的骨髓投入于油中，这种油性能粘水，水中则有火生，这种火不能以水救之，只有采用酒喷的方法才能制止。不要在屋底下灭火。要想使人多年不长的牙齿复生，只有使用雄鼠的骨末才能做到。那些长年落牙不长的人可以采用雄鼠的脊骨研成末，揩擦于折牙之处，齿便立即复生好像没有脱落一样。治疗各种须发眉毛堕落的病症，涂抹半夏便能立即复生。方法是以生半夏的茎杵绞汁，取涎汁涂于眉须脱落处则能立即复生。治疗那种眼睛斜视而歪睨人者，采用五加皮则能够立即纠正。五加皮的叶有雄雌之别，三叶者为雄，五叶者为雌，要用时必须采用五叶者研作末浸于酒中饮用，那么斜眼的毛病即能纠正。

如果脚跟处生有肉刺，那么采用莨菪一药的根系于裤口上的边带上，则能够使之永不疼痛。如果阴囊皱绉增多而同时出现夜尿频频，则只有夜煎竹木才能取效。竹木，即萆薢一药。若是小便多者，可在夜晚煎煮萆薢一株取汤服用，可以永远根除这一毛病。治疗身体痰饮而腹中大如鼓者，可以完全依赖颅鹚一药而取效。具体方法是，对于腹大如鼓的病人，采取米汤调鸬鹚末服用，可以使腹水立即消除而见效。对于妇女各种月经期已过而仍然流血不止的病症，可以采用饮调瓜子的方法治疗。方法是以甜瓜子的仁捣烂作为末，去油后，以米汤调饮服下，这样方法能够立即见效。治疗咳逆不止，反复发作的病症，可以采用饮酒调服熟天雄的方法。具体的做法是：以天雄一枚开水泡熟后，以黄酒调服天雄一钱服用，立即能收到止喘平逆的效果。治疗遍体疹子的风症，可以采用冷调生侧子的方法。附子生长时旁生的侧子称为生侧子，使用时以侧子研末以冷酒服用，可以立即治愈此病。治疗各种肠中虚弱泻痢的病症，必须借用革零的功效。革零，即五倍子。治疗时以五倍子作药末研细，以开水冲下服用，可以立即治愈此种疾病。治疗各种久久渴饮，心中烦热的病症，应该投以竹沥汤治疗。治疗各种腹中包块固定不移的病症，可以完全依赖消硇的功效。消、硇，即硇砂、滑石二味药物。使用时可在乳钵中研细作为粉末，一同煅烧后，以酒汁服用，有神奇的效果。若要使不想饮食的人增加饮食纳入，就必须煎饮芦、朴之类药物。芦为芦根，朴为厚朴。具体治疗是：对于饮食不下并不能饮酒的病人，可以煎蒸逆水芦根及厚朴二味药为汤服用。若欲要强筋骨、健体魄，须要服用苁、鳝两味。苁，即肉苁蓉，鳝即鳝鱼，以此两味研为末，以黄精汁冲两味丸药服用，可以使人的精力倍于常人。这种记载见于《乾宁记》之中。若要使人容颜永驻而不老延年，可以采用黄精煮蒸神锦的方法。黄精自然汁拌经过细研的神锦一药，置于柳木甑中蒸上七日之后，再以木蜜丸服用，可使人的颜貌如幼女一样年轻。要想知道人体脏腑疾病的所在部位，可以采用口点阴胶的办法。口点阴胶的方法是：取甑中的气垢，含少量于口中，可以知道脏腑的病气所起，直到疾病所处，以痛疼为度便可以采取用药法治疗。治疗产后肌肤浮肿，可以采用以黄酒送服甘皮的方法。治疗各种口疮舌烂的上火病症，可采用根黄涂酥炙作成细末，含于口中，可使口舌疮立愈。治疗各种头脑部疼痛欲死的病症，可采用以消石一药研作细末纳于鼻中的治法，可以立愈治愈各种头痛病症。治疗各种心部疼痛欲死的病症可以立即采用延胡索这种药研细作散，以酒服用后立即取效。像这样上百味的主治功效，都是药物功用的极好例证。有人如果没有明白如上的道理，错误地运用医理，即使是到处遍寻古圣人之法，也难以穷尽其中的精微之处。这里简略陈述药饵的功能，并不是要淹没古代仙人的重要养生法术，其中制药、炮制、熬药、煮药、炙药，能不记住其中的时节年月吗？所以要审视药物运用的根由，必须要阅读我的下集内容。我本人不自量力，自量短浅之见，照实记录炮制、熬药、煮药、炙制等内容，并详列各类制药之方，分为上、中、下三卷，有三百多种，具体都陈列于后，可供参考。

气味阴阳

《阴阳应像大论》说：自然界之中积累了阳气而成为天，积累阴气而成为地。阴气静而阳气燥，阳生则阴长，阳气肃杀则阴精收藏。阳能化气，阴能成形。阳的表现为气，阴的表现为五味。五味最终要归结于形，而形体的表现形式则为气，气的变化最终化生阴精，阴精又可进一步化生成精微元气。

阴精是化生元气的物质基础而形体的成长又依靠摄入的五味来补充营养，五味通过人体化生成为阴精，元气得到充实便可使形体变得更加强盛。所以我们常说，五味不调则伤害形体，元气不调则伤害阴精，但阴精又可转化为元气，因此元气不调也同样可以由于五味不调所引起。阴精五味多由下窍排出，而阳气则由上窍排出。清新的阳气发自于皮肤腠理，而混浊的阴精则流走五脏；清新之阳气能充实于四肢之中，而混浊的阴精则散归于六腑。五味中厚重者可为阴、薄轻者为阴中之阳；气性中厚者为阳、薄者为阳中之阴。味厚则有泄下的作用，而味厚则能通利；气薄则有发泄的作用，

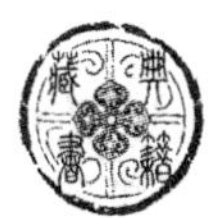

气厚者则有发热的作用。辛甘两种滋味能够发散所以属阳，酸苦两味滋味有通泄的作用，所以属阴，淡味有渗泄的作用也属于阳。咸味也有涌泄的作用所以也属阴。以上六种滋味或者收敛、或者缓急、或者急下、或者润燥或者燥湿、或者软坚、或者坚涩，皆可以根据其药物的特点加以利用治疗，调和阴阳之气使之达到平衡。

刘完素说：人体的清气中之清者发于腠理之间，清气中之浊者充实于四肢关节之中。人体中的浊气中之浊者归藏于六腑之中，浊气中之清者流走于五脏之间。大黄味厚，为阴中之阴。茯苓气薄，为阳中之阴，所以有利小便的功效，能入于手太阳经，其作用离不开阳经之体；麻黄味薄，为阴中之阳，所以有发汗的作用，能入于太阴经，其作用离不开阴经之体。凡是同气的药物必定有不同的味，而同味的药物又必定有不同的气，气味厚薄都各不相同，所以药物的性用不是相同的。

李时珍说：滋味中的薄者有通利的作用，如酸味、苦味、咸味、平味就属于此类。滋味中的厚者则有泄下的作用，如咸味、苦味、酸味、寒气就属于这一类。气性中厚者有发热的作用，如辛、甘、温、热诸气即属于此类。气性中薄者有渗泄的作用，如甘、淡、平、凉即属于此类。什么叫渗呢？渗就是发小汗，泄就是利小便。

寇宗奭说：自然界天地界限分明，风、寒、湿、燥、火五味化生了万物。五气的分季定位变化便产生了酸、苦、甘、辛、咸五味，所以说化生万物的是五气，而形成形体的却是五味。五行之中以奇数化生者则成数为偶，以偶数化生者则成数于奇。寒气坚，所以治疗寒证的药物要使用味软者；热气软，所以治疗热证的药物要使用味坚者；风气散，所以治疗风症时可以使用有收敛作用者。燥气收，所以治疗燥证时可以使用有发散作用的药物。土为冲气所生，冲气之生则无所不和，所以甘味有和缓的作用。药物气性坚强则人体就会变得强壮，所以苦味的药物可以养人体元气。脉搏如果软韧那么就表明五脏气血和协，所以咸味的药物可以用来养血脉。筋骨收缩则身体强健，所以酸味可以用来养骨骼。筋肉散纵则肢体不挛缩，所以辛味药物可以濡养筋肉。肌肉缓和则不臃肿，所以甘味药物可以养肌肉。若疾病需要，对于使用过坚涩药物的病症可以在其后再使用软坚药物，对于曾使用过收敛药物收效的病症也可以在其后再使用发散的药物。若要缓急当然可用甘味药，而若不欲缓急也可不用。使用五味药物不可太过，太过亦能导致病症。古代养生治病者，一定要精通五味药物理论，否则要想治愈他人或自己的疾病可能性是极少的。

李杲说：药物有寒、热、温、凉四气，辛、甘、淡、酸、苦、咸六味。升、降、浮、沉各种药物的相互作用以及厚、薄、阴、阳各有不同。一种药物之内，四气五味均俱备。药理及药性的内容也必不能缺少，有的药物气性相同而五味不同，有的药物五味相同而气性不同。药物的气性就像自然界的天一样，温热的气性属于天之阳，寒冷的气性属于天之阴。天有阴、阳、风、寒、暑、湿、燥、火，三阴、三阳之气向上奉养天之精微。而药物的五味就像自然界的地一样，酸、苦、咸三种滋味为地之阴，地有阴、阳、金、木、水、火、土，变化的形式有生、长、化、收、藏以适应它。气味中之薄的那部分能够轻清上升而成于天像，这些属于天之阴阳的成分都有亲上的作用。气味中重浊的部分能够下沉而成形，这些属于地之阴阳的部分都有亲下的作用。

王好古说：本草的味道有五种，气的性质可分为四类，然而每一种味道都可能有四种气性的表现；例如辛味药物中石膏是属于辛寒的，桂附是属于辛热的，半夏是属于性温的，薄荷是属于辛凉的。气有上升的本性所以属于天，温热的天气变化属于天之阳，寒凉的天气变化属于天之阴，这是因为属于阳的事物有上升的本性，属于阴的事物有下降的本性。味有生长收藏的本性属于地，辛、甘、淡三种味道属于地之阳，酸、苦、咸三种味道属于地之阴；这是因为属于阳的五味药物有上浮的作用，属于阴的五味药物有沉降的作用。药物的使用，有的利用的是药物的气性，有的利用的是药物的味道，有的是药物气与味同时使用，这其中又有先使用药气而后使用药味的，有先使用药味而后使用药气的。有的一种药物有一种滋味，有的一种药物有三种滋味，有的一种药物有一种气性，有的一种药物有两种气性。有的药物生用与熟用气味均有不同，有的药物根部及苗部气味即有差别，有的药物温性过重而成热药，有的药物凉性过重而成寒药，也有的药物寒热之性各占一半而成温药，有的药热性多，寒性少，寒药而不显出寒性，有的寒性多，热性少，热药而不显出热性，不可以一概而用。有的药物寒热各占一半左右，白天服用那么药物从热之属性而有升浮的作用，夜间则从寒之属性而有沉降的作用。有的药物晴天则药从热化，阴天则药从寒化，变化各不一致。何况春、夏、秋、冬四季不同，风、寒、暑、湿、燥、火六位又有差异，所以使用时哪里能够掉以轻心呢？

《黄帝内经·素问·六节脏像论》中说：自然界中天供养给人的是风、寒、湿、燥、火五种自然气候，而地供给人们的是酸、苦、甘、辛、咸五种不同味道。五气入于鼻中，藏布于人体的心肺部，上达面部使人的颜色明润，声音洪亮。五味入于口中，藏布于肠胃之中，滋味的营养有所贮藏，可以供养血气，气血如果调和化生，津液相辅相成，人体的生命活动才能维持。又说：形体出现虚冷不足的病人，应该用药物进行温养以助其元气，精血不足的病人可以利用五味进行滋补化生。

王冰说：五气是什么呢？臊气是从肝脏化生出来的，焦气是从心脏化生出来的，香气是从脾脏化生出来的，腥气是从肺脏化生出来的，腐气是从肾脏化生出来的。心脏主荣人体面部五色，肺主发出体内五种声音，所以五气入藏于心肺两脏，就使人体面色荣润而声音洪亮。气为水谷化生的源泉，所以五味藏养于肠胃之中而能润养人体的五气。

孙思邈说：阴精是依靠气血滋养的，因气血能奉养精血以使面色荣润；形体是靠五味滋养的，因为五味能够滋养形体以化生力气。精血顺应五气的变化而有了活力，形体受五味的供养而有了形状。如果食用五味时没有按照五行原则来进行而是恰恰相反，则容易伤害人体的精血，如果食用五味时没有依照五行阴阳来调节，那么就会损害人体的形态。所以古代的圣哲之人先用食禁的理论来约束人们以保证生存，然后使

用制造药物的方法来预防对生命的损害，气味相互作用，温补兼施才能够保存人体的精神及形体。

五味宜忌

岐伯说：从五行生成学说来看，木能生酸，火能生苦，土能生甘，金能生辛，水能生咸。辛味能发散，酸能收敛，甘能缓急，苦能坚阴，咸能软坚。所以以五味的偏盛毒性来攻邪气，五种谷物是用来供养的，五种果实是用来辅助的，五种牲畜是用来补益的，而五味菜物是用来作为添充的，气味相配合并服用它，可以用来补精血益元气。这五种滋味各有所便利的范围，四时五脏各有其所适宜治疗的病症。又说：阴液的产生关键在于五味的摄入，但五脏中的阴液往往又因为五味的不合理摄入而遭到伤害。如果五味调和，那么骨骼正壮、筋脉柔韧、气血正常流动，皮肤腠理致密，骨气能够得到营养，人就能享受自然的寿命。又说：先古养生的高人往往在春夏阳气渐长时滋养阳气，而在秋冬季阴气渐生时濡养阴气，这样能够奉养阴阳的根本，阴阳之气才能长存不衰。具体的方法是，春天来临时食用性味较凉的药物，夏天来临时食用性味较寒的药物，这样就能养人体的阳气。秋天来临时食用性味较温的药物，冬天来临时食用性味较热的药物，这样就能养人体的阴气。

什么叫五欲呢？肝脏欲食用酸味的食物，心脏欲食苦味药物，脾脏欲食用甘甜的食物，肺脏欲辛味食物，肾脏欲食用咸味食物，这是因为五味的摄入必须符合五脏之气的特点，五味必须适合五气的缘故。

什么是五宜呢？青色的病症表现宜食用酸性食物，肝属木，表现为青色，所以肝病宜食用酸味的麻子、狗肉、李子、韭菜等食物。赤色的病症表现宜食用苦性食物，心属火，表现为赤色，所以心病宜食用苦味的大麦、羊肉、杏子、薤菜等食物。黄色的病症表现宜食用甘甜的食物，脾属土，表现为黄色，所以脾病宜食用甜味的粳米、牛肉、大枣、葵菜等食物。白色的病症表现宜食辛味的食物，肺属金，表现为白色，所以肺病宜食用辛味的黄黍米、鸡肉、桃子、葱白等食物。黑色的病症表现宜食用咸性的食物，肾属水，表现为黑色，所以肾病宜食用咸味的大豆黄卷、猪肉、栗子、藿菜等食物。

什么是五禁呢？肝病病人应禁止过食辛味食物，宜食甘味，如粳米、牛肉、大枣、葵菜等。心病禁止过食咸味，宜食酸味，如麻子、狗肉、李子、韭菜等食物。脾病禁止过度食用酸味，宜食咸味，如大豆、猪肉、栗子、藿菜等食物。肺病禁止过食甜味，宜食苦味，如大麦、羊肉、杏子、薤菜等食物。肾病禁止过度食用甜味，宜食辛味食物，如黄黍米、鸡肉、桃、葱等食物。

孙思邈说：春天应尽量少吃酸味食物，增加甘味食物以养脾气，夏天应尽量少吃苦味食物，增加辛味食物以养肺气，秋天应尽量少食辛味食物，增加酸性食物以养肝气，冬天应尽量少食咸味食物，增加苦性食物以养心气。一年四季均宜少吃甜味食物，增加咸性食物以养肾气。

李时珍说：五欲的意义是说，五种滋味的食物入于胃腑后经过消化喜归五脏各部，五脏气有余的病症，宜以各脏的本来滋味通达治疗。五禁的意义是说，对于五脏气血不足的病症，应该避免食用五行中其所胜五味属性的食物，而应食用五行生克中其所不胜五味属性的食物。

五走是什么意思呢？五味药物入于人体后，酸味走入筋脉，筋病不能过多食用酸味，多食酸味会使人患小便癃闭不通的病症。这是因为酸气收涩，而膀胱得酸味则筋腺缩卷，所以水道癃闭不通。苦味走入骨骼中，骨病不能过多食苦味食物，多食则能使人多发呕吐。这是因为苦味能走下脘部，致使三焦气机皆闭塞不通，所以则会出现呕吐。甘味走入肌肉中，所以肌肉病症不能多食甘味食物，多食甘味食物使人气喘息促。这是因为甘味药物性质柔润，胃柔弱则气缓，气缓则虫动，所以令人气喘息促。辛味食物走于气分，气病病人不能多食辛味食物，多食辛味使人胃腹空虚。这是因为辛味走于上焦，与上升水谷之气同行，久留于胃中，所以会出现胃腹空虚的病症。咸味能走血分，所以血病不能多食咸味，多食咸味则令人口渴。这是因为人体血分与咸味食物相结合则能使血液凝结，凝结则使胃汁耗散，所以使咽喉通路焦枯而舌根干燥。《灵枢·九针篇》中说法与上述说法不同，其中“五走”内容中说：“咸味走入于骨骼中，骨病不要多食咸味食物，苦味走入于血中，血病不要多食苦味”。

五伤是什么意思呢？五伤是指五味食用过多引起的五种人体伤害情况。其中过食酸味则易伤害人体筋脉，可以采用辛味食物以胜酸味来缓解；过食苦味则易于伤气，可以采用咸味食物以胜苦味。过食甘味则易于伤害人体肌肉，而可以采用酸味食物以胜甘味来缓解。如果过食辛味则易于伤害人体皮毛，可以采用苦味食物以胜辛味来缓解。如果过食咸味则易于伤人血脉，可以食用甘味以胜咸味来缓解。这五种相胜法是根据五行学说的生克关系来确立的。

五过是什么意思呢？五过是过食五味可能给人带来的五脏气血的伤害情况。其中如果味过于酸，肝气过于津溢，便能过克于脾，导致脾气断绝 出现肌肉粗糙干枯而唇部干涸的表现。如果味过于苦，那么脾气就会出现不濡润的表现，而脾是喜湿而恶燥的，所以胃气就会过于厚重，皮肤就会出现枯燥而毛发就会脱落，如果过食甘甜之味，那么就会出现心气过重发生喘满病症，而心气重就会过克于肾，出现面色黑、骨骼疼痛，肾气不平均的表现。如果味过于辛，那么筋脉就会出现偏诅而衰绝，精神情绪就会失常，筋腱挛急而爪甲干枯。如果味过于咸，那么全身大骨关节就会出现劳虚的表现，肌肉便会短缩、心气因为受到肾气的克侮反克而变得压抑，血脉便凝涩而变色。

李时珍说：以上提到的五走五伤是指本脏的五味失常而导致的自伤，即《黄帝内经》所说的“阴之五宫，伤在五味”的意思。而五过则是由于本脏五味过度引起的伐

伤其伤胜之脏的病症，即脏气偏胜所引起的病症。

五味偏胜

岐伯说：五味入胃，各归入其所喜好的脏器，如酸味先入于肝脏，苦味先入于脾脏，辛味先入肺脏，咸味先入于肾脏。长期食入五味便使气味增加，久而久之就会导致某一脏气味偏盛引起的疾病，这就是生命夭折的开始。

王冰说：五谷入于体内消化之后，入于肝则为温，入于心则为热，入于肺则为清，入于肾则为寒，入于脾则为至阴而兼有以上四气，这都是因为饮食增加了其五味内容而使五脏之气得到补益的结果。所以五味入口，各从本脏之气，久则产生从化的结果。所以久服黄连、苦参，反而会出现发热表现，这是因为寒从苦化了。其他味也可仿此类推。五脏气增不已就会出现某脏气的偏胜，按照五行生克理论便会出现另一脏的偏绝，所以一定会产生突然死亡的病症。因此如果用药时不具备五味，四气的用药理论知识而长期久服，虽然可以暂时获得效果，但久用不改必然会导致死亡。所以说那些绝谷食的人会出现死亡，是因为他们的气血没有五味食物资助的缘故。

李杲说：一阴一阳就可谓是天下之道，这是因为阴阳容易产生偏盛偏衰的缘故。阳剂的刚性如果获胜，那么积久阳火必将燎源，暴发为消渴、发狂、痈疽之类的病症，导致天癸（生命的真阴）耗竭而涸干。如果阴剂的柔性获胜，那么人体就像是积聚寒凝之水一样，久之便发为洞湿、中焦寒冷的病症，使真火衰微而已气散尽。所以大寒大热类的药物需要反复权衡使用，使阴阳之气平衡而停止使用。如果阴阳有所偏胜，会令人脏气不平衡，这是导致病死的根本原因。

标本阴阳

李杲说：治病的人首先应当知道标本。从人体来说，身体之表为标，身体之内为本，阳为标，阴为本。所以六腑属于阳而为标，五味属于阴而为本。从脏腑经络来说，脏腑在人体内称为本，而十二经络分布于体表属于标。而具体到各脏腑阴阳则又可以再分标本。以病变来说，先患受的病症为本，后患受的病症为标，所以治疗百病，都先治其本而后治其标，否则病邪之气得以滋生蔓延，病变会更加复杂严重。即使是先患的疾病程度轻，后生的疾病程度重，也要先治其轻病，后治其重病，只有这样病邪才能被制伏。如果病变中有出现胸中满胀及大小便不通利的表现，那么就无论哪个先，哪个后，哪个标，哪个本，都应先治其胀满及大小便不通利的病症，因为这种病症一般是很危急的。所以说要缓则治其本，急则治其标。又一些病症中首先人体元气未衰时侵及人体，称为实邪，而人体元气已衰时才侵袭人体的邪气就称为虚邪。对这种病症，应该实证先泻那些属性为患病脏腑其子位的脏腑，虚证原先补那些属性为患病脏腑其母位的脏俯。假如肝病是由于本经实邪导致而被及心火此即的实邪致病，应当先刺肝经中的荥穴（其属性为火，为本之子）以泻心火，这就叫做先治其本，然后又在心经中刺荥穴以泻心火，此属于后治其标的疗法。如果用药物治疗，则先要选择入肝经之药作为药引，用泻心火的药物作为君药。这就是《黄帝内经》中所说的“本而标之，先治其本，后治其标”的道理，这句话的意思就是说，如果先有本病，后有标病，应该先治其本，后治其标。如肝经病是由于肾水受虚损所导致的则为虚邪所病，应该在肾经中刺井穴（属木）以补肝木之气，这就是所谓先治其标。然后，再于肝经中刺合穴（属水）以泻肾水，这就是所谓后治其本的疗法。如果以药物治疗，那么就可以入肾经之药作为药引，补肝之药作为君药。这就是《黄帝内经》中所谓“标而本之，先治其标，后治其本”的意思。这句话的意思就是说，如果先有标病，后有本病，应该先治其标而后治其本。

升降浮沉

李杲说：药物进入人体后有升、降、浮、沉、化的变化，而在自然界又有生、长、收、藏、成的过程，以此相配四季的转换。春天药物多升，夏天药物多浮、秋天药物多收、冬天药物多藏，而五行之中的土则居中央而应变化。所以五味中味薄者有上升而生发的作用，气薄者有下降而收敛的作用，气厚者有上浮而长新的作用，味厚者有下沉而收藏的作用，而气味平者则有应生化而成为万物的作用。所以，如果只言补之以辛、甘、温、热等气味淡薄者，即是助长春夏季节药物的升浮之性。换句话说，也就是泻除秋冬季节的收藏之性。以人之身体而言，便是助长肝与心两脏的用药之性。如果只言补之以酸、苦、咸、寒等气味厚重者，即是助长了秋冬两季的药物沉降之性，换句话说也是泻除春夏两季药物的生长之性。以人之身体而言，即是助长了肺胃两脏的用药之性。淡味的药物使用有双重性，渗则能升腾、泄则能降浊，是各种药物作用时的佐使配合药。使用药物如果能够遵循以上的原则则能够救死扶伤，而违反这些原则则会使人受到伤害甚至导致死亡，纵使不死亡，也会使病情日趋复杂。

王好古说：有升浮之性的药物应配合下降的药物，一定要知道高者必抑的道理。有沉降之性的药物，应配合有升浮之性的药物，一定要知道药味必须以气性才能载动的道理。辛味能够发散，辛味药性发散而横逆；甘味能够发气而走行于上；苦味药物能够泄泻，使气行于下；酸味有收敛的作用，其气能缩；咸味有软坚的作用，其性能舒畅，各有不同。自然界中鼓掌则能发声，沃火则能成沸汤，两种事物相互配合，自然界的法像即在其中表现出来。五味相互制约，四气相互交加，其中的变化岂是可以轻易使用的呢？本草经中不记载“淡味”及“凉气”这两项内容，也是缺少文字记载的缘故。

味道薄弱的药物有升浮的作用。什么是味道薄弱的药物呢？即甘平、辛平、辛微

温、微苦平淡的药物。

气性薄弱的药物有降浊的作用。什么是气性薄弱的药物呢？即那些甘寒、甘凉、甘淡寒、甘淡凉、酸温、酸平、咸平的药物。

气性厚重的药物有浮上的作用。什么是气性厚重的药物呢？即那些甘热、辛热的药物。

味道厚重的药物多有沉降的作用。什么是味道厚重的药物呢？即那些苦寒、咸寒之类的药物。

气味平淡的药物则兼有以四种类型药物的功效。哪些是气味平淡的药物呢？即那些具有甘平、甘温、甘凉、甘辛平、甘微苦平之类的药物。

李时珍说：酸咸味的药物没有一味是有升上作用的；甘味及辛味的药物没有一味是有降下作用的；寒性的药物没有一味能够有浮越的作用，热性的药物中没有一味能够有沉下的作用，这是药物的自然性质使它这样的。而有升浮作用药物如果配合咸寒药物作为药引则能使其药性下沉而直达下焦；有沉降作用的药物如果配合酒剂作为药引则能使其药性上浮到颠顶。这些理论如果不是能够观察天地之间的奥妙而能够达到造化权变的人是绝不可能体会到的。一种药物之中，各个部分的功效不同。其中根部有升浮的作用，而梢部则有下降的作用。药物生用有升腾的作用，药物熟用有沉降的作用，这说明升降之性不仅是指药物，而且是指人体的气机。

四时用药体例

李时珍说：据《黄帝内经》记载，用药一定要根据岁气的变化来进行，不要伐伤天地和谐之气（岁气是指根据运气学说确定的每年气候的主气，如风、寒、湿、燥、火等)。《黄帝内经》中又说：使用药物的升、降、浮、沉四性应该顺应其天时；而使用药物的寒、热、温、凉四气则应该逆其天时。所以春天三月应该加用辛温的药物，如薄荷、荆芥之类的药物，以顺应春天的升发之气；夏天三月应该加用辛热的药物，如香薷、生姜之类的药物，以顺应夏天的浮越之气；长夏季节应加用甘苦辛温的药物，如人参、白术、苍术、黄柏之类的药物，以顺应长厚化成之气；秋天三月应该加用酸温之药，如芍药、乌梅之类的药物，以顺应秋天肃降之气；冬三月应该加用苦寒的药物，如黄芩、知母之类的药物，以顺应冬天的沉落之气，这就是所谓顺应天时之气而养天和之性的道理。《黄帝内经》又说：春季应该少吃酸味而增食甘味食物以养脾气，夏天应该少吃苦味而增食辛味食物以养肺气，长夏季应该少吃甘味而增食咸味食物以养肾气，秋季应该少吃辛味食物以养肝气，冬天应该少吃咸味而多食苦味食物以养心气。如果这样就能既不违背自然规律，伐伤天和之气，而又能防止五味摄入太过，以此享受天地间的精微之气。愚蠢的人舍弃事物之根本而看重其皮毛，春天采用辛凉之药以伐肝木之气，夏天采用咸寒之药以抑制心中之水，秋天采用苦温之药以泄肺舍之气，冬天采用辛热之药以燥涸肾之阴水，并称之为时药。他们哪里知道这样用药违背了《素问》中有关时令用药的逆顺之理，原因是夏月阴气内伏，冬月阳气内伏，人体内部的阴阳变化可以据此类推。虽然这样，但是月有春、夏、秋、冬，日有晨、午、暮、夜，有时春天得秋病，夏天得冬病，需要神明而能辨，随机而应变不可拘泥而不变。

王好古说：春、夏、秋、冬四个季节都可以芍药作为脾脏用药，苍术作为胃腑用药，柴胡作为四时用药，这是因为《黄帝内经》中说人体其余十一脏都取决于少阳经，为脏腑发生之始的缘故。凡是临床中用纯粹的寒剂热剂之类的药物，以及寒热相杂的药物，都可用甘草以调和，只是中满的病人应该禁用甜味药。

五运六淫推算用药方式

根据五运之气理论推算，已亥年为厥阴之气司天，因此风气最为盛行，应该以辛凉的药物来平息风邪，以苦味及甜味药物作为佐药，以甘甜味药物以缓急，以酸味药物以泻利。王冰注文中说：厥阴之气尚未转化为盛热病症，所以应该以凉药以平息风邪。如果此时令应该是风气盛行时反为金之清气盛行，根据五行生克原则，此谓之反胜，可以酸温之药治疗，以甘苦之药佐之。

子午年为少阴气司天，因此热气最为盛行，应该以咸寒之药来清除实热，以苦味及甜味药物作为佐药，以酸味药物以收敛。如果此时令应该是热气盛行而反为水之寒气盛行，根据五行生克原则，这种情况谓之反胜，可以用甘温之药治疗，并佐以苦味、酸味、辛味药物配。

丑未年为太阴之气司天，湿气最为偏盛，应该以苦热之药以燥湿气，以酸辛之药作为佐药，以苦味药以干燥之，以淡味药泄下它。湿气上腾而蕴热者，可以苦温药物以宣发之，佐以甘辛之剂配合，这是因为苦温易于发汗的缘故。身体上半部的病症多为湿气有余，火气因为湿邪所伏郁而不能宣泄，可以解表发汗之法袪之。如果按时令应该是湿气当令，而反以热气盛行，按照五行生克原则属于反胜，可以苦寒药治疗，以苦酸药为佐配合。

寅申年为少阳之气司天，火气最偏盛，可以酸冷之药平其火气，以苦味或甘味作为佐药以酸味药物收敛复气。凡热气已退，但仍然反复发作者是心虚气散不能收敛的缘故，如果以酸味收敛它，并兼以寒药治疗才能除去病根。如果热势太过则可以苦药发散它。若发汗后身已凉，这是邪气已尽的表现。如果发汗之后仍然发热，是邪气尚未降尽，可以酸味收尾。如果已经发汗后又发热，发汗后又再复发，这是因为脏腑虚弱的缘故，只有补其心脏才可。如果按照时令应该是火气盛却反而出现寒气过盛，这是五行生克中的反胜现象，应该以甘热的药物去除寒气，同时以苦辛药物作为佐药配伍。

卯酉年为阳明之气司天，燥气最为盛行，可以苦温之药以平之，并佐以辛酸之类的药物配伍，以苦味类的药物以攻下。这是因为对待燥邪的方法是治以苦温。如果需要攻下就只能用苦味药，如果需要补益就一定要用酸性药，如果要用泻法就一定要用辛味药。如果时令当为燥气盛行，但都出现了热气极盛的情况，此为五行中的反胜现象，应该以辛寒药治疗，佐以苦味或甘味药物。

辰戌年为太阳之气司天，寒气最为盛行，治疗的方法是以辛热药物以散寒气，以苦味或甘味药物作为辅药，以咸味药泻下之。如果时令应该是寒气盛行反而出现了热气盛行的情况，此为五行中的反胜现象，应该予以咸冷的药物治疗，并佐以苦味或咸味药物。

寅申年为厥阴之气在泉，体内内风最为盛行，治疗的方法是以辛凉药以平息风邪，应该佐以苦味之药，以甘味药物以缓其急，以辛味药以发散风邪。风性喜温而讨厌肃清降下之气，所以以辛凉之药以金气克之。佐以苦味药是取随其便利之药的意思。木气苦于挛急太过，可以甘味药以缓其急。木气苦于不能条达而抑郁，所以用辛味药物以发散。如果时令应当是风气盛行而反而出现清肃之气（即金气）当令最为盛行，这是属于五行生克学说中的反胜现象，应当以酸温之气以治疗，并配伍苦味或甘味药以为佐，再以辛味药物以平之。

卯酉之年为少阴之气在泉，体内内热最为盛行，应以咸寒之药进行治疗，同时以甘药或苦味药配伍为佐药，以酸味药物收敛，以辛味药发散。这是因为热气其性恶寒，所以可用咸寒除热。如热气盛于表，可以苦味发散，如果热气不散，可以再用寒药以制之；如果寒药仍不能制热，可以再用苦药发散，以酸药收敛。严重的病症可以再次用药，轻微的病症一剂即可见效。如病症时发时止，可以酸药收之。如果按照时令应该是内热盛行但却出现内寒盛的情况，这就是五行生克中所说的反胜现象，应该以甘热药物进行治疗，佐以苦药或辛味药物进行配合，并以咸药以平之。

辰戌年为太阴之气在泉，内湿之气盛于体内，可以苦热之药以除湿，以酸淡之药配伍为佐药，以苦药以燥湿，以淡药以泄湿。这是因为温气与燥气相反相成，所以苦热能燥湿。而以酸淡之药为佐配伍，是取其有通利孔窍的作用。如果按照五运六气推算应为湿气盛行当令但却出现热气内盛的情况，这在五行生克学说中属于反胜，应用苦冷之药治疗，并佐以咸味或甘味药配伍，再以苦味以平湿气。

己亥年为少阳之气在泉，内火之气最盛，治疗应以咸冷之药为主，佐以辛、苦之药，并以酸味药以收其火气，以苦味发其郁火。火气一般多大行于心腹之中，应以咸味的药性加以制约，以酸味药性以收其散气。治疗的大法应该是以发汗为主，再以辛药以配伍为佐。如果按照五运六气推算应为内火当令但却出现了内寒盛行的情况，属于五行生克的反胜，应该以甘热药物进行治疗，并佐以苦味或辛味药物，以咸味药平其寒气。

子午年为阳明之气在泉，内燥之气盛行，应以苦温之药为主治疗，并以甘味或辛味之药为佐配伍，以苦味药泻下治疗。这是因为苦温之药能利凉性，所以以苦药下之。如果按照五运六气推算应为燥气当令，但却出现了热邪盛行的情况，这属于五行生克中的反胜现象，应该以平寒之药为主治疗，同时佐以苦味或甘味之药，再以酸性药平其热邪，以阴阳调和为利。

丑未年为太阳之气在泉，寒气内盛于内，应以甘热药为主治疗，并佐以辛味或苦味之药配伍，再以咸味药泻下寒气，以辛味药润泽寒气，以苦味药坚涩其元气。这就是所谓的“以热治寒”之法，即以五行生克法摧其所胜，直折其气而已。如果按照五运六气的推算法应为寒气内盛但却出现了热气内胜的情况，像这种情形属于五行生克中的反胜，应以咸冷之药为主治疗，以甘味或辛味为佐配伍，再以苦味药以平其热气。

李时珍说：按照中医五运六气学说司天之气是主一年中的上半年的气候变化，为天气所主，是根据自然界风、寒、暑、湿、燥、火六气的五行时令所主排列的，所以如果哪一种气候偏盛就称其为“所胜”，是自然界气候自上侵及部，以上侵下，所以治疗用药时称为“平之”。“在泉”之气主下半年的气候，为地气所司，所以六种气候致病俱发于体内，是外邪侵于内部，所以治疗用药时称为“治之”。如果按照五运六气理论推算应为某气所司，但该气不盛而反得根据五行生克理论胜已之气，这种情况就称为反胜。风、寒、暑、湿、燥、火六气的胜复变化，从什么征象可以制断呢？从自然界的表像即可看出，如燥气偏盛则地裂发干，暑气偏胜则地气蒸腾，风气偏盛则地面摇动，湿气偏盛则土地泥泞，寒气偏盛则地冰寒坼，火气偏盛则地面干枯。有关风、寒、暑、湿、燥、火六气气胜往反复，主气、客气、证治及病机的记载及阐述，在《素问·至真要大论》中记载最为详尽，一般的医学著作多不转载。

六腑六脏用药及气味补泻

肝胆　　用药宜以温补、凉泻。辛补、酸泻。

心小肠　　用药宜以热补、寒泻。咸补、甘泻。

肺大肠　　用药宜以凉补、温泻。酸补、辛泻。

肾膀胱　　用药宜以寒补、热泻。苦补、咸泻。

脾胃　　用药宜以温热补、寒凉泻，各用其适宜的药物。

三焦命门　用药同心与小肠。

张元素说：五脏六腑要相互平衡，一脏之气不平则所胜之脏的脏气会反侮该脏之气。所以五脏安谷者则能昌盛，绝水谷者则只能死亡。水谷去则营气散，谷气散则卫气亡，神气无所依靠。所以血不能不养，卫气不可不温。血脉温煦气血和协，营卫之气才能循行，如此才能常享有天命。

五脏五味补泻

肝脏　肝气苦于拘急，应急用甘甜之药以缓和其急性，如甘草之类。用酸性之药

以泻泄之，如赤芍药之类。对于肝实证可以采用实则泻其子的方法，如甘草之类。肝气欲散，应急食辛味药以散之，如川芎之类。以辛味药补之，如细辛之类。对于肝虚证可以采用虚则补其母的方法，如地黄、黄柏。

心脏　心气苦于过于舒缓，应用酸味之药以收敛之，如五味子之类。用甘味之药以泻下它，如甘草、人参、黄芪之类。对于心实证可采用实则泻其子的方法，如甘草之类。心气欲软，应急食咸味药以软化它，如芒硝之类。也可以咸味药补益它，如泽泻之类。心气虚可以采用虚剂补其母的方法治疗。如生姜之类。

脾脏　脾气苦于湿气过重而困脾，应急用苦味药物以燥湿，如白术之类。用苦味以泻脾气，如黄连之类。对于脾病实证可采用实则泻其子的方法，如桑白皮之类。脾气欲缓，可急食甘味药物以缓之，如炙甘草之类。以甘甜药物以补益，如人参之类。脾气虚则应补其母，如炒盐之类。

肺脏　肺脏苦于气机上逆，应急食苦味药物以泄下之，如诃子之类。用辛药以泻利之，如桑白皮之类。肺气实应采用实则泻其子的方法，如泽泻之类。肺气欲收应急食酸味药以收其性，如白芍药之类。用酸补益，如五味子之类。肺气虚应采用虚则补其母的方法，如五味子之类。

肾脏　肾脏苦于肾阴干燥，应急食辛药以滋润，如黄柏、知母之类。用咸味药以泻下它，如泽泻之类。肾气实则应采用泻其子的方法，如芍药等。肾气欲坚，应急食苦味药以坚涩它，如知母等。以苦味药以补之，如黄柏之类。肾气虚则应虚则补其母，如五味子之类。

张元素说：凡药的五种滋味应随五脏所入的原则各发挥补泻的作用，只不过是因为根据药物的性味不同而随其性调剂而已。酸味入于肝，苦味入于心，甘味入于脾，辛味入于肺，咸味入于肾，此称为药物的五入。另外辛味主散，酸味主收，甘味主于缓，苦味主于坚，咸味主于软，淡味能利孔窍。

李时珍说：甘缓、酸收、苦燥、辛散、咸软、淡渗，这是五味的本性，这是固定而不变化的；其使用有时补，有时泻，则完全根据五脏气血、四时变化的选加而相应施用。寒、热、温、凉，这是四气的本性，它们对于五脏的补泻作用，也是根据病情及四时五脏的变化相选加施用的。只不过是张洁古氏根据《素问》中有关饮食五味的内容而举几味药物作用例子而已，学习者应根据它的意义而补充使用。

脏腑虚实标本用药方式

肝

藏魂（一种本能的意识形式），五行中属于木，胆与肝互为表里，胆火寄于肝脏，肝主藏血，主养目、主筋骨、主呼吸、主愤怒。

肝的内脏病（又称本病）为：各种内风症表现出来的头晕目眩，全身僵硬仆倒、身体强直、惊悸、癫痫、两胁部肿痛，胸胁胀满疼痛，呕血、小腹疝气疼痛、有直索状的包块癥瘕出现，妇女月经痛。

肝的经络病（又称标病）为：寒战发热发疟疾，头痛、吐涎、目赤面青多怒、耳聋、面颊痛肿、筋肉挛急、男子阴卵蜷缩，腹部肿块疼痛发为疝气、女子两腹侧肿痛、妇女阴器患病。

肝气有余应该泻下它。

实则泻其子，肝气实则应泻其子（心气）。

用药：甘草。

行气：香附　川芎　瞿麦　牵牛　青橘皮

行血：红花　鳖甲　桃仁　莪茂（莪术）　京三棱　穿山甲　大黄　水蛭　虻、䗪虫　苏木　牡丹皮

镇惊：雄黄　金箔　铁落　珍珠　代赭石　夜明砂　胡粉　银箔　铅丹　龙骨　石决明

搜风：羌活　荆芥　薄荷　槐子　蔓荆子　白蛇蛇　独活　防风　皂荚　乌头白附子僵食　蝉蜕

肝气不足应该补充它。

虚则补其母，肝虚则应补其母（肾），补母用药：枸杞　杜仲　狗脊　熟地黄　苦参　萆薢　阿胶　菟丝子。

补血：当归　牛膝　续断　白芍药　血竭　没药　川芎

补气：天麻　柏子仁　白术　菊花　细辛　密蒙花　决明子　谷精草　生姜

肝脏（本）发热应该以苦寒药泻之：

泻肝：芍药　乌梅　泽泻

泻火：黄连　龙胆草　黄芩　苦茶　猪胆

攻里：大黄

肝经（标）发热应该宣散它：

和解：柴胡　半夏

解肌：桂枝　麻黄

心

主藏神志，心为君主之官，又为火脏（心属火）所以心为君火，心包络为良相之火，代君主执行命令，主血脉，主言语，主发汗，主笑。

心脏（本）病：各种热病神昏抽搐，使人惊悸、迷惑、谵语、虚妄、火中烦乱、啼笑狂骂、心中怔忡、健忘、自汗及各种疼痛疮痒溃疡病症。

心经（标）病：肌腠发热、畏寒战栗、舌蹇不能言语、面红目黄、手心烦热、胸

胁胀满疼痛、疼痛牵引腰背肩胛骨及肘臂。

心属火，心火炽盛应该泻下。

心气实则泻其子（土为火之子）即泻土：

用药：黄连　大黄

治气：甘草　人参　赤茯苓　木通　黄柏

治血：丹参　牡丹　生地黄　玄参

镇惊：朱砂　牛黄　紫石英

神虚补之。

补母（即补木）：细辛　乌梅　酸枣仁　生姜　陈皮

补气：桂心　泽泻　白茯苓　伏神　远志　石菖蒲

补血：当归　乳香　熟地黄　没药

心热（本热）要寒之。

泻火：黄芩　竹叶　麦门冬　芒硝　（炒盐　凉血）　地黄　栀子　天竺黄

心经热（标热）要散发它：

散火：甘草　独活　麻黄　柴胡　龙脑

脾

主藏意（一种有目的的意识活动），属于土，土为万物之母，因此脾主人体营养护卫人体的即营气及卫气。主饮食五味，主肌肉、主四肢。

脾脏本脏有病：各种湿病身体浮肿，四肢肿胀，胸腹自觉胀满按之却不硬、暖气呃逆、大小便不通、黄疸、全身疾饮、呕吐泄泻、心腹绞痛，饮食不消化。

脾经病变：身体浮肿，全身困重、嗜好睡卧、四肢无力、舌根僵硬，足大趾麻木不仁、五官及前阴后阴大小便不通，颈项强直不易弯倒。

脾脏属土、脾脏有邪、土实则泻其脏。

实则泻其子，土实泻金，应泻其肺脏，用药：诃子　防风　桑白皮　葶苈子

吐法：豆豉　栀子　萝卜子　常山　瓜蒂　郁金　韮汁　藜芦　苦参　赤小豆　盐汤　苦茶

下法：大黄　芒硝　青礞石　大戟　甘遂　续随子　芫花

土虚补之　脾虚应该予以补益。

虚则补其母，补土之母，就是补火（心）。用药：桂心　茯苓

补气：人参　黄芪　叶麻　葛根　甘草　陈橘皮　藿香　葳蕤　缩砂仁　木香　扁豆

补血：白术　苍术　白芍药　胶饴　大枣　干姜　木瓜　乌梅　蜂蜜

脾脏有湿应该驱除。

燥脾胃之宫：白术　苍术　橘皮　半夏　吴茱萸　南星　草豆蔻　白芥子

洁膀胱之府：木通　赤茯苓　猪苓　藿香

脾经有湿应渗利之。

发腠理出表邪：葛根　苍术　麻黄　独活

肺

主藏魄（一种与生命及胆略有关的精神活动）。肺属金，总统帅一身元气，主闻嗅、主哭泣、主皮毛。

肺脏本脏有病：各种气机抑郁不通的病症、各种四肢无力、喘咳呕吐的病症、气短、咳嗽上逆、咳唾脓血、不能平卧、平卧即气喘、小便次数多而且少，遗尿或尿失禁病症。

肺经病症（标病）：发热恶寒、伤风自汗、肩背冷痛、手臂前侧疼痛。

肺主气：气实则应泻下通利。

肺属金、实则泻其子、金之子为水。实则泻肾脏。用药：泽泻　葶苈子　桑白皮　地骨皮

除湿：半夏　白矾　白茯苓　薏苡仁　木瓜　橘皮

泻火：粳米　石膏　寒水石　知母　诃子

通便：枳壳　薄荷　干生姜　木香　厚朴　杏仁　皂荚　桔梗　紫苏梗。

肺气虚，应该补充其不足。

虚则补其母，金气虚则应该补土（即脾胃），用药：甘草　人参　升麻　黄花

润燥：蛤蚧　阿胶　麦门冬　贝母　百合　天花粉　天门冬

敛肺：乌梅　栗壳　五味子　芍药　五倍子

肺热应该清其热。

清金：黄芩　知母　麦门冬　栀子　沙参　紫苑　天门冬肺寒应该散其表。解表：麻黄　葱白　紫苏

肾

主藏志（一种与记忆有关的精神活动）。肾属水、为精水之源、主耳听、主全身骨节，主前后二阴（大小便）。

肾脏病变：各种寒冷厥逆、骨节软弱无力、腰部疼痛、腰部寒冷如浸水中、足部浮肿、少腹胀满拘急疝痛、腹部有包块不固定、大便闭而不通或大便泻下、呕吐下刮腥臭、小便及其他排泄物水液应该彻清冷、消渴欲饮水。

肾经病变：发热不恶热、头眩头痛、咽痛舌燥、脊腰直至股后侧疼痛。

肾气强则泻下。肾经实则泻其子，即泻其肝。用药：大戟　牵牛

泻腑：泽泻　猪苓　车前子　防已　茯苓

肾气虚弱者应该补充。

虚则补其母、肾虚应补木（即肝）。用药：人参　山药

治气：知母　玄参　补骨脂　砂仁　苦参

治血：黄柏　枸杞　熟地黄　锁阳　肉从蓉　山茱萸　阿胶　五味子

肾脏热积应该攻下。

攻下伤寒少阴证、口燥咽干、应用大承气汤。

肾脏寒凝应该温补。

温里：附子　干姜　官桂　蜀椒　白术

肾经寒凝应该温解。

解表：麻黄　细辛　独活　桂枝

肾经热滞应该凉解。

清热：玄参　连翘　甘草　猪肤

命门

为相火之源，为阴阳化生之原始，主藏精而生血，命门之火降则为潜肾精、升则为铅主、主温三焦元气。

命门本脏病：小便癃闭不通、大便必结，命门本脏病变：大小便不通，大便不通为闭，小便不用为癃。气逆咳喘，腹内拘急疼痛，少腹疝气坚硬胀满，气从下腹上冲咽喉如奔豚上逐（即奔豚气），消渴、小便淋沥，夹有膏浊之物，或男性出现精液自出，精液虚寒稀薄，小便红赤夹有混浊排泄物，尿血及妇女子宫大出血或月经时常漏下不止等病症。

命门之火强盛过度，可以泻下它。

其中有泻命门相火的中药有：

黄柏　知母　牡丹皮　地骨皮　茯苓　玄参　寒水石

命门之火虚弱不足，可以补充它。

其中有补命门之阳气作用的药物有：

附子　肉桂　益智仁　破故纸　沉香　川乌头　硫磺　天雄　乌药　阳起石　舶茴香　胡桃　巴戟天　丹砂　当归　蛤蚧　覆盆子

命门虚火妄动，常常导致男子精脱，治疗之法是以涩滑之药固精补肾。

有涩精止滑作用的药物有：

牡蛎　芡实　金樱子　五味子　远志　山茱萸　蛤粉

三焦

三焦为人体相火所寄之处，其分布命门之元气，主气机的升降出入，其气能游行于天地之间，总领五脏六腑、营卫经络、上下左右之气，又号称为中清之府。上焦主纳气，中焦是消化水谷，下焦主排泄糟粕及水液。

三焦本脏病变表现为：

各种热病昏厥抽搐，实发性病变、猝死及突然失音、躁幼狂扰，精神汪越、谵语妄想、惊骇失神，各种血证出血及内脏泄血，各种气机及逆冲上，各种疮疡、痘疡、粉瘤、痰核。

上焦热证表现为喘满，各种呕吐泛酸病症、胸部痞塞、胁痛、饮食不消化，头上出汗等证。

中焦热证表现为消谷多吃而善饥消瘦，四肢无力，腹中胀满，坚硬满大，腹中有声，敲之如鼓，上下气和不通而呕吐下利。

下焦热证表现为突然性的下利、里急后重、水液浑浊，下部肿满，小便淋沥或小便不通，大便闭结，下痢赤白。

上焦虚寒则呕吐饮食痰水，胸中闭塞疼痛，前部及后部牵引作痛，饮食后完谷吐出。

中焦虚寒则出现饮食不化、寒胀、反胃呕吐清水、湿气泻下而口中不渴。

下焦虚寒则出现大小便失禁，脐腹中感冷，疝气坚痛。

三焦经络病变（即称病）表现为：

恶寒全身战栗，神气失守而呆滞，耳鸣、耳聋、咽喉肿痛、闭塞不通，各种病变引起的浮肿、疼痛酸楚、惊骇易惕，手指小指及次指麻木不能使用。

三焦实火，应该采用泻法。

汗证用药：麻典　柴胡　葛根　荆荠　升麻　薄荷　羌活　石膏

吐证用药：瓜蒂　沧盐　齑汁

下证用药：大黄　芒硝

三焦虚火：应该采用补法。

上焦虚火用药：人参　天雄　桂心

中焦虚火用药：人参　黄芪　丁香　木香

草果

下焦虚火用药：附子　桂心　硫磺　人参　沉香　乌药　破故纸

三焦本脏热证，应以寒凉药治疗。

上焦热证用药：黄芩　连翘　栀子　知母　玄参　石膏　生地黄

中焦热证用药：黄连　连翘　生地　石膏

下焦热证用药：黄柏　知母　生地　石膏　牡丹　地骨皮

三焦经络热证，应以辛药散之治疗。

解表用药：柴胡　细辛　荆芥　羌活　葛根　石膏

胆

胆属于木，为少阳经相火，主发生万物，《黄帝内经》中说其为主决断的器官，为

其采十一脏腑的主气。其所主之气同肝气相同。

胆病的表现为：口苦，呕吐苦胆汁，善于太息，心中呯呯乱跳好像有人要来捕捉他一样易惊，眼目昏花，失眠。

胆经的表现为：寒热往来，全身寒热交战而发疟证，胸胁疼痛，头额疼痛，耳部疼痛耳鸣失聪。颈部瘰疬结核（即称为马刀夹瘿）足小指或足次指麻木不能使用。

胆实则有盛火，必须泻除。

泻胆之药：龙胆草　牛胆　猪胆　生蕤仁　生酸枣仁　黄连　苦参

胆虚则有虚火，必须补之。

温胆之药：人参　细辛　半夏　炒蕤仁　炒酸枣仁　当归　地黄

胆实有热应该平之。

降火之药：黄芩　黄连　芍药　连翘　甘草

镇惊之药：黑铅　水银

胆经热病，应以和解原则加以治疗。

和解：柴胡　芍药　黄芩　半夏　甘草

胃

胃属土，主容纳水谷食物，为水谷之海。主治与脾气同。

胃腑本病：各种噎膈，饮食不下，反胃冷酸，中焦胀满，呕吐泻痢，霍乱，腹部疼痛，消谷善饥，或饮食不下，饮食内伤，胃痛牵引心区，两胁支满。

胃经经络病症：全身蒸蒸发热，胸腹发热，或胸腹虚寒、发狂、谚语、咽喉痹痛，上齿疼痛，口眼㖞斜，鼻痈、鼻鼽、鼻衄、及鼻头发赤发齄。

胃腑实证应以泻之：

胃实湿热可用大黄、芒硝

胃实饮食积滞不化，可用巴豆　神曲　山楂　阿槐　硇砂　郁金　三棱　轻粉

胃腑虚证应以补之：

胃虚湿热可用苍术　白术　半夏　茯苓　橘皮　生姜

胃虚寒湿可用姜　附子　草果　官桂　丁香　肉豆蔻　人参　黄芭

胃腑热证应以寒药治疗。

降胃火之药：石膏　地黄　犀角　黄连

胃经热证应以辛凉解散。

解肌发表之药：升麻　葛根　豆豉

大肠

属于五行中的金，主变化排泄谷物，为人体有传送功能的器官。

大肠腑病变：大便闭结、泻痢下血、有里急后重的证状，痈疽痔漏、脱肛，肠鸣

疼痛。

大肠经病变：齿痛喉痹、颈部肿胀、口干而渴、鼻鼽、鼻衄、目黄，手大指及手次指疼痛，宿食不化，全身发热，寒慄。

大肠实证应以泻法治疗。

大肠实热用药：大黄　芒硝　桃花　牵牛　巴豆　郁李仁　石膏

大肠气滞用药：枳壳　木香　橘皮　槟榔

大肠虚证应以补法治疗。

大肠气虚用药：皂荚

大肠阴虚干燥：桃仁　麻仁　杏仁　地黄　乳香　松子　当归　肉苁蓉

大肠阳虚寒湿：白术　苍术　半夏　硫磺

大肠气陷：升麻　葛根

大肠气脱：龙骨　白垩　诃子　粟壳　乌梅　白矾　赤石脂　禹余粮　石榴皮

大肠腑热应以寒药治疗。

清大肠腑热：秦艽　槐角　地黄　黄芩

大肠腑寒热应以温药治疗。

温里散寒：干姜　附子　肉豆蔻

大肠经实热应以辛凉散除。

解肌发表：石膏　白芷　升麻　葛根

小肠

属于五行中的火，功能主要为分泌水谷，为人体受盛的器官。

小肠腑病：大便中下利水谷、完谷不化，小便短小，小便癃闭不通或小便有血，或小便自利，大便后出血，或小肠气腹走串疼痛，宿食不化，夜里发热，白天减轻。

小肠经病：身热恶寒，咽干疼痛、额颌肿胀，口腔糜烂、耳聋。

小肠实热应以泻法治疗。

小肠气滞：木通　猪苓　滑石　瞿麦　泽泻　灯芯草

小肠血瘀：地黄　蒲黄　赤茯苓　栀子　牡丹皮

小肠虚寒应以补法治疗。

气虚：白术　楝实　茴香　砂仁　神曲　扁豆

血虚：桂心　玄胡索

小肠腑热证应以寒药治疗。

降小肠之火：黄柏　黄芩　黄连　连翘　栀子

小肠经热证应以辛药发散。

辛散解肌：藁木　羌活　防风　蔓荆

膀胱

膀胱属于五行中的水，主人体津液化谢，为胞系的脏腑，人体气化才能使小便排出，所以称为州都之官，各种疾病都会影响到它。

膀胱腑的病变：小便淋沥不通，或小便短数或小便萓赤，或小便冷白，或小便遗而失禁，或小便气痛。

膀胱经的病变：发热恶寒，头痛，腰脊强痛，鼻中窒塞而不通，足小指麻木不能运动。

膀胱实证应该采用泻法。

泄膀胱之火用药：滑石　猪苓　泽泻　茯苓

膀胱虚证应该采用补法。

膀胱虚热：黄柏　知母

膀胱虚寒：桔梗　升麻　益智仁　乌药　山茱萸。

膀胱实热应以下行之法治疗。

降膀胱实火：地黄　栀子　茵陈　黄柏　牡丹皮　地骨皮

膀胱经寒证应以辛温法发表。

辛温发表用药：麻黄　桂枝　羌活　苍术　防己　黄芪　木贼

引经报使

（此内容引自张洁古《珍珠囊》）

手少阴心经　引经药为黄连　细辛

手太阳小肠经　引经药为藁木　黄柏

足少阴肾经　引经药为独活　桂心　知母　细辛

足太阳膀胱经　引经药为羌活

手太阴肺经　引经药为桔梗　升麻　葱白　白芷

手阳明大肠经　引经药为白芷　升麻　石膏

足太阴脾经　引经药为升麻　苍术　葛根　白芍

足阳明胃经　引经药为白芷　升麻　石膏　葛根

手厥阴心包经　引经药为柴胡　牡丹皮

手少阳三焦经　引经药为连翘　柴胡　上地骨皮　中青皮　下附子（上、中、下分别指上焦病症、中焦病症、下焦病症）。

足厥阴肝经　引经药为青皮　吴茱萸　川芎　柴胡

足少阳胆经　引经药为柴胡　青皮

第二卷 《本草纲目》序例

序例

药名同异

〔五物同名〕独摇草　羌活　鬼臼　鬼督邮　天麻　薇衡
〔四物同名〕堇　堇菜　蒴藋　乌头　石龙芮
苦菜　贝母　龙葵　苦苣　败酱
鬼目　白英　羊蹄　紫葳　麂目
红豆　赤小豆　红豆蔻　相思子　海红豆
白药　桔梗　白药子　栝楼　会州白药豚耳　猪耳　菘菜　马齿苋　车前
〔三物同名〕美草　甘草　旋花　山姜
山姜　美草　苍术　杜若
蜜香　木香　多香木　沉香
女萎　萎蕤　蔓楚　紫葳
鬼督邮　徐长卿　赤箭　独摇草
王孙　黄芪　猢狲　牡蒙
百枝　萆薢　防风　狗脊
接骨草　山蒴藋　续断　攀倒甑
虎须　款冬花　沙参　灯芯草
鹿肠　败酱　玄参　斑龙肠
解毒子　苦药子　鬼臼　山豆根
羊乳　羜羊乳　汁参　枸杞
豕首　猪头　蠡实　天门冬
山石榴　金罂子　小檗　杜鹃花
狗骨　犬骨　鬼箭　猫儿刺木
苦蒇　败酱　苦参　酸浆草
仙人杖　枸杞　仙人草　立死竹
木莲　木馒头　木兰　木芙蓉
白幕　天雄　白英　白微
立制石　理石　礜石　石胆
守田　半夏　莔草　狼尾草
水玉　半夏　玻璃　水精石
芑　地黄　薏苡　白黍

黄牙　金　硫磺　金牙石
石花　琼枝菜　乌韭　钟乳石汁
淡竹叶　水竹叶　碎骨子　鸭跖草
牛舌　牛之舌　车前　羊蹄
虎膏　虎脂　豨莶　天南星
酸浆　米浆水　灯笼草　三叶酸草
石龙　蜥蜴　荭草　络石
木蜜　大枣　蜜香　枳椇
石蜜　乳糖　樱桃　蜂蜜
〔二物同名〕淫羊藿　仙灵脾　天门冬
黄芝　芝草　黄精
黑三棱　京三棱　乌芋
知母　蝭母　沙参
地精　人参　何首乌
龙衔　蛇含　黄精
金钗股　钗子股　忍冬藤
荠苨　桔梗　杏叶　沙参
神草　人参　赤箭
芰草　黄芪　菱
长生草　羌活　红茂草
仙茅　长松　婆罗门参
水香　兰草　泽兰
儿草　知母　芫花
千两金　淫羊藿　续随子
墙蘼　蛇床　营实
香草　兰草　零陵草
逐马　玄参　丹参
百两金　牡丹　百两金草
牡蒙　紫参　王孙
香菜　香薷　罗勒
地筋　白茅根　菅茅根
都梁香　兰草　泽兰
杜蘅　杜若　马蹄香
香苏　爵床　水苏
鼠姑　牡丹　鼠妇虫

孩儿菊 兰草 泽兰
漏卢 飞廉 鬼油麻
兰根 兰草 白茅
地血 紫草 茜草
木芍药 牡丹 赤芍药
白及 连皮 黄精
兰根 兰草 防风
药实 贝母 黄药子
夏枯草 乃东草 茺蔚
黄昏 合欢 王孙
夜合 合欢 何首乌
戴椹 黄芪 旋覆花
甘露子 地蚕 甘蕉子
雷丸 竹苓 菟葵
马蓟 术 大蓟
龙珠 赤珠 石龙刍
不死草 卷柏 麦门冬
苦薏 野菊 莲子心
乌韭 石发 麦门冬
地葵 苍耳 地肤子
紫河车 蚤休 人胞衣
伏兔 飞廉 茯苓
草蒿 青蒿 青葙子
黄蒿 鼠曲 黄花篙
马肝石 何首乌 乌须石
火杴 茺蔚 豨莶
露葵 葵菜 莼
益明 茺蔚 地肤
千金藤 解毒之草 陈思岌
忍冬 金银藤 麦门冬
香茅 鼠曲草 菁茅
丽春 罂粟 仙女蒿
仙人掌 草 射干
旱莲 鳢肠 连翘
石发 乌韭 陟厘

兰华　兰草　连翘
羊婆奶　沙参　萝藦子
大蓼　荭草　马蓼
石衣　乌韭　陟厘
鬼针　鬼钗草　鬼齿烂竹
血见愁　茜草　地锦
山葱　茖葱　藜芦
地椒　野小椒　水杨梅
斑杖　虎杖　攀倒甑
鸡肠草　蒙缕之类　鹅不食草
鹿葱　萱草　藜芦
地节　葳蕤　枸杞
芒草　芭茅　莽草
凤尾草　金星草　贯众
扁竹　扁蓄　射干
莞草　白芷　茵芋
妓女　萱草　地肤苗
紫金牛　草根似巴戟　射干
通草　木通　通脱木
天豆　云实　石龙芮
重台　蚤休　玄参
胭脂菜　藜　落葵
羊肠　羊之肠　羊桃
白草　白敛　白英
更生　菊　雀翘
燕尾草　兰草　慈姑
白昌　商陆　水菖蒲
臭草　云实　茺蔚
地菌　草　赤地利
红内消　紫荆皮　何首乌
龙须　席草　海菜
水萍　浮萍　慈姑
林兰　石斛　木兰
承露仙　人肝藤　仗鸡子根
像胆　像之胆　卢会

水葵　水荇　莼
杜兰　石斛　木兰
冬葵子　葵菜　姑活
马尾　马之尾　商陆
水芝　芡实　冬瓜
屏风　防风　水荇
三白草　候农之草　牵牛
鸦臼　乌桕木　鹁鸠鸟
天葵　菟葵　落葵
赤葛　何首乌　乌敛莓
猢狲头　鳢肠　地锦
麟藿　野绿豆　葛苗
水花　浮萍　浮石
酸母　酸模　酢浆草
菩提子　薏苡　无患子
景天　慎火草　萤火虫
山芋　山药　旱芋
鬼盖　人参　地菌
相思子　木红豆　郎君子虫
王瓜　土瓜　菝葜
石南　风药　南藤
萝摩　雀瓢　百合
鸡骨香　沉香　降真香
黄瓜　胡瓜　栝楼
胡菜　胡荽　靶臺
甜藤　甘藤　忍冬
白马骨　兽之骨　又木名
金罂　金樱子　安石榴
胡豆　蚕虫　豌豆
机子　山楂　杨梅
金盏银台　水仙花　王不留行
木棉　古贝　杜仲
水栗　芰实　萍蓬草根
阳桃　猕猴桃　五敛子
胡王使者　羌活　白头翁

獐头　獐首　土菌
独摇　白杨　枎移
菥蓂　大荠　白棘
桑上寄生　桑耳
鼠矢　鼠粪　山茱萸
苦心　知母　沙参
日及　木槿　扶桑
芨　堇　乌头
乌犀　犀角　皂荚
梫木　桂　又木名
大青　大青草　扁青石
茆　莼　女菀
文蛤　海蛤　五倍子
桦木　桦皮　木芙蓉
终石　草　石
榛　榛子　厚朴
果蠃　蠮螉　栝楼
风药　石南　泽兰
将军　大黄　硫磺
椑　鼠李　漆柿
石鲮　络石藤　穿山甲
冬青　冻青　女贞
石芝　芝草　石脑
榇　梧桐　木槿
铅华　胡粉　黄丹
处石　慈石　玄石
石脑　石芝　太一余粮
寒水石　石膏　凝水石
石绿　绿青　绿盐
石英　紫石英　水晶
石盐　礜石　光明盐
蜃　车螯　蜃蛟
石蚕　沙虱　甘露子
占斯　樟寄生　雀瓮虫
鹂　田间小鸟　鱼狗鸟

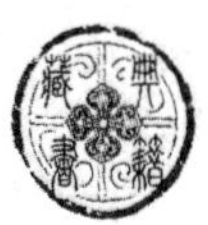

地蚕　蛴螬　甘露子
地鸡　上菌　鼠妇
沙虱　水虫　石蚕
鸩　伯劳　杜鹃
青蚨　蚨蝉　铜钱
蟪蛄　蝉　蝼蛄
鼯鼠　蝼蛄　鼺鼠
飞生　飞生虫　鼯鼠
蜗赢　蜗牛　螺蛳
负蠜　鼠负　蛗螽
负盘　蜚蠊　行夜
黄颊鱼　鳡鱼　黄颡鱼
土龙　蚯蚓　鼍龙
白鱼　鳡鱼　衣鱼
鱼师　有毒之鱼　鱼狗鸟
鱼虎　土奴鱼　鱼狗鸟
人鱼　鲱　鲵鱼
鲨鱼　吹沙鱼　鲛鱼
天狗　獾　鱼狗鸟
水狗　獭　鱼狗鸟
山鸡　翟雉　鷩雉
扶老　秃鹫　灵寿木
鬼鸟　姑获鸟　鬼车鸟
醴泉　瑞水名　人口中津
无心　薇衔　鼠曲草
朝开暮落花　木槿　狗溺台
因有类药品而本名隐去的中药。
土青木香　马兜　铃
野天麻　茺蔚
鬼油麻　漏卢
甜桔梗　荠苨
山牛蒡　大蓟
草续断　石龙刍
杜牛膝　天名精
野芝麻　玄参

甜葶苈　菥蓂
木羊乳　丹参
天蔓菁　天名精
草甘遂　蚤休
黄芫花　荛花
杏叶沙参　荠苨
野鸡冠　青葙子
山苋菜牛膝
黄大戟　芫花
胡薄荷　积雪草
龙脑薄荷　水苏
青蛤粉　青黛
野红花　大戟
竹园荽　海金沙
野园荽　鹅不食草
野胡萝卜
草鸱头　贯众
野茴香　马芹
野甜瓜　土瓜
野萱花　射干
野天门冬　百部
黑狗脊　贯众
草血竭　地锦
水巴戟　香附
土细辛　杜衡
獐耳细辛　及已
草鸢头　鸢尾
草天雄　草如兰状
草附子　香附
土附子　草乌头
木藜芦　鹿骊
山荞麦　赤地利
金荞麦　羊蹄
鬼蒟蒻　天南星
山大黄　酸模

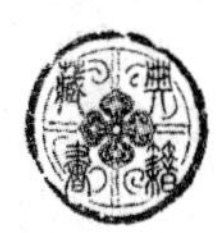

牛舌大黄　羊蹄
土萆薢　土茯苓
刺猪苓　土茯苓
白菝葜　萆薢
赤薜荔　赤地利
龙鳞薜荔　常春藤
夜牵牛　紫菀
便牵牛　牛蒡
山甘草　紫金藤
水甘草
木甘草
草云母　云实
草硫磺　芡实
草鍾乳　韭菜
草鳖甲　干茄
山地栗　土茯苓
羞天草　海芋
羞天花　鬼臼
土质汗　茺蔚
茅质汗
野兰　漏卢
木天寥
木芙蓉　拒霜
木莲蓬　木馒头
胡韭子　补骨脂
野槐　苦参
草麝香　郁金香
石庵茼　骨碎补
硬石膏　长石
白灵砂　粉霜
野茄　苍耳
木半夏
野生姜　黄精

相须、相使、相畏、相恶诸药

此药出于徐之才《药对》一书，现在以古代诸家本草增加其内容。

甘草　术、苦参、干漆为使。恶远志。忌猪肉。

黄芪　茯苓为之使。恶白鲜皮、龟甲。

人参　茯苓、马蔺为之使。恶卤咸、溲疏。畏五灵脂。

沙参　恶防己。

桔梗　节皮为之使。畏白及、龙胆、龙眼。忌猪肉。伏砒。

黄精　忌梅实。

葳蕤　畏卤咸。

知母　得黄檗及酒良。伏蓬砂、盐。

术　防风、地榆为之使。忌桃、李、雀肉、菘菜、青鱼。

狗脊　萆薢为之使。恶莎草、败酱。

贯众　雚菌、赤小豆为之使。伏石钟乳。

巴戟天　覆盆子为之使。恶雷丸、丹参、朝生。

远志　得茯苓、龙骨、冬葵子良。畏珍珠、蜚蠊、藜芦、齐蛤。

淫羊藿　薯蓣、紫芝为之使。得酒良。

玄参　恶黄芪、干姜、大枣、山茱萸。

地榆　得发良。恶麦门冬。伏丹砂、雄黄、硫磺。

丹参　畏咸水。

紫参　畏辛夷。

白头翁　蠡实为之使。得酒良。

白及　紫石英为之使。恶理石。畏杏仁、李核仁。

以上为草之一

黄连　黄芩、龙骨、理石为之使。忌猪肉。畏牛膝、款冬。恶冷水、菊花、玄参、白僵蚕、白鲜、芫花。

胡黄连　忌猪肉。恶菊花、玄参、白鲜。

黄苓　龙骨、山茱萸为之使。恶葱实。畏丹砂、牡丹、藜芦。

秦艽　菖蒲为之使。畏牛乳。

柴胡　半夏为之使。恶皂荚。畏女菀、藜芦。

前胡　半夏为之使。恶皂荚。畏藜芦。

防风　畏萆薢。恶干姜、藜芦、白敛、芫花。

羌独活　蠡实为之使。

苦参　玄参为之使。恶贝母、漏卢、菟丝子。伏汞、雌黄、焰消。

白鲜　恶桔梗、茯苓、萆薢、螵蛸。

贝母　厚朴、白微为之使。恶桃花。畏秦艽、莽草、礜石。

龙胆　贯众、赤小豆为之使。恶地黄、防葵。

细辛　庙青、枣根为之使。忌生菜、狸肉。恶黄芪、狼毒、山茱萸。畏滑石、消石。

白微　恶黄芪、干姜、大枣、山茱萸、大黄、大戟、干漆。

以上为草之第二部

当归　恶蔺茹、湿面。制雄黄。畏菖蒲、生姜、海藻、牡蒙。

芎䓖　白芷为之使。畏黄连。伏雌黄。

蛇床　恶牡丹、贝母、巴豆。

藁本　恶蔺茹。畏青葙子。

白芷　当归为之使。恶旋覆花。制雄黄、疏黄。

牡丹　忌蒜、胡荽。伏砒。畏菟丝子、贝母、大黄。

芍药　须丸、乌药、没药为之使。恶石斛、芒消。畏消石、鳖甲、小蓟。

杜若　得辛夷、细辛良。恶柴胡、前胡。

补骨脂　得胡桃、胡麻良。恶甘草。忌诸血、芸薹。

缩砂蔤　白檀香、豆蔻、人参、益智、黄檗、茯苓、赤白石脂为之使。得诃子、鳖甲、白芜荑良。

蓬莪茂　得酒、醋良。

香附子　得芎藭、苍术、醋、童子小便良。

零陵香　伏三黄、朱砂。

泽兰　防己为之使。

积雪草　伏硫磺。

香薷　忌白山桃。

以上为草部第三部

菊花　术、枸杞根、桑根白皮、青葙叶为之使。

庵蔺　荆子、薏苡为之使。

艾叶　苦酒、香附为之使。

茺蔚　制三黄、砒石。

薇衔　得秦皮良。

夏枯草　土瓜为之使。伏汞、砂。

红蓝花　得酒良。

续断　地黄为之使。恶雷丸。

漏卢　连翘为之使。

飞廉　得乌头良。恶麻黄。

枲耳　忌猪肉、马肉、米泔。

天名精　垣衣、地黄为这使。

芦笋　忌巴豆。

麻黄　厚朴、白微为之使。恶辛夷、石韦。

以上为草之第四部

地黄、得酒、麦门冬、姜汁、缩砂良。恶贝母、畏芜荑。忌葱、蒜、萝卜、诸血。

牛膝　恶萤火、龟甲、陆英。畏白前。忌牛肉。

紫菀　款冬为之使。恶天雄、藁本、雷丸、远志、瞿麦。畏茵陈。

女菀　畏菌咸。

冬葵子　黄芩为之使。

麦门冬　地黄、车前为之使。恶款冬、苦芙、苦瓠。畏苦参、青蘘、木耳。伏石钟乳。

款冬花　杏仁为之使。得紫菀良。恶玄参、皂荚、消石。畏贝母、麻黄、辛夷、黄芩、黄芪、黄连、青葙。

佛耳草　款冬为之使。

决明子　蓍实为之使。恶大麻子。

瞿麦　牡丹、蘘草为之使。恶螵峭。伏丹砂。

葶苈　榆皮为之使。得酒、大枣良。恶白僵蚕、石龙芮。

车前子　常山为之使。

女青　蛇衔为之使。

荩草　畏鼠负。

蒺藜　乌头为之使。

以上为草之第五部

大黄　黄芩为之使。恶干漆。忌冷水。

商陆　得大蒜良。忌犬肉。伏硇砂、砒石、雌黄。　狼毒　大豆为之使。恶麦句姜。畏醋、占斯、密陀僧。

狼牙　芜荑为之使。恶地榆、枣肌。

萵茹　甘草为之使。恶麦门冬。

大戟　小豆为之使。得枣良，恶薯蓣。畏菖蒲、芦苇、鼠屎。

泽漆　小豆为之使。恶薯蓣。

甘遂　瓜蒂为之使。恶远志。

莨菪　畏蟹、犀角、甘草、升麻、绿豆。

蓖麻　忌炒豆。伏丹砂、粉霜。

常山　畏玉札。忌葱、菘菜。伏砒石。

藜芦　黄连为之使。恶大黄。畏葱白。

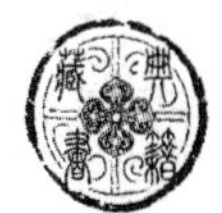

附子　地胆为之使。得蜀椒、食盐，下达命门。恶蜈蚣、豉汁。畏防风、黑豆、甘草、人参、黄芪、绿豆、乌韭、童溲、犀角。

天雄　远志为之使。恶腐婢、豉汁。

白附子　得火良。

蜀漆　栝楼、桔梗为之使。恶贯众。畏橐吾。

乌头　远志、莽草为之使。恶藜芦、豉汁。畏饴糖、黑豆、冷水。伏丹砂、砒石。

天南星　蜀漆为之使。得火、牛胆良。恶莽草。畏附子、干姜、防风、生姜。伏雌黄、丹砂、焰消。

半夏　射干、柴胡为之使。恶皂荚。忌海藻、饴糖、羊血。畏生姜、干姜、秦皮、龟甲、雄黄。

鬼臼　畏垣衣。

羊踯躅　畏卮子。恶诸石及面。伏丹砂、硇砂、雌黄。　芫花　决明为之使。得醋良。

莽草　畏黑豆、紫河车。

石龙芮　巴戟为之使。畏蛇蜕皮、吴茱萸。

荨麻　畏人溺。

钩吻　半夏为之使。恶黄芩。

以上为草之第六部

菟丝子　薯蓣、松脂为之使。得酒良。恶藋菌。

五味子　苁蓉为之使。恶葳蕤。胜乌头。

牵牛子　得干姜、青木香良。

紫藏　畏卤咸。

栝楼根　枸杞为之使。恶干姜。畏牛膝、干膝。

黄环　鸢尾为之使。茯苓、防己、干姜。

天门冬　地黄、贝母、垣衣为之使。忌鲤鱼。畏曾青、浮萍。制雄黄、硇砂。

何首乌　茯苓为之使。忌葱、蒜、萝卜、诸血、无鳞鱼。

萆薢　薏苡为之使。畏前胡、柴胡、牡蛎、大黄、葵根。

土茯苓　忌茶。

白敛　代赭为之使。

威灵仙　忌茶、面汤。

茜根　畏鼠姑。制雄黄。

防己　殷蘖为之使。恶细辛。畏萆薢、女菀、卤咸。杀雄黄、消石毒。

络石　杜仲、牡丹为之使。恶铁落、铁精。畏贝母、菖蒲。杀殷蘖毒。

以上为草之第七部

泽泻　畏海蛤、文蛤。

石菖蒲　秦皮、秦艽为之使。恶麻黄、地胆。忌饴糖、羊肉、铁器。

石斛　陆英为之使。恶凝水石、巴豆。畏雷丸、僵蚕。

石韦　滑石、杏仁、射干为之使。得菖蒲良。制丹砂、矾石。

乌韭　垣衣为之使。

以上为草之第八部

柏叶　柏实、瓜子、桂心、牡蛎为之使。畏菊花、羊蹄、诸石及面曲。

桂　得人参、甘草、麦门冬、大黄、黄芩，调中益气。得柴胡、紫石英、干地黄、疗叶逆。畏生葱、石脂。

辛夷　芎䓖为之使。恶五石脂。畏营蒲、黄连、蒲黄、石膏、黄环。

沉香　檀香　忌见火。

骐骥竭　得密陀僧良。

丁香　畏郁金。忌火。

以上为木第一部

黄檗木　恶干漆。伏硫磺。

厚朴　干姜为之使。恶泽泻、消石、寒水石。忌豆。

杜仲　恶玄参、蛇蜕皮。

干漆　半夏为之使。畏鸡子、紫苏、杉木、漆姑草、蟹。忌猪脂。

桐油　畏酒。忌烟。

楝实　茴香为之使。

秦皮　大戟为之使。恶吴茱萸、苦瓠、防葵。

皂荚　柏实为之使。恶麦门冬。畏人参、苦参、空青。伏丹砂、粉霜、硫磺、硇砂。

巴豆　芫花为之使。得火良。恶蘘草、牵牛。畏大黄、藜芦、黄连、芦笋、菰笋、酱 豉、豆汁、冷水。

栾华　决明为之使。

以上为木第二部

桑根白皮　桂心、续断、麻子为之使。

酸枣　恶防已。

山茱萸　蓼实为之使。恶桔梗、防风、防已。

五加皮　远志为之使。畏玄参，蛇皮。

溲疏　漏卢为之使。

牡荆实　防风为之使。恶石膏。

蔓荆子　恶乌头、石膏。

石南　五加皮为之使。恶小蓟。

栾荆子　决明为之使。恶石膏。

以上为木第三部

茯苓、茯神　马蔺为之使。得甘草、防风、芍药、麦门冬、紫石英，疗五脏。恶白敛、米醋、酸物。畏地榆、秦艽、牡蒙、龟甲、雄黄。

雷丸　荔实、厚朴、芫花为之使。恶蓄根葛根。

桑寄生　忌火。

竹沥　姜汁为之使。

占斯　茱萸为之使。

以上为木第四部

杏仁　得火良。恶黄芩、黄芪、葛根。畏蘘草。

桃仁　香附为之使。

榧实壳　反绿豆，能杀人。

秦椒　恶栝楼、防葵。畏雌黄。

蜀椒　杏仁为之使。得盐良。畏款冬花、防风、附子、雄黄、冷水、麻仁、浆。

吴茱萸　蓼实为之使。恶丹参、消石、白垩。畏紫石英。

食茱萸　畏紫石英。

石莲子　得茯苓、山药、白术、枸杞子良。

莲蕊须　忌地黄、葱、蒜。

荷叶　畏桐油。

以上为果部

麻花　畏牡蛎。蘆虫为其使药。

麻仁　恶茯苓。畏牡蛎、白微。

小麦面　畏汉椒、萝卜。

大麦　石蜜为之使药。

罂粟壳　得醋、乌梅、橘皮良。

大豆　得前胡、杏仁、牡蛎、乌喙、诸胆汁良。恶五参、龙胆、猪肉。

大豆黄卷　得前胡、杏子、牡蛎、天雄、乌喙、鼠屎、石蜜良。恶海藻、龙胆。

诸豆粉　畏杏仁。

以上为杏部

生姜　秦椒、秦艽为之使。恶黄芩、黄连、天鼠粪。杀半夏、南星、莨菪毒。

干姜　同。

莳香　得酒良。

菥蓂子　得荆实、细辛良。恶干姜、苦参。

薯蓣　紫芝为之使。恶甘遂。

藿菌　得酒良，畏鸡子。

六芝　并薯蓣为之使。得发良。得麻子仁、牡桂、白瓜子，益人。畏扁青、茵陈

蒿。恶常山。

以上为菜部

金　恶锡。畏水银、翡翠石、余甘子、驴马脂。

朱砂银　畏石亭脂、慈石、铁。忌诸血。

生银　恶锡。畏石亭脂、慈石、荷叶、蕈灰、羚羊角、乌贼骨、黄连、甘草、飞廉、鼠尾、龟甲、生姜、地黄、羊脂、苏子油。恶羊血、马目毒公。

赤铜　畏苍术、巴豆、乳香、胡桃、慈姑、牛脂。

黑铅　畏紫背天葵。

胡粉　恶雌黄。

锡　畏五灵脂、伏龙肝、羚羊角、马鞭草、地黄、巴豆、蓖麻、姜汁、砒石、硇砂。

诸铁　制石亭脂。畏慈石、皂荚、乳香、灰炭、朴消、硇砂、盐卤、猪犬脂、荔枝。

以上为金石之第一部玉屑　恶鹿角。畏蟾肪。

玉泉　畏款冬花、青竹。

青琅玕　得水银良。杀锡毒。畏鸡骨。

白石英　恶马目毒公。

紫石英　长石为之使。得茯苓、人参、芍药，主心中结气。得天雄、菖蒲、主霍乱。恶鮀甲、黄连、麦句姜。畏扁青，附子及酒。

云母　泽泻为之使。恶徐长卿。忌羊血。畏鮀甲、矾石、东流水、百草上露、茅屋漏水。制汞。伏丹砂。

以上为金石之第二部

丹砂　恶慈石。畏咸水、车前、石韦、皂荚、决明、瞿麦、南星、乌头、地榆、桑椹、紫河车、地丁、马鞭草、地骨皮、阴地厥、白附子。忌诸血。

水银　畏慈石、砒石、黑铅、硫磺、大枣、蜀椒、紫河车、松脂、松叶、荷叶、谷精草、金星草、萱草、夏枯草、莨菪子、雁来红、马蹄香、独脚莲、水慈姑、瓦松、忍冬。

汞粉　畏慈石、石黄、黑铅、铁浆、陈酱、黄连、土茯苓。忌一切血。

粉霜　畏硫磺、荞表杆灰。

雄黄　畏南星、地黄、莴苣、地榆、黄芩、白芷、当归、地锦、苦参、五加皮、紫河车、五叶藤、鹅肠草、鸡肠草、鹅不食草、圆桑叶、猬脂。

雌黄　畏黑铅、胡粉、芎䓖、地黄、独帚、益母、羊不食草、地榆、瓦松、五加皮、冬瓜汁。

石膏　鸡子为之使。畏铁。恶莽草、巴豆、马目毒公。

理石　滑石为之使。恶麻黄。

方解石　恶巴豆。

滑石　石韦为之使。恶曾青。制雄黄。

不灰木　制三黄、水银。

五色石脂　畏黄芩、大黄、官桂。

赤石脂　恶大黄、松脂。畏芫花、豉汁。

白石脂　燕屎为之使。恶松脂。畏黄芩、黄连、甘草、飞廉、毒公。

黄石脂　曾青为之使。恶细辛。畏蜚蠊、黄连、甘草。忌卵味。

孔公蘗　木兰为之使。恶术、细辛。忌羊血。

石锺乳　蛇床为之使。恶牡丹、玄石、牡蒙、人参、术。忌羊血。畏紫石英、蘘草、韭实、独蒜、胡葱、胡荽、麦门冬、猫儿眼草。

以上为金石之第三部

阳起石　桑螵蛸为之使。恶泽泻、雷丸、菌桂、石葵、蛇蜕皮、畏茧丝子。忌羊血。

慈石　柴胡为之使。恶牡丹、莽草。畏黄石脂。杀铁毒。消金。伏丹砂。养水银。

玄石　恶松脂、柏实、菌桂。

代赭石　干姜为之使。畏天雄、附子。

禹余粮　牡丹为之使。制五金、三黄。

太一余粮　杜仲为之使。畏贝母、菖蒲、铁落。

空青、曾青　畏茧丝子。

石胆　水英、陆英为之使。畏牡桂、菌桂、辛夷、白微、芫花。

礜石　得火良。铅丹、棘针为之使。畏水。恶马目毒公、虎掌、细辛、鹜屎。忌羊血。

砒石　畏冷水、绿豆、醋、青盐、蒜、消石、水蓼、常山、益母、独帚、菖蒲、木律、菠薐、莴苣、鹤顶草、三角酸、鹅不食草。

礞石　得焰消良。

以上为金石之第四部

大盐　漏卢为之使。

朴消　大黄、石韦为之使。畏麦句姜、京三棱。

凝水石　畏地榆。

消石　火为之使。恶曾青、苦参、苦菜。畏女菀、杏仁、竹叶、粥。

硇砂　制五金、八石。忌羊血。畏一切酸浆水、醋、乌梅、牡蛎、卷柏、萝卜、独帚、羊蹄、商陆、冬瓜、苍耳、蚕沙、海螵蛸、羊䯗骨、羊踯躅、鱼腥草、河豚鱼胶。

蓬砂　畏知母、芸苔、紫苏、甑带、何首乌、鹅不食草。

石硫磺　曾青、石亭脂为之使。畏细辛、飞廉、朴消、铁、醋、黑锡、猪肉、鸭

汁、余甘子、桑灰、益母、天盐、车前、黄檗、何首乌、石韦、荞麦、独帚、地骨皮、地榆、蛇床、蓖麻、菟丝、蚕沙、紫荷、菠薐、桑白皮、马鞭草。

矾石 甘草为之使。恶牡蛎。畏麻黄、红心灰藋。

绿矾 畏醋。

以上为金石之第五部。

蜜蜡 恶芫花、齐蛤。

蜂子 畏黄芩、芍药、白前、牡蛎、紫苏、生姜、冬瓜、苦荬。

露蜂房 恶干姜、丹参、黄芩、芍药、牡蛎。

桑螵蛸 得龙骨，止泄精。畏旋覆花、戴椹。

白僵蚕 恶桔梗、茯苓、茯神、萆薢、桑螵蛸。

晚蚕沙 制硇砂、焰消、粉霜。

斑蝥 马刀为之使。得糯米、小麻子良。恶曾青、豆花、甘草。畏巴豆、丹青、空青、黄连、黑豆、靛汁、葱、茶、醋。

芫菁 地胆、葛上亭长，并同斑蝥。

蜘蛛 畏蔓菁、雄黄。

水蛭 畏石灰、食盐。

蛴螬 蜚蠊为之使。恶附子。

蜣螂 畏石膏、羊角、羊肉。

衣鱼 畏芸草、莽草、莴苣。

䗪虫 畏皂荚、菖蒲、屋游。

蜚虻 恶麻黄。

蜈蚣 畏蛞蝓、蜘蛛、白盐、鸡屎、桑白皮。

蚯蚓 畏葱、盐。

蜗牛、蛞蝓 畏盐。

以上为虫部

龙骨、龙齿 得人参、牛黄、黑豆良。畏石膏、铁器、忌鱼。

龙角 畏蜀椒、理石、干漆。

鼍甲 蜀漆为之使。畏芫花、甘遂、狗胆。

蜥蜴 恶硫磺、斑蝥、芜荑。

蛇蜕 得火良。畏慈石及酒。

白花蛇、乌蛇 得酒良。

鲤鱼胆 蜀漆为之使。

乌贼鱼骨 恶白及、白敛、附子。

河豚鱼 畏橄榄、甘蔗、芦根、粪汁、鱼茗木、乌苡草根。

以上为鳞部

龟甲　恶沙参、蜚蠊。畏狗胆。

鳖甲　恶矾石、理石。

牡蛎　贝母为之使。得甘草、牛膝、远志、蛇床子良。恶麻黄、吴茱黄、辛夷。伏硇砂。

蚌粉　制石亭脂、硫磺。

马刀　得火良。

海蛤　蜀漆为之使。畏狗胆、甘遂、芫花。

以上为介部

伏翼　苋实、云实为之使。

夜明沙　恶白敛、白微。

五灵脂　恶人参。

以上为禽部

羚羊角　菟丝子为之使。

羊胫骨　伏硇砂。

羚羊屎　制粉霜。

牛乳　制秦艽、不灰木。

马脂、驼脂　柔五金。

阿胶　得火良。薯蓣为之使。畏大黄。

牛黄　人参为之使。得牡丹、菖蒲，利耳目。恶龙骨、龙胆、地黄、常山、蜚蠊。畏牛膝、干漆。

犀角　松脂、升麻为之使。恶雷丸、雚菌、乌头、乌喙。

熊胆　恶防己、地黄。

鹿茸　麻勃为之使。

鹿角　杜仲为之使。

鹿角胶　得火良。畏大黄。

麋脂　忌桃、李。畏大黄。

麝香　忌大蒜。

猬皮　得酒良。畏桔梗、麦门冬。

猬脂　制五金、八石。伏雄黄。

以上为兽部

相反诸药

共为三十六种

甘草　反大戟、芫花、甘遂、海藻。

大戟　反芫花、海藻。

乌头　反贝母、栝楼、半夏、白敛、白及。

藜芦　反人参、丹参、沙参、玄参、苦参、细辛、芍药、狸肉。

河豚　反煤炲、荆芥、防风、菊花、桔梗、甘草、乌头、附子。

蜜　反生葱。

柿　反蟹。

服药食忌

甘草　忌猪肉、菠菜、海菜。

黄连、胡黄连　忌猪肉、冷水。

苍耳　忌猪肉、马肉、米泔。

桔梗、乌梅　忌猪肉。

仙茅　忌牛肉、牛乳。

半夏、菖蒲　忌羊肉、羊血、饴糖。

牛膝　忌牛肉。

阳起石、云母、钟乳、硇砂、礜石　并忌羊血。

商陆　忌犬肉。

丹砂、空青、轻粉　并忌一切血。

吴茱萸　忌猪心、猪肉。

地黄、何首乌　忌一切血、葱、蒜、萝卜。

补骨脂　忌猪血、芸薹。

细辛、藜芦　忌狸肉、生菜。

荆芥　忌驴肉。反河豚、一切无鳞鱼、蟹。

紫苏、天门冬、丹砂、龙骨　忌鲤鱼。

巴豆　忌野猪肉、菰笋、芦笋、酱、豉、冷水。

苍术、白术　忌雀肉、青鱼、菘菜、桃、李。

薄荷　忌鳖肉。

麦门冬　忌鲫鱼。

常山　忌生葱、生菜。

附子、乌头、天雄　忌豉汁、稷米。

牡丹　忌蒜、胡荽。

厚朴、蓖麻　忌炒豆。

鳖甲　忌苋菜。

威灵仙、土茯苓　忌面汤、茶。

当归　忌湿面。

丹参、茯苓、茯神　忌醋及一切酸。

凡服药，不要杂食肥猪犬肉、油腻羹鲙、腥臊陈臭诸物。

凡服药，不要多食生蒜、胡荽、生葱、诸果、诸滑滞之物。

凡服药，不要看见死尸、产妇、淹秽等事。

妊娠禁忌

乌头　附子　天雄　乌喙　侧子　野葛　羊踯躅　桂　南星　半夏　巴豆　大戟　芫花藜芦　薏苡仁　薇衔　牛膝　皂荚　牵牛　厚朴　槐子　桃仁　牡丹皮　梲根　茜根　茅根　干漆　瞿麦　蕳茹　赤箭　草三棱　鬲草　鬼箭　通草　红花　苏木　麦蘖　葵子　代赭石　常山　水银　锡粉　硇砂　砒石　芒消　硫磺　石蚕　雄黄　水蛭　虻虫　芫青　斑蝥　地胆　蜘蛛　蝼蛄　葛上亭长　蜈蚣　衣鱼　蛇蜕　蜥蜴　飞生　䗪虫　樗鸡　蚱蝉　蛴螬　猬皮　牛黄　麝香　雌黄　兔肉　蟹爪甲　犬肉　马肉　驴肉　羊肝　鲤鱼　蛤蟆　鳅鳝　龟鳖　蟹　生姜　小蒜　雀肉　马刀

饮食禁忌

猪肉忌　生姜　荞姜　葵菜　胡荽　梅子　炒豆　牛肉　马肉　羊肝　麋鹿　龟鳖　鹌鹑　驴肉

猪肝忌　鱼鲙　鹌鹑　鲤鱼肠子

猪心肺忌　饴　白花菜　吴茱萸

羊肉忌　梅子　小豆　豆酱　荞麦　鱼鲙　猪肉　醋　酪　鲊

羊心肝忌　梅　小豆　生椒　苦笋

白狗血忌　羊　鸡

犬肉忌　菱角　蒜　牛肠　鲤鱼　鳝鱼

驴肉忌　凫茈　荆芥茶　猪肉

牛肉忌　黍米　韭薤　生姜　猪肉　犬肉栗子

牛肝忌　鲇鱼

牛乳忌　生鱼　酸物

马肉忌　仓米　生姜　苍耳　粳米　猪肉　鹿肉

兔肉忌　生姜　橘皮　芥末　鸡肉　鹿肉　獭肉獐肉忌　梅　李　生菜　鹄　虾

麋鹿忌　生菜　菰蒲　鸡　鱼　雉　虾

鸡肉忌　胡蒜　芥末　生葱　糯米　李子　鱼汁　犬肉　鲤鱼　兔肉　獭肉

鳖肉　野鸡
鸡子忌　同鸡
雉肉忌　荞麦　木耳　蘑菇　胡桃　鲫鱼　猪肝　鲇鱼　鹿肉
野鸭忌　胡桃　木耳
鸭子忌　李子　鳖肉
鹌鹑忌　菌子　木耳
雀肉忌　李子　酱　各种动物肝
鲤鱼忌　猪肝　葵菜　犬肉　鸡肉
鲫鱼忌　芥菜　蒜　糖　猪肝　鸡雉　鹿肉　猴肉
青鱼忌　豆藿
鱼鲊忌　豆藿　麦酱　蒜　葵　绿豆
黄鱼忌　荞麦
鲈鱼忌　乳酪
鲟鱼忌　干笋
鱴鱼忌　野猪　野鸡
鲐鱼忌　牛肝　鹿肉　野猪
鳅鳝忌　犬肉　桑紫煮
鳖肉忌　苋菜　薄荷　芥菜　桃子　鸡子　鸭肉　猪肉　兔肉
螃蟹忌　荆芥　柿子　橘子　软枣
虾子忌　猪肉　鸡肉
李子忌　蜜　浆水　鸭　雀肉　鸡　獐
橙橘忌　槟榔　獭肉
桃子忌　鳖肉
枣子忌　葱　鱼
枇杷忌　热面
杨梅忌　生葱
银杏忌　鳗鲡
慈姑忌　茱萸
诸瓜忌　油饼
砂糖忌　鲫鱼
荞麦忌　猪肉　羊肉　雉肉　黄鱼
黍米忌　葵菜　蜜　牛肉
绿豆忌　榧子　杀人。鲤鱼鲊
炒豆忌　猪肉
生葱忌　蜜　鸡　枣　犬肉　杨梅

韭薤忌　蜜　牛肉

胡荽忌　猪肉

胡蒜忌　鱼　鱼鲊　鲫鱼　犬肉　鸡

苋菜忌　蕨　鳖

白花菜忌　猪心肺

梅子忌　猪肉　羊肉　獐肉

凫花忌　驴肉

生姜忌　猪肉　牛肉　马肉　兔肉

芥末忌　鲫鱼　兔肉　鸡肉　鳖

干笋忌　砂糖　鲟鱼　羊心肝

木耳忌　雉肉　野鸭　鹌鹑

胡桃忌　野鸭　酒　雉

栗子忌　牛肉

李东垣随证用药凡例

风中之腑　手足不遂，先发其表，以羌活防风为君，随证加药。然后行经养血，当归、秦艽、独活之类，随经用之。

风中五脏　耳聋目瞀，先疏其里，三化汤。然后行经，独活、防风、白芷、川芎随经用之。

破伤中风　脉浮在表，汗之；脉沉在里，下之；脉沉在里，下之。背搐，羌活、防风；前搐，加升麻、白芷；两旁搐，柴胡、防风；右搐，加白芷。

伤风恶风　防风为君，麻黄、甘草佐之。

伤寒恶寒　麻黄为君，防风、甘草佐之。

六经头痛　须用川芎。加引经药：太阳，蔓荆；阳明，白芷；太阴，半夏；少阴，细辛；厥明，吴茱萸；巅顶，藁木。

眉棱骨痛　羌活、白芷、黄芩。

风湿身痛　羌活。

嗌痛颔肿　黄芩、鼠粘子、甘草、桔梗。

肿吊肿痛　羌活。

眼暴赤肿　防风、芩、连泻火，当归佐酒煎服。

眼久昏暗　熟苄，当归为君、羌、防为臣，甘草，甘菊之类佐之。

风热牙疼　喜冷恶热，生苄、当归、升麻、黄连、牡丹皮、防风。

肾虚牙疼　桔梗、升麻、细辛、吴茱萸。

风湿诸病　须用羌活、白术。

风冷诸病　须用川乌。

一切疼饮　须用半夏。风加南星，热加黄芩，湿加白术，陈皮、寒加干姜。

风热诸病　须用荆芥、薄荷。

诸咳嗽病　五味为君，痰用半夏，喘加阿胶佐之。不拘有热无热，少加黄芩。春加川芎、芍药，夏加栀子、知母，秋加防风，冬加麻黄、桂枝之类。

诸嗽有痰　半夏、白术、五味、防风、枳壳、甘草。

咳嗽无痰　五味、杏仁、贝母、生姜、防风。

有声有痰　半夏、白术、五味、防风。

寒喘痰急　麻黄、杏仁。

热喘咳嗽　桑白皮、黄芩、诃子。

水饮湿喘　白矾、皂荚、葶苈。

热喘燥喘　阿胶、五味、麦门冬。

气短虚喘　人参、黄芩、五味。

诸疟寒热　柴胡为君。

脾胃困倦　参、芪、苍术。

不思饮食　木香、藿香。

脾胃有湿　嗜卧有痰，白术、苍术、茯苓、猪苓、半夏、防风。

上焦湿热　黄芩泻肺火。

中焦湿热　黄连泻心火。

下焦湿热　酒洗黄檗、知母、防已。

下焦湿肿　酒洗汉防已、龙胆草为君，甘草、黄檗为佐。

腹中胀满　须用姜制厚朴、木香。

腹中窄狭　须用苍术。

腹中实热　大黄、芒消。

过伤饮食　热物大黄为君。冷饮，巴豆为丸散。

宿食不消　须用黄连、枳实。

胸中烦热　须用卮子仁、茯苓。

胸中痞塞　实用厚朴、枳实，虚用芍药、陈皮，痰热用黄连、半夏，寒用附子、干姜。

六郁痞满　香附、抚芎。湿加苍术，痰加陈皮，热加卮子，食加神曲，血加桃仁。

诸气刺痛　枳壳、香附，加引经药。

诸血刺痛　须加当归，详上下用根梢。

胁痛寒热　须用柴胡。

胃脘寒痛　须加草豆蔻、吴茱萸。

少腹疝痛　须加青皮、川楝子。

脐腹疼痛　加熟苄、乌药。

诸痢腹痛　下后白芍、甘草为君，当归、白术佐之。先便后痢，黄芩为君，当归佐之。里急，消、黄下之。后重，加木香、藿香、槟榔和之。腹痛用芍药，恶寒加桂，恶热加黄芩，不痛芍药减半。

水泻不止　须用白术、茯苓为君，芍药、甘草佐之。谷不化，加防风。

小便黄涩　黄檗、泽泻。

小便不利　黄檗、知母为君，茯苓、泽泻为使。

心烦口渴　干姜、茯苓、天花粉、乌梅。禁半夏、葛根。

小便余沥　黄檗、杜仲。

茎中刺痛　生甘草梢。

肌热有痰　须用黄芩。

虚热有汗　须用黄芪、地骨皮、知母。

虚热无汗　用牡丹皮、地骨皮。

潮热有时　黄芩。午加黄连，未加石膏，申加柴胡，酉加升麻，辰、戌加羌活，夜加当归。

自汗盗汗　须用黄芪、麻黄根。

惊悸恍惚　须用获神。

一切气痛　调胃，香附、木香。破滞气，青皮、枳壳。泄气，牵牛、萝子。助气，木香、藿香。补气，人参、黄芪。冷气，草蔻、丁香。

一切血痛　活血补血，当归、阿胶、川芎、甘草。凉血，生地黄。破血，桃仁、红花、苏木、茜根、玄胡索、郁李仁。止血，发灰、棕灰。

上部见血　须用防风、牡丹皮、剪草、天麦冬为使。

中部见血　须用黄连、芍药为使。

下部见血　须用地榆为之使。

新血红色　生地黄、炒卮子。

陈血瘀色　熟地黄。

诸疮痛甚　苦寒为君，黄芩、黄连。佐以甘草，详上下用根梢及引经药。十二经皆用连翘。知母、生地黄酒洗为用。参、芪、甘草、当归，泻心火，助元气，止痛。解结，用连翘　当归、藁本。活血去血，用苏木、红花、牡丹皮。脉沉病在里，宜加大黄利之。脉浮为表，宜行经，芩、连、当归、人参、木香、槟榔、黄檗、泽泻。自腰已上至头者，加枳壳引至疮所。加鼠粘子，出毒消肿。加肉桂，入心引血化脓。坚不溃者，加王瓜根、黄药子、三棱、莪茂、昆布。

上身有疮　须用黄芩、防风、羌活、桔梗。上截黄连，下身黄檗、知母、防风，用酒水各半煎。引药入疮，用皂角针。

下部痔漏　苍术、防风为君，甘草、芍药佐之，详证加减。

妇人胎前　有病，以黄芩、白术安胎，然后用治病药。发热及肌热者，芩、连、参、芪。腹痛者，白芍、甘草。

产后诸病　忌柴胡、黄连、芍药。渴去半夏加白茯苓，喘嗽去人参，腹胀去甘草，血痛加当归、桃仁。

小儿惊搐　与破伤风同。

心热　摇头咬牙额黄，黄连、甘草、导赤散。

肝热　目眩，柴胡、防风、甘草、泻青丸。

脾热　鼻上红，泻黄散。

肺热　右腮红，泻白散。

肾热　额上红，知母、黄檗、甘草、当归。

自汗盗汗　须用黄芪、麻黄根。

惊悸恍惚　须用茯神。

陈藏器诸虚用药凡例

各种疾病导致人体积聚了各种病理产物及变化，这些都是由于人体的虚弱状态所引起的，从这个角度来说，虚弱是一切疾病的根本原因。积聚一方面是病因之名称，积是指五脏之气存积而不行，聚是指六腑之血聚集而不散，另一方面又是指人体内脏腑气血不同导致的有形积聚一类的病症。像治疗积聚一类的病症一般都采用以前的旧方治疗，不再进行加减增补。而对于虚弱而兼有劳损的病人，这种治疗法当然是有万种弊端，所以应该随着疾病的不同而加以加减运用。古代善于行医的人大多自己采集药物，审察药物的体质性味及其功效和主治，并根据时令季节的早晚决定如何使用药物治疗。如果过早采集药物治疗，那时药势尚未完全形成，如果过晚采集药物治疗，那么药物的药力可能已经在走下坡路。当今的行医之人不再自己采集药物，而且也不根据时令季节的早晚来采集使用药物。更不知晓药物的寒热调剂平衡方法及药物的分量轻重，仅仅徒有治疗的虚名，却永远不会有肯定的疗效，这种情况确实是令人感到迷惑难解的。因此在这里再一次审视药物的冷热性，以便使学者能记忆加减用药的原则。

虚劳病症头痛而又再次发热，可加枸杞子、葳蕤两种药物。

虚劳病症而出现呕吐表现，应加用人参。

虚劳病症而出现心神不安的表现，应加人参。

虚劳而多梦纷纭，应加用龙骨。

虚劳而多有发热，应加地黄、牡蛎、地肤子、甘草。

虚劳而寒冷，应加当归、川芎、干姜。

虚劳而损伤，应加钟乳、棘刺、肉苁蓉、巴戟天。

虚劳而出现大热，应加黄芩、天门冬。

虚劳而多健忘，应加茯神、远志。

虚劳而口中干渴，应加麦门冬、知母。

虚劳而多吸少呼，应加胡麻、覆盆子、柏子仁。

虚劳而多气虚兼有微咳，应加用五味子、大枣。

虚劳而心中惊悸不安，加用龙齿、沙参、紫石英、小草。若虚寒，则可用紫石英、甘草；若兼有邪热，可用沙参、龙齿；如果虚劳而不兼有寒、热病症，上药都可运用。

虚劳而身体强硬不灵活，腰活动不利索，可加磁石、杜仲。

虚劳而多寒冷病症，加用桂心、吴茱萸、附子、乌头。

虚劳而小便赤，加黄芩。

虚劳而邪热外客，加用地骨皮、白水黄花（白水，是地名，不是药物名）。

虚劳而寒冷，加用陇西黄花。

虚劳而有痰，又兼有反复的气滞证，可加用生姜、半夏、枳实。

虚劳而小肠下利病症，可加用桑螵蛸、加龙骨、鸡胜胵。

虚劳而气损者，小便清长或小便白浊，加用厚朴。

脑髓枯竭而不足，可加生地黄、当归。

肺气不足的病症，可加用天门冬、麦门冬、五味子。

心气不足的病症，可加用上党人参、茯神、菖蒲。

肝气不足的病症，可加用天麻、川芎䓖。

脾气不足的病症，可加用白术、白芍药、益智仁。

肾气不足的病症，可加用熟地黄、远志、牡丹皮。

胆气不足的病症，可加用细辛、酸枣仁、地榆。

神志昏蒙不足，可加用朱砂、预知子、茯神。

张子和汗吐下三法

人身不外乎表里，气血不外乎虚实。表邪盛实的人必定里虚，里实的病人必然表虚，经脉邪盛的人络脉一定虚，络脉邪盛的人经脉必然虚，这是疾病的一般规律。高明的医生治病，先治疗病人的实证，后治疗病人的虚证，也有不治疗病人虚证的时候。技术粗浅的医生治病，有时治疗病人的虚证，有时治疗病人的实证，有时就能侥幸治愈，有时却不能治愈。不通医术的医生治病，使实证更实，使虚证更虚，他贻误病人的迹象常常很明显，所以可以得到这些迹像而治罪于他。现在我撰写这篇吐汗下三法的文章，用来概括治病的方法，希望后来的医生有所凭据啊。

疾病这一事物，不是人身本来就有的。有的从外部侵入，有的由内部产生，都是邪气造成的。气侵袭到人体，迅速攻治它可以，迅速驱除它可以，招揽并挽留它，可以吗？即使愚笨的男女，都知道揽留它不可以。等到他们生病听说用攻法就不高兴，听说用补法就喜欢。现在的医生说："应当先固摄病人的元气，元气充实了，邪气自然被驱除。"社会上像这样无知的人，多么多啊！

邪气侵入人体，轻浅的，传变时间久了就自行消除，较严重的，传变久了就难以痊愈，更严重的就会突然死亡。如果首先考虑固摄病人的元气，用补药补他，那么真气还未充足，而邪气已经盛实扩散而不能被制服了。只要有脉微将绝、下元虚损、无实邪、无积聚的人，方才可以考虑用补法；其余有实邪有积聚的人而考虑用补法的，都属于"鲧湮洪水"这一类的人。现在我论述的吐汗下三种治法，首先论述攻除病邪，邪气被除而元气自然恢复。况且我论述的三种治法，认识和实践的时间很久，最为精通熟练，只有成功没有失败，所以敢对后来的人谈论。天上的六气，风、暑、火、湿、燥、寒；地上的六气，雾、露、雨、雹、冰、泥；人吃的六味，酸、苦、甘、辛、咸、淡。所以天邪致病，多在人体上部，地邪致病，多在人体下部；人邪致病，多在人体中部。这是致病的三个方面。天邪、地邪、人邪：即上述"天之六气"、"地之六气"、"人之六味"太过，成为致病的邪气。邪气进入人体有三个方面，驱除邪气也有三法。各种风寒邪气，郁结相争在皮肤之间，隐藏在经络之中，留滞而不离去，有的发生风痹疼痛，麻木不仁，以及四肢肿痒的拘挛，可用汗法驱除邪气。风痰宿食，在胸膈或者胃上脘部，可用涌吐法逐出病邪。寒湿痼冷，热邪停留在下焦，在下部的疾病，可用泄下法驱出病邪。《内经》分别论述各种疾病，不是一种症状；分别论述各种治法，不是一条途径。《至真要大论》等几篇论述五运六气造成的各种疾病，各篇断然都用酸苦甘辛咸淡六味来总括治疗它们。其中谈到补法，有时可见到一两外；然而那些补法，不是现在说的补法，（这些我已）用文字陈述在《补论》篇中，如辛补肝，咸补心，甘补肾，酸补脾，苦补肺。像这样的补法，就是用来宣发腠理，输送津液，至于其中统括论述各种药物，就说：辛甘淡三味属阳，酸苦咸三味属阴。辛甘主发散，淡能渗泄，酸苦咸可通泄。有发散作用的归属于汗法。渗能解寒，归属于汗法，泄能利小便，归属于下法，唯独不谈补法。这才知道圣人只有三法，没有第四法。既然这样，那么圣人不谈论补法了吗？说：汗下吐三法，是用这些草木药物治病的。补法，是用谷肉果菜滋养身体的。谷肉果菜之类，好像君王的道德教化；汗下吐之类，好像君王的刑罚。所以说：道德教化，是振兴安定的饭菜；刑罚，是治理祸乱的药物。如果人没有病，吃饭菜就行了；等到他们有了病，应当先攻治有病之处。病邪消除了，用饭菜补他，如同社会已经安定了，刑罚就搁置不用。怎么可以把药物当作补品呢？假如要除去大病重病，不是吐汗下就无从驱除了。

然而现在的医生，没有能够完全了解汗下吐三法，各立学派，谁肯委屈自已的高见而问一次别人呢？况且我的三法，能概括各种治法，用药的时候，配有按摩、导引，治法用药有少有多，疗程有长有短。用静休的方法养生治病，如气功中的坐功、卧功等。导引是一种呼吸吐纳，屈伸手足，使血气流通的养生方法。现在的医生，不了解

我的治法，都仰起面孔嘲笑说："吐法，不过用瓜蒂罢了；汗法，不过用麻黄、升麻罢了；下法，不过用巴豆、牵牛、朴硝、大黄、甘遂、芫花罢了。"既没有了解那些治法技术，又从而诬蔑它，我实在难以和他们苦苦辩解，所以撰写了这篇文章。我所说的三法可以用来概括各种治法，如引涎、漉涎、嚏气、追泪，凡是向上驱邪的治法，都属于吐法；炙、蒸、熏、谍、洗、熨、烙、针刺、砭射、导引、按摩，凡是解表的治法，都属于汗法；用药催促胎儿产出，通下乳汁，消除积滞，泻出积水，通经行血，导泄郁气，凡是向下驱邪的治法，都属于下法。药吹入鼻孔引起喷嚏，以通气开窍。将药嗅入鼻孔取泪。用煮药的热气蒸患处。用药烧烟熏患处。用药液洗涤，除去污秽。药物加热后，用布包熨患处。用金属烙器煨热烫患处。砭射用砭石等磨刮患处。用我的三法，所以能概括各种治法。然而我也不曾因为这三种治法，就抛弃其他各种治法，分别观察那些疾病适宜的治法而选用它们。用十分作比例，这三法占其中十分之八九，而其他治法适合的病才占十分之一二。

有人说《内经》较多的论述针法而很少论述药物，是因为圣人想阐明经络原理。哪里知道针刺的道理。就是说的用药的道理。现在我写的吐汗下三篇文章，在后面分别列出药物的用量轻重和寒温药性。又在三法以外，另外撰写《原补》恐怕后来的医生拘泥在补法上，所以把它放在三篇的后面，使用药的人知道吐法之中寓有汗法，下法之中寓有补法，只有三法。《内经》说："知道其中要领的人，一句话就讲清楚了。"说的就是这个道理。

吐法

凡是病变在胸膈中脘以上的疾病，都应采用吐法治疗。考据历代本草，吐药中的性味各有不同。吐药中的苦寒药有瓜蒂、栀子、茶末、豆豉、黄连、苦参、大黄、黄芩。吐药中性味属于苦寒的有常山、藜芦、郁金。吐药中性味属于甘寒的药物有桐油。吐药中有性味属于甘而温的药物，如牛肉之类。属于性味甘苦而寒的药物，有地黄、人参芦。属于苦味而性温者有青木香，桔梗芦、远志、厚朴之类。属于性味辛苦而温病者有薄荷、芫花、菘萝之类药物。属于辛而温的药物有萝卜子，谷精草、葱根须、杜衡、皂荚。属于辛而寒味的药物有胆矾、石绿、石青。辛而温者，蝎梢、乌梅、乌头、附子尖、轻粉。属于酸而寒味的药物有晋矾、绿矾、酸浆菜。属于酸而平味的药物有铜绿。吐药中甘酸而平的药物有赤小豆。属于酸而温的药物有饭浆之类药物，而属于咸而寒味的药物有青盐、沧盐、白米饮之类的药物。属于甘寒的药物有牙硝等。属于辛热的药物有砒石等。吐药中只有常山、胆矾、瓜蒂有小毒，藜芦、芫花、乌头、附子、砒石有大毒，其他各类药物均属于吐药中的无毒品。以上各药的用法都应先服最少量，如果没有涌吐效果可逐渐增加，并仍以鸡羽撩咽催吐；如果不吐可以酸菜或酱菜投入药中以催吐，如再不吐再投入，这样一边投药一边以鸡羽探吐，没有不呕吐的。若呕吐过频引起头晕目眩，不要过于惊慌或怀疑，只要稍稍饮下冰水或新汲的井水即可立即缓解。病势强劲的可以采用一次性大探吐方法而获平安，病势弱者可作三次小吐吐之。吐完后第二日会很快觉得痛快。若有疾病病势转而为甚者，这是因为引邪未尽的缘故，待数天以后再行吐之。催吐后不禁食物，只是禁忌饱食及酸咸硬性食物及干性食物、油腻肥厚之品。催吐后心火降而阴道强盛，此时更应禁忌房室劳倦及过度悲忧，病人不知道这个道理，不自究责任，反而将疾病加重的原因归罪于吐法。病人中不可催吐的情况有八种：一为性格刚暴而怒喜反常过度者，二为病人病势已经衰危而老弱病残气衰者，三为病人自己呕吐不止者，四为阳气败坏，血气虚竭者，五为病人吐血、咯血、衄血、嗽血、血崩（子宫出血）、尿血者，六为病粗知医书却不通医理，不辨邪正者，七为病人性情不稳定而反复不定者，八为左右嘈杂多语搬弄是非者，均不可呕之。吐之则容易转生其他病症，及易使人顿起诽谤中伤的端由。因此，对于这些病人即使病人反复恳切求之，都不可以勉强予以吐法。

汗法

风寒暑湿各种病邪，如果侵入人体皮肤腠理之间而未达深入，要想很快地去除它，只有用发汗之法，这就是人们所说的“开玄府而逐邪气”的办法。然而，开玄府（即开汗孔）的方法有多种，有温热发汗、寒凉发汗、熏渍发汗、导引发汗，这四种都属于开汗孔而逐邪气的方法。如果以本草记载来比较，则可知：荆芥、薄荷、白芷、陈皮、半夏、细辛、苍术、天麻、生姜、葱白，都属于辛而温发的药物。蜀椒、胡椒、茱萸、大蒜之类，都属于辛而热的药物。青皮、防己、秦艽之类的药物，都属于辛而平淡的药物。而麻黄、人参、大枣此类药物都属于甘而温的药物。葛根、赤茯苓则属于甘而平淡的药物。桑白皮之类属于甘而寒的药物。防风、当归，属于甘辛而温的药物。官桂、桂枝，属于甘辛而有大热的药物。厚扑、桔梗，属于苦味而性温的药物。黄芩、知母、枳实、苦参、地骨皮、柴胡、前胡属于苦而寒发之类的药物。因此善于择药者，当使用热性药物者则使用热药，当使用寒性药物时则使用寒药，不善于择药的人则反其道而行之，导致疾病有所变化。所以发汗治病应该中病即止，不应尽剂。凡属破伤风症、小儿惊风、飧泄不止、及酒病火病的病症，都应该以发汗治疗，这就是所谓“火郁发之”的道理。

下法

凡疾病中有各种病理产物郁积于人体者，多表现为寒热之邪瘀结于内，一定要使用下法治疗。使用下法可使人体的淤积废料去净而肠胃即清洁，人体的有形包块无形包块癥瘕都会除尽而营卫通利，这就是为什么说下法有时可以等同于补益的缘故。平庸的医生妄投医药，应当使用寒苦而反用之热药，应当使用热药而反用寒药，所以可以称下法为害法。从历代本草中考证可知：寒药下邪的药物有咸味的戎盐、酸咸味的犀角，甘咸味的沧盐、泽泻，苦酸味的枳实，辛味的腻粉，苦辛的泽漆，苦味的杏仁，

微寒味的猪胆。大寒药下邪的药物有甘味的牙硝、苦味的大黄、牵牛、瓜蒂、苦瓠、牛胆、萱汁、羊蹄根苗，苦甘味的大戟、甘遂，苦咸味的朴硝、芒硝。温药攻下的药物，有辛味的槟榔、苦辛味的芫花、甘味的石蜜、辛咸味的皂角。热药攻下的药物，有辛味的巴豆之类。凉药的攻下药有咸味的猪羊血之类。平味攻下的药物有酸味的郁李仁、苦味的桃花，这都是属于下药也。只是巴豆这味药性情大热，非是寒积深重的病症不可轻易使用；妄用则易使人津液干涸亏竭，留邪余毒不能去，就会出现胸热口燥而转生其他疾病。凡病症之中不可攻下的药物一共有四种：一种是表现为洞泄寒中的病人，二种是表里俱表现为虚弱的病人，三种是指昏厥而唇干发紫青，手足发冷的病人，四种是小儿病后发为慢惊风，抽搐的病人，如果误用下法必致杀人性命。除此之外，凡是其他严重的体内素有积聚、痞满不适、秘结不通、干燥枯竭、坚硬不软、非下不可的病症均可使用，只是应该辨明寒热积聚的不同情况而使用，中病即止（病情好转即停止用药），不必等到所有的药物都服用完毕。

病有八要六失六不治 药对岁物药品

注：见《神农本草经名例》。

立冬这一天以后，菊花、卷柏首先发生，可作为阳起石、桑螵蛸等十种药物的使药，并为二百多种本草药中之统药。立春这一天以后，木兰、射干首先发生，可为柴胡、半夏等两种药物的使药，主头痛及头部四十五处关节。立夏以后这一天以后，蜚蠊药首先发生，可作为牡蛎、乌喙的使药，主治四肢三十二处关节。立秋这一天以后，白芷、防风首先发生，可作为牡蛎，乌喙的使药，主治胸背部二十四处关节。

掌禹锡说：上述五条出于徐之才的《药对》一书中，意义深远渊长，并不是一般俗人所能追究的，而是药物中主统理论的根本，所以记载下来了。

李时珍说：这也是《素问》一书中有关岁物内容的意义，记载首出上古雷公《药对》之中，而其涵义已经失传了。按照杨慎《卮言》中的记载：本草古经中白字所刻的内容，相传是出于《神农本草经》的内容，今天观看其文字之中另有一种景象，如肠中幽幽自鸣，劳逸形极洋洋洒洒，一丝一毫如入神化。文中所论的五条内容，文字近似于《素问》，绝非后世医者所能作为者。这里的文字提到以立冬之日作为起始，这是因为上古人以十二地支建子正推算的缘故。

《神农本草经》目录

李时珍说：古代《神农本草经》一共有三卷，共分为三品，共有三百六十五种，卷首有名例数条说明文字。到陶弘景时期撰有《名医别录》，又分别拆分为各个部分，

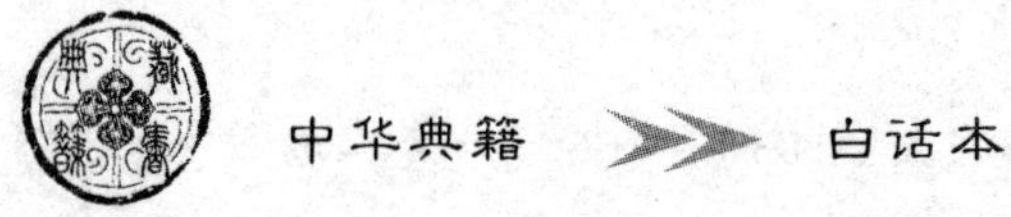

而其中上、中、下三品也有所移动修改，又从中拆出青葙子、赤小豆二条内容，所以一共发展为三百六十七种药物。发展到唐、宋两代，经过多次的变更易换，以往的体例已经不能再考据求证了。现在又再并入其中多余的两条，仍恢复保留《神农本草经》的原来目录，以备将后来的学者参考。

上品药一百二十种

丹砂　云母　玉泉　石钟乳　矾石　消石　朴消　滑石　空青　曾青　禹余粮　太一余粮　白石英　紫石英　五色石脂　菖蒲　菊花　人参　天门冬　甘草　干地黄　术　菟丝子　牛膝　茺蔚子　女萎　防葵　麦门冬　独活　车前子　木香　薯蓣　薏苡仁　泽泻　远志　龙胆　细辛　石斛　巴戟天　白英　白蒿　赤箭　菴蕳子　菥蓂子　蓍实　赤芝　黑芝　青芝　白芝　黄芝　紫芝　卷柏　蓝实　蘼芜　黄连　络石　蒺藜子　黄芪　肉苁蓉　防风　蒲黄　香蒲　续断　漏芦　天名精　决明子　丹参　飞廉　五味子　旋花　兰草　蛇床子　地肤子　景天　茵陈蒿　杜若　沙参　徐长卿　石龙刍　云实　王不留行　牡桂　菌桂　松脂　槐实　枸杞　橘油　柏实　茯苓　榆皮　酸枣　干漆　蔓荆实　辛夷　杜仲　桑上寄生　女贞实　蕤核　藕实茎　大枣　葡萄　蓬蘽　鸡头实　胡麻　麻蕡冬葵子　苋实　白瓜子　苦菜　龙骨　麝香　熊脂　白胶　阿胶　石蜜　蜂子　蜜蜡　牡蛎　龟甲　桑螵蛸

中品药一百二十种

雄黄　雌黄　石硫磺　水银　石膏　慈石　凝水石　阳起石　理石　长石　石胆　白青　扁青　肤青　干姜　枲耳实　葛根　栝楼　苦参　茈胡　芎蒜黄　当归　麻黄　通草　芍药　蠡实　瞿麦　玄参　秦艽　百合　知母　贝母　白芷　淫羊藿　黄芩　石龙芮　茅根　紫菀　紫草　茜根　败酱　白鲜皮　酸浆　紫参　藁本　狗脊　萆薢　白兔藿　营实　白微　薇衔　翘根　水萍　王瓜　地榆　海藻　泽兰　防已　牡丹　款冬花　石韦　马先蒿　积雪草　女菀　王孙　蜀羊泉　爵床　卮子　竹叶　檗木　吴茱萸　桑根白皮　芜荑　枳实　厚朴　秦皮　秦椒　山茱萸　紫葳　猪苓　白棘　龙眼　木兰　五加皮　卫矛　合欢　彼子　梅实　桃核仁　杏核仁　蓼实　葱实　薤　假苏　水苏　水靳　发髲　白马茎　鹿茸　牛角鳃羖羊角　牡狗阴茎　羚羊角　犀角　牛黄　豚卵　麋脂　丹雄鸡　雁肪　鳖甲　鮀鱼甲　蠡鱼　鲤鱼胆　乌贼鱼骨　海蛤　文蛤　石龙子　露蜂房　蚱蝉　白僵蚕

下品药一百二十五种

孔公孽　殷孽　铁精　铁落　铁　铅丹　粉锡　锡镜鼻　代赭　戎盐　大盐　卤硷　青琅玕　礜石　石灰　白垩　冬灰　附子　乌头　天雄　半夏　虎掌　鸢尾　大黄　葶苈　桔梗　莨菪子　草蒿　旋覆花　藜芦　钩吻　射干　蛇含　常山　蜀漆

甘遂　白敛　青葙子　雚菌　白及　大戟　泽漆　茵芋　贯众　荛花　牙子　羊踯躅　芫花　姑活　别羇　商陆　羊蹄　萹蓄　狼毒　鬼臼　白头翁　羊桃　女青　连翘　石下长卿　蔄茹　乌韭　鹿藿　蚤休　石长生　陆英　荩草　牛扁　夏枯草　屈草　巴豆　蜀椒　皂荚　柳华　楝实　郁李仁　莽草　雷丸　梓白皮　桐叶　石南　黄环　溲疏　鼠李　松萝　药实根　蔓椒　蘼华　淮木　大豆黄卷　腐婢　瓜蒂　苦瓠　六畜毛蹄甲　燕屎　天鼠屎　鼺鼠　伏翼　蛤蟆　马刀　蟹　蛇蜕　猬皮　蠮螉　蜣螂　蛞蝓　白颈蚯蚓　蛴螬　石蚕　雀瓮　樗鸡　斑猫　蝼蛄　蜈蚣　马陆　地胆　萤火　衣鱼　鼠妇　水蛭　木虻　蜚虻　蜚蠊　䗪虫　贝子

宋代本草旧目录

李时珍说：宋代的旧本草目录按理可以不录下了，为什么录下呢？是为了保存古迹以待后人考据，三品之中多有混乱，不必拘泥于古人的记载。

新药旧药一共合一千八十二种。

《神农本草经》三百六十种（白字的内容）

《名医别录》一百八十二种（墨字的内容）

《新修本草》（即“唐本”）先附一百一十四种。

《开宝本草》（即“今附”）一百三十三种

一百九十四种药物为有名未用类。

八十二种为新补本草。

一十七种为新定本草（以上均为宋代《嘉祐本草》所定）。

另外有四百八十八种本草药物为陈藏器所余。

二种为唐本（即《新修本草》所余）。

一十三种为《海药本草》所余。

另有八种为《食疗本草》所余，另外有一百种为《图经本草》所收外类。

以上均为唐慎微所收补入的药物。

玉石部　上品为七十三种。
　　　　中品为八十七种。
　　　　下品为九十三种。

草部　上品之上为八十七种。
　　　上品之下为五十三种。
　　　中品之上为六十二种。
　　　中品之下为七十八种。
　　　下品之上为六十二种。
　　　下品之下为一百零五种。

木部　上品为七十二种。

中品为九十二种。
下品为九十九种。
人部 三品为二十五种。
兽部 上品为二十种。
中品为十七种。
下品为二十一种。
禽部 三品为五十六种。
虫鱼部 上品为五十种。
中品为五十六种。
下品为八十一种。
果部 三品为五十三种。
米谷部 上品七种。
中品二十三种。
下品一十八种。
菜部 上品三十种。
中品一十三种。
下品为二十二种。
有名未用 一百九十四种。
《本草图经》外类 一百种。

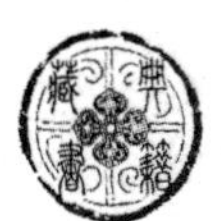

第三卷 《本草纲目》主治

百病主治药

各类风症
痉风
项强
癫痫
卒厥
伤寒热病
瘟疫
暑
湿
火热
诸气
痰饮
脾胃
吞酸嘈杂
噎膈
反胃
呕吐
哕啘
呃逆
霍乱
泄泻
痢
疟
心下痞满
胀满
诸肿
黄疸
脚气
痿
转筋
喘逆
咳嗽
肺痿肺痈
虚损
瘵疰（劳瘵流疰）
邪祟
寒热
吐血衄血
齿衄
血汗
咳嗽血
诸汗
怔忡
健忘
惊悸
狂惑
烦躁
不眠
多眠
消渴
遗精梦泄
赤白浊
癃淋
溲数遗尿
小便血
阴痿
强中
囊痒
大便燥结
脱肛
痔漏
下血
淤血
积聚癥瘕
诸虫
肠鸣
心腹痛
胁痛
腰痛
疝癀（疝气）

各类风症

（有中脏、中腑、中经、中气、痰厥、痛风、破伤风、麻痹）

〔吹鼻〕

皂荚末　细辛末　半夏末　梁上尘　葱茎插鼻耳

〔熏鼻〕

巴豆烟　蓖麻烟　黄芪汤

〔擦牙〕

白梅肉　南星末　蜈蚣末　苏合丸　白矾　盐　龙脑　南星

〔吐痰〕

藜芦　可为煎剂，可为散剂

皂荚末　冲酒服。

食盐　煎汤。

人参芦　可为煎剂，可为散剂。

瓜蒂、赤小豆　绞汁调服。

莱菔子　擂汁。

桐油　以羽毛　扫入咽中。

桔梗芦　为末，汤服二钱。

牙皂、莱菔子　为末，煎灌。

附子尖　研末，茶服。

牛蒡子末　配合羌活，以酒送服。

常山末，以水煎。

醋、蜜　调和服用。

胆矾末　醋调灌。

牙皂、晋矾末　水服。

大虾　煮熟，食虾饮汁，探吐。

苦茗茶，探吐。

石绿　醋糊为丸，每次噙化一丸。
砒霜　研末，汤服少许。
地松　捣汁。
豨莶　捣汁。
离鬲草　汁。
芭蕉油　汁。
石胡荽　绞汁。
三白草　绞汁。
苏方木　煎酒调乳香末二钱服用，治男女中风口噤，能立即吐出恶物。
橘红　一斤，熬逆流水一碗服，为吐谈圣药。

〔贴在口眼㖞斜处〕

南星末　姜汁调贴。蓖麻仁　捣贴。
炒石灰　醋调贴。
乌头末　以龟血调贴
鸡冠血
蜗牛　捣贴。
生鹿肉　薄切外贴。
鲇鱼尾　蒲切外贴。
皂荚末　醋调贴。
伏龙肝　鳖血调贴。
鳝鱼血、蛞蝓　捣贴。
寒食面　醋贴。
桂末　水调贴。
马膏、桂酒、大麦面　栝楼汁调外贴。
蟹膏　贴。
衣鱼　摩涂之。
蜘蛛　向火摩之。
牛角腮　炙熨。
水牛鼻　火炙熨之。
大蒜膏　外贴合谷穴。
巴豆　可贴手掌心。

〔主治各经病症〕

藁本　手太阳。

羌活　足太阳。

白芷　手阳明。

葛根　足阳明。

黄芪　手少阳。

柴胡　足少阳。

防风　手太阴。

升麻　足太阴。

细辛　手少阴。

独活　足少阴。

芎藭　手足厥阴。

〔发散〕

麻黄　发散贼风、风寒、风热、风湿，身热麻痹不仁。熬膏服用，治风病取汗。

荆芥　散风热，袪表邪，清头目，行淤血。主贼风、顽痹、㖞斜。同薄荷熬膏服，治偏风。研末，童尿、酒服，治产后中风，神效。

薄荷　治贼风，散风热风寒，利关节，发毒汗，为小儿风涎要药。

葛根　发散肌表风寒风热，止渴。

白芷　解利阳明及肺经风寒风热，皮肤风痹瘙痒，利九窍，表汗不可缺之。

升麻　发散阳明风邪。

葱白　散风寒风热风湿，身痛。

生姜　散风寒风湿。

桂枝　治一切风冷风湿，骨节挛痛，解肌开腠理，抑肝气，扶脾土，熨阴痹。

黄荆根　治一切风冷风湿，骨节挛痛，解肌开腠理，抑肝气，扶脾土，熨阴痹。

黄荆根　治肢体诸风、心风、头风，解肌发汗。

铁线草　治男女诸风、产后风，发出粘汗。

水萍　治热毒风湿麻痹，左瘫右痪，三十六种风，蜜丸酒服取汗。治风热瘙痒，煎水沐浴取汗。

〔风寒风湿〕

〔草部〕

羌活　一切风寒风湿，不问久新，透关利节，为太阳厥阴少阴要药。

防风　三十六般风，去上焦风邪，头目滞气，经络留湿，一身骨节痛，除风去湿仙药。

藁本　一百六十恶风，头面身体风湿，手足亸曳。

石菖蒲　浸酒服，治三十六风，一十二痹，主骨痿。丸服，治中风湿痹，不能屈伸。

豨莶　治肝肾风气，麻痹瘫缓诸病，九蒸九晒丸服。

枲耳　大风湿痹，毒在骨髓，为末水服，或丸服，百日病出，如瘖如疥，如驳起皮，亦可酿酒。

牛蒡根　风毒缓弱，浸酒服。老人中风，口目瞤动，风湿久痹，痉挛骨痛，一二十年风疾病。

茵陈蒿　风湿挛缩，酿酒服。浴风痹。

白术　逐风湿，舌本强，消痰益胃。

苍术　大风痹痹，筋骨软弱，散风除湿解郁。汁酿酒，治一切风湿筋骨痛。

车前子　水蓼　陆英　飞廉　忍冬　坐拿草　蒴藋　伏牛花　石南藤　百灵藤酒。

青藤　酒。

钩吻　并主风邪湿痹，骨痛拘挛。

防己　中风湿，不语拘挛，口目㖞斜，泻血中湿热。

茵芋　年久风湿痹痛，拘急软弱。

艾叶　灸诸风口噤。以艾叶煎汁沐浴风湿麻痹。

白附子　可治诸风冷气失音，头面游风，足弱无力。风㖞，同僵蚕、全蝎研末，酒服。

附子　乌头　天雄　并主风湿痰气麻痹，拘挛不遂，通经络，开气道，燥湿痰。

草乌头　恶风冷痰瘫缓，年久麻痹。

芫花　毒风冷痰，四肢拘挛。

羊踯躅　贼风走皮中、淫淫作痛。风湿痹痛，不遂言蹇，酒蒸为末，牛乳酒服，亦效。

蓖麻子油　酒煮日服，治偏风不遂。作膏，通关，拔风邪出外。

〔谷菜〕

大豆　炒焦投入酒中饮，主风痹瘫缓，口噤口㖞，破伤中风，产后风痉头风。煮食，治湿痹膝痛。醋蒸卧，治四肢挛缩。

豆豉　浸酒，治膝部痉挛不遂，骨痛。

大豆　黄卷　巨胜　可酿酒，治风痹痛。

麻仁　治骨髓风毒，痛不能动，炒香浸酒饮。

麻勃　一百二十种恶风，黑色遍身苦痹挛。

麦麸　醋蒸，熨风湿痹痛。

薏苡　久风湿痹，筋急拘挛，亦煮酒服。

茄子　腰脚风血积冷，痉挛痛，煎汁熬膏，入粟粉、麝香、朱砂，丸服。

〔果木〕

秦椒　治风湿痹

蜀椒　治大风肉枯，生虫游走，痹痛死肌，寒热，腰脚不遂，散热除湿，为丸。

吴茱萸　可煎酒，治顽风痹痒。同姜、豉煎酒，冷服取汗，治贼风口㖞不语。

柏叶　酿酒。

松节　酒。

秦皮　风寒湿痹。

五加皮　别名追风使，统治一切风湿，痿痹挛急，适宜于酿酒。

皂荚　通关节，搜肝风，泻肝气。

蔓荆实　除贼风，搜肝气，筋骨间寒湿痹，头旋脑鸣。

栾荆子　治大风诸风不遂。

〔虫部〕

蚕沙　治疗风缓顽痹不随，炒浸酒服，亦蒸熨。

蝎　半身不遂，抽掣，口目㖞斜，研入麝香，酒服。

竹虱　治疗半身不遂，同麝香浸酒服，出汗。

〔鳞介〕

守宫　中风瘫缓，同诸药煎服。

鲮鲤甲　中风瘫缓，寒热风痹，及风湿强直，痛不可忍。

乌蛇　酒。

白花蛇　制酒。

蚺蛇　酒。邪气乘虚而入，顽痹痛痒，大风，疮癣有虫。

鳝鱼　逐十二经络风邪湿气，作肉臛取汗。

水龟　酿酒，主治大风缓急拘挛。煮食，除风痹痛。

〔禽部〕

鸡屎白　炒研，豆淋酒服，主风寒湿痹，口噤不省人事。

五灵脂　散血活血引经有功。瘫缓，热酒服二钱。风冷痹痛，同乳、没、川乌，丸服。

雁肪　鹈鹕油　能主风痹，透经络，引药气入体内。

〔兽部〕

羊脂　贼风痿痛肿痛，彻毒气，引药入内。

熊脂　风痹。

青羖羊角　可炒研酒服，治风痰恍惚，闷绝复苏。

驴毛　骨中一切风，炒黄浸酒服，取汗。

狸骨　治一切游走痛风。

羊胫骨　制酒。

虎胫骨　做酒。并主治诸风注痛。

〔金石〕

雄黄　可除人体百节中大风，能够逐搜肝气。

金牙石　一切腰脚不遂，火煅酒淬饮。

河沙　风湿顽痹，冷风瘫缓，晒热坐之，冷即易，取汗。

鼠壤土　取此药蒸熨外敷可治疗中风冷痹，偏枯死肌。

〔风热湿热〕

〔草部〕

甘草　泻火，利九窍百脉。

黄芩　黄连　菊花　秦艽并治风热湿热。

玄参　大青　苦参　白鲜皮　白头翁　白英　青葙子　败酱　桔梗　并治风热。

大黄　荡涤湿热，下一切风热。

柴胡　治湿痹拘挛，平肝胆三焦包络相关，少阳寒热必用之药。

升麻　去皮肤肌肉风热。

白微　暴中风，身热腹满，忽忽不知人。

龙葵　治风消热，令人少睡。

麦门冬　清肺火，止烦热。

天门冬　风湿偏痹及热中风。

牡丹皮　寒热，中风瘈疭，惊痫烦热，手足少阴厥阴四经伏火。

钓藤　肝风心热，大人头眩，小儿十二惊痫。

紫葳及茎叶　热风游风风刺。

蒺藜　诸风瘙痒，大便结。

〔谷果〕

胡麻　久食不会生风热，风症病人宜食之。

绿豆　浮风风疹。

白扁豆　行风气，除湿热。

茶茗　中风昏聩多睡。

梨汁　除风热不语。叶亦可作水煎。

〔木部〕

槐实　气热烦闷。

枝　酿酒，治大风痿痹。

白皮　治中风，皮肤不仁，身直不得屈伸，煎酒及水服。

胶　一切风热，口噤痉挛，四肢不收，顽痹周身如虫行。

侧柏叶　凡中风不省口噤，手足无力亸曳，可取一把同葱白捣酒煎服，能退风和气，不成废人。

花桑枝　炒香煎饮，治风气拘挛，身体风疹。久服终身不患偏风。

叶　可煎酒，治一切风。蒸罨风痛，出汗。

白杨皮　毒风中人所致肢体缓弱，毒气在皮肤中，浸酒服。

皂荚子　疏导五脏风热。丸服，治腰脚风痛不能行。

卮子　去热毒风，除烦闷。

黄檗皮　肾经风热。

地骨皮　肾家风湿痹。

柽叶　治远近一切风症，煎汁和竹沥服。

荆沥　除风热，开经络，导痰涎，日饮之。

竹沥　暴中风痹，大热烦闷，失音不语，子冒风痉，破伤风噤，养血清痰，并宜同姜汁饮之。

竹叶　痰热，中风不语，烦热。天竹黄　诸风热痰涎，失音不语。

〔虫兽〕

蝉花　治一切风热瘙痒。

犀角　治大热风毒，神志昏冒烦闷，中风失音。

羚羊角　一切热，伏在骨间，及毒风猝死，子痫痉疾。

〔金石〕

石膏　风热　烦躁

铁华粉　平肝，除风热。

铁落　劳铁　赤铜　并除贼风反折，烧赤浸酒饮。

〔痰气〕

〔草部〕

天南星　中风中气痰厥，不省人事，同木香煎服。诸风口噤，同苏叶、生姜煎服。

半夏　消痰除湿。痰厥中风，同甘草、防风煎服。

前胡　化痰热，下气散风。

旋覆花　风气湿痹，胸上痰结留饮。中风壅滞，蜜丸服。

香附子　心肺虚气客热，行肝气，升降诸气。煎汤浴风疹。

木香　中气不省人事，研末服之，行肝气，调诸气。

藿香　升降诸气。苏叶　散风寒，行气利肺。

苏子　治腰脚中湿风结气，治风顺气化痰，利膈宽肠。煮粥食，治风寒湿痹，四肢挛急，不能践地。

玄胡索　可除风治气，活血通经络。

兰叶　煎水沐浴风痛，俗名风药。

大戟　甘遂　并治经络痰饮留滞，麻痹隐痛，牵引走注。

威灵仙　可治诸风，宣通五脏，去冷滞痰水，利腰膝。

牵牛子　除风毒，下一切壅滞。

〔果木〕

杏仁　头面风气，往来烦热，散风降气化痰。可逐日生吞，治偏风不遂，失音不语，肺中风热。

陈橘皮　理气除湿痰。

枳实　枳壳　治大毒苛风之邪潜伏在皮肤中如麻豆，苦痒麻木，破气胜湿化痰。

枳茹　渍酒服，可治中风身直，及口僻目斜。

槟榔　可除一切风、一切气，宣利脏腑。

乌药　可治疗中风中气，气顺则风散，气降则痰下。

龙脑香　治入骨治骨痛，散经络壅滞。

苏合香　安息香　通诸窍脏腑，辟除一切不正之气。

〔虫兽〕

麝香　能入骨，治风在骨髓。中风不省，香油灌二钱。

白僵蚕　散风痰。酒服七枚，治口噤发汗，及一切风疾、风疹。

〔金石〕

铅霜　治中风痰湿。

矾石　除风消痰。

〔血滞〕

〔草部〕

当归　芎䓖　都可主一切风症，治一切气证，一切虚证。破恶血，养新血。可作蜜丸服，治疗风痰，可行气解郁。

丹参　可除风邪留热，骨节痛，四肢不遂。能破宿血，生新血。可浸渍酒饮，治疗风毒足软，别名奔马草。

芍药　可治风症，除血痹，泻肝，安脾肺。风毒在骨髓痛，同虎骨浸酒饮。

地黄　逐血痹，填骨髓。

茺蔚子　治风解热。茎叶，治血风痛。

地榆　汁酿酒，治风痹补脑。

虎杖　煮酒，治风在骨节间。

姜黄　止暴风痛，除风热，理血中之气。

红蓝花　治六十二种风，及血气痛。子煎服，治女子中风烦渴。

〔谷菜〕

麻仁　中风汗出，下气，逐一切风，利血脉。

韭汁　肥白人中风气失音。

〔果木〕

桃仁　血滞风痹，大便结。酒浸作丸，治偏风。

苏方木　男女中风口噤，同乳香服。

乳香　中风口噤。烧烟熏口目㖞斜。活血止痛。

〔虫兽〕

蜜蜡　暴风身冷如瘫，化贴并裹手足。

阿胶　男女一切风病，骨节痛不随。

醍醐　酒服，治中风烦热。

野驼脂　一切风疾，皮肤急痹，酒服并摩之。

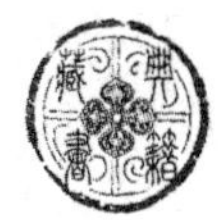

〔风虚〕

〔草部〕

天麻　主肝气不足，风虚内作，头晕目眩，麻痹不仁，语言不遂，为定风神药。

黄芪　风虚自汗。逐五脏恶血，泻阴火，去虚热。无汗则发，有汗则止。

人参　补元气，定魂魄，止烦躁，生津液，消痰。

沙参　去皮肤浮风，宣五脏风气，养肝气。

长松　煮酒，治一切风虚。

黄精　补中，除风湿。

葳蕤　治中风暴热，不能动摇，虚风湿毒，风温自汗灼热，一切虚乏。

牛膝　寒湿痿痹，拘挛膝痛，强筋，补肝脏风虚。

石龙芮　骨碎补　巴戟天　狗脊　萆薢　土茯苓　何首乌　并主风虚风湿，痹痛软弱，补肝肾，利关节。

列当　煮酒，去风血，补腰肾。

白及　胃中邪气，风痱不收，补肺气。

仙茅　一切风气，腰脚风冷，挛痹不能行，九蒸九晒，浸酒服。

淫羊藿　一切冷风，挛急不仁，老人昏耄。浸酒服，治偏风。

蛇床子　男女风虚，湿痹毒风，腰胯酸痛。浴大风身痒。

补骨脂　风虚冷痹，骨髓伤败，一切风气痛，作丸服。

菟丝子　补肝风虚，利腰脚。

覆盆子　劳损风虚，补肝明目。

石斛　脚膝软弱，久冷风痹。酥浸蒸，服至一镒，永不骨痛。

络石　木莲叶　扶芳藤　并主风血，暖腰脚，一切冷气，浸酒饮。

〔谷果〕

薯蓣　去冷风，头面游风，强筋骨，壮脾胃。

栗　肾虚腰脚无力，日食十颗。栗楔，治筋骨风霜。

松子　诸风，骨节风。

〔木部〕

松叶　风痛脚痹，浸酒服，出汗。

松节　风虚久痹，骨节痛，能燥血中之湿。

杜仲　海桐皮　山茱萸　枸杞子　并主风虚，腰脚痛。

冬青子　浸酒，去风虚。

神木　治周痹偏风，毒风不语。

石南　逐诸风，脚弱。

南烛　熬膏，治一切风，强筋益气。

不雕木　浸酒，去风气补虚。

放杖木　为风痹肾弱要药。

木天蓼　酿酒，治风劳虚冷有奇效。

〔石部〕

慈石　周痹风湿，肢节中痛，男女风虚，同白石英浸水，煮粥食。

白石英　风虚冷痹，诸阳不足，烧淬酒饮。

孔公蘗　风冷膝痹，同石斛浸酒饮。

石脑　石钟乳　阳起石　代赭石　禹余粮　石硫磺　并主风冷湿痹。

云母粉　主治中风寒热，如在舟车。

海蚕　诸风冷气虚劳。

乌鸡　主治中风舌强，烦热麻痹，酒煮食。

练鹊　浸酒饮，治风。

麋角　风虚冷痹，暖腰膝，壮阳。

痉风

（即痉病，属于太阳、督脉二经。其证发热口噤如痫，身体强直，角弓反张，甚则搐搦。伤风有汗的，为柔痉。伤寒湿无汗的，为刚痉。金疮折伤，痈疽产后都可有破伤风湿发痉之证。）

〔风寒风湿〕

〔草部〕

麻黄　桂枝　术　并主风寒风湿痉。

羌活　风寒风湿，伤金疮痫痉。产后中风，口噤不知人，酒水煎服。

葛根　金疮中风寒，发痉欲死，煮汁服。干者为末。

荆芥　散风湿风热。产后中风口噤，四肢强直，角弓反张，或搐搦欲死，为末，豆淋酒服，入童尿尤妙。

防风　主金疮中风湿内痉。

天南星　打扑伤损，金疮，破伤风及伤湿，牙关紧急，角弓反张，同防风末，热酒小便调服，名玉真散，三服即苏。南星、半夏等分为末，姜汁、竹沥灌服一钱，仍灸印堂。口噤，生研同姜汁或龙脑揩牙，名开关散。

薇衔　治小儿破伤风口噤，同白附子末、薄荷，酒服一分。

细辛　督脉为病，脊强而厥。

防己　除风湿，手足挛急。

芍药　芎䓖　一切风气。

当归　客血内塞，中风痉，汗不出。产后中风不省，吐涎瘈疭，同荆芥末，童尿、酒服，不咽即有生意。

附子　阴痉自汗。

草乌　破伤风病，同白芷、葱白煎酒，取汗。

威灵山　破伤风病，同独蒜、香油捣服，取汗。

〔菜谷〕

大蒜　产后中风，角弓反张不语，煎酒服，取汗。也可煎水服。

黑大豆　破伤风湿，炒半熟，研蒸，以酒淋汁服，取汗，仍傅疮上。亦同朱砂末酒服。

〔石部〕

雄黄　破伤中风，同白芷煎酒服，取汗。

〔鳞介〕

白花蛇　破伤中风，项强身直，同乌蛇、蜈蚣末服。

土虺蛇　破伤中风，口噤目斜，同地龙、南星丸服，取汗。

守宫　破伤风病，同南星、腻粉丸服，取汗。

龙齿　主诸痉。

鳔胶　破伤风搐强直，炒研同麝香，苏木酒服，仍封疮口。有表症，同蜈蚣末，煎羌活、防风、川芎汤服。产后搐搦，乃风入子脏，与破伤风同，炒研，蝉蜕汤服三钱。

牡蛎　破伤湿病，口噤强直，酒服二钱，并傅之。

〔虫〕

蜜蜡　破伤风湿如疟，以热酒化一块服，与玉真散对用立效。

蝎　破伤中风，同天麻、蟾酥为丸，豆淋酒服，取汗，仍同麝香贴之。

蟾蜍　破伤风病，剁烂入花椒，同酒炒熟，再入酒热服，取汗。

蜈蚣　破伤中风，同蝎梢、附子、乌头末，热酒服一分，仍贴疮上，取汗。研末掺牙，立苏。

僵蚕　口禁，发汗。

〔禽兽〕

鸡子　痫痓。

鸡屎白　破伤中风，产后中风，小儿脐风，口禁反张，强直瘈瘲，以黑豆同炒黄，用酒沃之，少顷温服，取汗。或入竹沥。

野鸽屎　破伤风病传入里，炒研，同江鳔、白僵蚕、雄黄末，蒸饼丸服。

雀屎　破伤风，疮作白痂无血者，杀人最急，研末酒服五分。

鸭涎　小儿痓风反张，滴鼻用。

黄明胶　破伤风，烧研酒服，取汗。

狐目　同上，神效无比。

狐肝　狼屎中骨　破伤风，同蝉蜕、桑花末，米饮服。

六畜毛蹄甲　痫痓。

〔人〕

手足爪甲　破伤中风，油炒，热酒服，取汗便愈。手足颤抖加南星。

〔风热湿热〕

〔石部〕

铁落　炒热，淬酒饮，主贼风痓。

〔草〕

黄连　破伤风，煎酒入黄蜡化服。

地黄　产后风痓，取汗同姜汁交浸焙研，酒服。

〔果木〕

杏仁　金疮及破伤中风，角弓反张，杵蒸绞汁服，并涂疮上，仍以烛火灸之，取效。

槐胶　桑沥　破伤中风，和酒饮至醉。

篁叶　痓风。

竹沥　去痰热子冒风痓。金疮中风，破伤中风，产后中风，小儿中风，发痓口噤，反张欲死，饮一二升，或入姜汁。

栾荆　狂痓。

苏方木　破伤中风，产后中风，为末，酒服三钱，立效。

〔虫兽〕

蝉蜕　破伤风病发热，炒研，酒服一钱，仍以葱涎调涂，去恶汗。小儿脐风口禁，蝎、轻粉。

羚羊角　子痫痉疾。

牛黄　热痓。

乌牛尿　刺伤中水，热饮一升。

〔人〕

人尿　痉风及产后风痉，入酒饮。

发髲灰　大人痓，小儿惊。

〔外敷〕

贝母　茅花　并金疮伤风。

刘寄奴　麦面　同烧盐。

白芋　炒盐　鹭头灰　鼠灰　乱发灰　并傅风入疮中肿痛。

胡粉　主疮入水湿肿痛，同炭灰傅。

煨葱　傅金疮伤水，同干姜、黄檗煎水，洗诸疮伤风水。

薤白　韭叶　并主诸疮中风寒及水湿肿痛，捣烘用之，冷即易，或加炙至水出。

箭笴漆　刮涂。

鲤鱼目　灰。

鲇鱼目　灰。并主刺疮伤风及水，傅取汗出。

猪肉　乘热贴之，连易三次，立消。

人耳塞　破伤中风或水，痛不可忍，封之一夕，水尽即安。

〔洗浸〕

鸡肠草　手足疮伤水。

桑灰汁　疮伤风水，入腹杀人。

自己尿　金疮中风，日洗数次。

〔熨灸〕

商陆　疮伤水湿，捣炙，熨之，冷即易。

蜀椒　诸疮中风肿痛，和面煨熨。

槐白皮　安疮上，灸百壮。

桑枝　刺伤疮，犯露水肿痛多杀人，炮热烙之，冷即易。

黍瓤　青布　牛屎　白马通　骡屎　并主诸疮，伤风及水，肿痛欲死者，单烧熏令使得有水出尽愈。

项强

〔风湿〕

防风　凡腰痛项强，不可回头，乃手足太阳症，必须用此。

荆芥　秋后作枕及铺床下，立春去之。

羌活　白芷　藁本　薄荷　菊花　贝母

癫　痫

（有风热、惊邪，皆兼虚与痰）

〔吐痰〕

瓜蒂　藜芦　乌头尖　附子尖　石胆　石绿　并吐癫痫暗风痰涎。

芭蕉油　暗风痫疾，眩晕仆倒，饮之取吐。

白梅　擦牙追涎。或加白矾。

皂荚　水浸，挼汁熬膏，入麝摊晒，每以一片化浆水，灌鼻取涎。

［风热惊痰］

［草木］

羌活　防风　荆芥　薄荷　细辛　龙胆　防己　藁本　升麻　青黛　白鲜皮　并主风热惊痫。

百合　鸭跖草　并主癫邪，狂叫身热。

钓藤　卒痫，同甘草煎服。

防葵　癫痫狂走者，研末酒服。

莨菪子　癫狂风痫，浸酒煎丸服。

蛇含　紫菀　半夏　并主寒热惊痫瘈疭。

天南星　风痫痰迷，九蒸九晒，姜汁丸服。

郁金　失心疯癫，痰血络聚心窍，同明矾丸。

甘遂　心风癫痫，痰迷心窍，猪心煮食。

黄连　泄心肝火，去心窍恶血。

苦参　童尿煎汁，酿酒饮，主三十年痫。

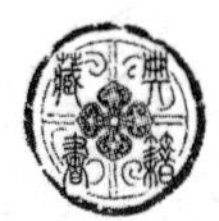

天门冬　风癫发作则吐，耳鸣引胁痛，为末酒服。

紫河车　惊痫癫疾，摇头弄舌，热在腹中。

薇衔　惊痫吐舌。

附子　暗风痫疾，同五灵脂末，猪心血丸服。

苍耳　大风痫疾。

艾叶　癫痫诸风，灸谷道正门当中，随年壮。

茯神　琥珀　雷丸　莽草　蔓荆子　木兰皮　并主风癫惊邪狂走。

苦竹笋　竹叶　竹沥　天竹黄　并主风热痰涎发癫狂痫疾。

卢会　小儿癫痫。

苏合香　痫痓邪气。

皂荚　搜肝通肺，风痫五种，烧研，同苍耳、蜜陀僧丸服。

蓖麻仁　五种风痫，用黄连、石膏煮食。

桑白皮　惊痫客忤，泻肺气。

桂心　伐肝扶脾。

芜荑　小儿虫痫，发则恶症昏搐。同漆灰水服。

紫葳花根叶　久近风痫，酒服三钱，后梳发漱水四十九口愈。

震烧木　火惊失心，煮汁服。

［金石］

丹砂　猪心煮过，同茯神丸服。

黄丹　同白矾末服。

黑铅　同水银、南星丸服。

蜜陀僧　金屑　银屑　生银　生铁　铁粉　铁落　铁精　铁华粉　铁浆　古镜　珊瑚　石英　菩萨石　雄黄　同丹砂研末，丸服。

雌黄　同黄丹、麝香丸服。

矾石　同细茶丸服。

慈石　玄石　石青　消石　青礞石　代赭石　已上二十五味，并主风热痰涎癫痫。

水银　失心疯，同藕节炒丸服。

蛇黄　暗风痫疾，火煅醋淬末服。

伏龙肝　狂癫风邪不识人，为末水服。

天子籍田三推犁下土　惊悸癫邪。安神定魄。

［虫部］

蜂房　雀瓮　蚯蚓　全蝎　蜈蚣　蜣螂　白僵蚕　并主癫痫发搐。

蚕退纸　癫狂乱走，悲泣妄言，及风痫病，烧灰酒服。

蚱蝉　癫病寒热，小儿痫绝不能言。

衣鱼　小儿痫，同竹沥煎酒服。

［鳞介］

龙角　龙骨　龙齿　癫疾狂走，五惊十二痫。

白花蛇　乌蛇　定痫搐。

蛇蜕　蛇痫，癫疾瘛疭，摇头弄舌。

玳瑁　热痫。

［禽部］

鸭涎　癫痫发搐。

雁毛　小儿佩之辟痫。

啄木鸟　久年风痫，同荆芥煅服。

乌鸦　暗风痫疾，煅研入朱砂服，不过十日愈。又煅研，同苍耳子、胡桃服。

鸱头　癫痫眩冒瘛疭，同黄丹为丸服。肉亦可食。

凤凰台　鸡痫，癫痫发狂，水磨服。

［兽部］

狗齿及粪中骨　白狗血并狗痫。

豚卵　猪屎　并猪痫。

羊齿　羊头骨　羊痫。

羚羊角　风痒，烧灰酒服。

牛齿　牛屎中豆　牛拳木　并牛痫。

马齿　马目　马悬蹄　马绳索　野马肉　并马痫。

驴乳　心热气痫。

驴脂　酒服，主狂癫不能语，不识人。

六畜毛蹄甲　惊痫癫痓。

牡鼠　煎油，主惊痫。

羚羊角　犀角　犛牛角　象牙　牛黄　鲊荅　野猪黄及胆　熊胆　并主风热癫痫。

麝香　虎睛　鼻　狐肝　狐肉　并主癫痫，恍惚歌笑。

猴头骨　癫痫口噤。

人发　痫痓。

人胞　煮食，治久癫失志，亦和药作丸服。

人魄　磨水服，定癫狂。

[风虚]

[草部]

人参　消胸中痰，治惊痫。小儿风痫，同辰砂、蛤粉末，猪心血丸服。

石菖蒲　开心孔，通九窍，出音声。为末，猪心汤日服，治癫痫风疾。

远志　安心志。

天麻　小儿风痫，善惊失志，补肝定风。

蛇床子　芍药　牡丹　女萎　并主惊痫，寒热瘛疭。

当归　芎䓖　地黄　并养血。

缩砂　桔梗　香附　并惊痫邪气。

萆薢　关节老血，头旋风痫。

[果木]

酸石榴　小儿痫，酿蝎五枚，泥煅研，乳服五分。

柏实　定痫养血。

[虫禽]

蜂蜜　鸡子　并痫痓。

白雄鸡及脑　癫邪狂妄。

卒　厥

（有尸厥、气厥、火厥、痰厥、血厥、中恶、梦中魇死、惊死。）

[外治]

半夏　菖蒲　皂角　雄黄　梁上尘　并主猝死尸厥魇死，客忤中恶，为末吹鼻。

葱黄　插入鼻中七八寸，乃纳下部。

薤汁　韭汁　并灌鼻。

醋　鬼击猝死，灌少许入鼻。

酒　惊怖猝死，灌之，并吹两鼻。

乳香　安息香　樟木　并烧烟熏之。

鸡冠血　寝死，中恶猝死，涂面及心，并纳口鼻。

东门上鸡头　为末酒服。

犬肉搨心上。

青牛蹄　梦魇欲死，安头上即苏。

牛黄　麝香　水服。

热汤　中恶猝死，隔衣熨腹，冷即易下。

井底泥　卧时忽然失眠，不要以火照亮，疼痛时啮足拇趾甲际，多唾其面部，以泥涂眼，

令人垂头于井中呼喊，病人即苏。

瓦甑　魇死不寤，覆面打破之。

鞋履　卧时将鞋一仰一覆，则不做魇梦。

人尿　中恶气不醒，尿其面部即苏。

烧人灰　置枕中可辟除魇寐。

［内治］

女青　治诸种猝死，捣末酒灌，立活。

菖蒲汁　蠡实根汁　并灌服。

南星　木香　附子　同木香煎服。

陈粟米　身痛好像卒得鬼打一般，擂水服。

白微　妇人无故汗多，卒厥不省人事，名血厥。同当归、人参、甘草煎服。

巴豆　鬼击，同杏仁汁服，取利。

常山　小儿惊忤，中恶猝死，同牡蛎煎服吐痰。

盐胆水　吐痰厥。

烧尸场上土　尸厥，泡汤并灌服。

食盐　卒鬼击，水灌并以水噀面部。

锅底土　魇梦欲死，末灌二钱，并吹鼻。

白鸭血　白犬血　猪心血　尾血　并灌之。

犀角　中恶鬼气，猝死厥逆，口鼻出清血，须臾不救，看似尸厥，但腹中不鸣，心下温暖，同麝香、朱砂末服二钱，即复苏。

羚羊角　热毒风攻注，中恶毒气，卒然不识人。

狐胆　人卒暴亡，即取温水化灌，入喉即活，错过此时无效。

马屎　卒中恶死，绞汁灌之。

白马夜眼　猝死尸厥，同尾部烧丸服。　裈裆　汗衫　并中鬼昏厥，口鼻出血，烧灰汤服。

铁锥柄　治鬼打一种神志迷惑，身疼如鬼打疾病、鬼排、中恶，和桃奴、鬼箭丸服用。

刀鞘　治鬼打，烧灰水服。

伤寒热病

（寒为标，热为本。春为温病，夏为热病，秋为瘅热，冬为寒病，四时天行为疫病病。）

[发表]

[草部]

麻黄　羌活　太阳　少阴。

葛根　升麻　白芷　阳明，太阴。

细辛　少阴。

苍术　太阴。

荆芥　薄荷　紫苏　并发四时伤寒不正之汗。

香薷　治四时伤寒不正之气，为末，热酒服，取汗。

香附　散时气寒疫。

艾叶　时气瘟疫，煎服取汗。

苍耳叶　发风寒头痛汗。

浮萍　夹惊伤寒，同犀角，钓藤末服取汗。

天仙藤　治伤寒，同麻黄发汗。

牛蒡根　捣汁服，发天行时疾汗。

[谷菜]

豆豉　可治数种伤寒，同葱白，发汗通关节。汗后不解，同盐吐之。

胡麻　煎酒，发汗。

生姜　小蒜　葱白

[果木]

茗茶　并发汗。

杏仁　同酢煎，发时行温病汗。

桃叶　蒸卧，发伤塞汗。

胡桃　同葱、姜擂茶服，发汗。

皂荚　伤寒初起，烧赤水服取汗。研汁和姜、蜜服，取汗。

[水石]

石沸汤　多饮取汗。

丹砂　伤寒时气，始得一二日，煮服取汗。也可将丹砂涂身向火亦出汗。

石膏　治阳明发热，解肌出汗。

代赭石　治伤寒无汗，同干姜末热醋调，涂掌心合定，暖卧取汗。

[攻里]

[草部]

大黄　治阳明、太阴、少阴、厥阴，燥热满痢诸证。

栝楼实　利热实结胸。

甘遂　寒实结胸。

葶苈　结胸狂躁。

大戟　芫花　治胁下水饮。

荛花　治行水。

蜀漆　能行水。

千里及　可主天下疫气，煮汁吐利。

[果木]

桃仁　下淤血。

巴豆　寒热结胸。

[虫石]

水蛭　虻虫　下淤血。

芒消　下痞满燥结。

[和解]

[草部]

柴胡　治少阳寒诸证。伤寒余热，同甘草煎服。

半夏　黄芩　芍药　牡丹　贝母　甘草　均主寒热。

白术　葳蕤　白微　白鲜皮　防风　防已　并主风温、风湿。

泽泻　秦艽　海金沙　木通　海藻　可主湿热。

黄连　大青　黄药　白药　荠苨　船底苔　陟厘　均主天行热毒狂烦。

知母　玄参　连轺　天门冬　麦门冬　括楼根　并主热病烦渴。

前胡　恶实　射干　桔梗　并主痰热咽痛。

蕙草　白头翁　热痢。

五味子　咳嗽。

苦参　热病狂邪，不避水火，蜜丸服。

龙胆草　伤寒发狂，末服二钱。

青黛　阳毒发斑，及天行头痛寒热，水研服。

地黄　温度发斑，熬黑膏服。同薄荷汁服，主热瘴昏迷。

青葙苗　捣汁服，大治温疠。

蘘荷　温病初得，头痛壮热，捣汁服。

芦根　伤寒内热，时疾烦闷，煮汁服。

葎草　汗后虚热，杵汁服。

蛇莓　伤寒大热，杵汁服。

番木鳖　热病，磨汁服。

虎杖　时疫流毒攻手足，肿痛欲断，煮汁渍之。

含水藤　天行时气烦渴。

［谷部］

黑大豆　疫疠发肿，炒熟，同甘草煎服。

豆豉　伤寒头痛，寒热瘴气，及汗后不解，身热懊侬，同栀子煎服。余毒攻手足，煎酒服。暴痢，同薤白煎服。

赤小豆　除湿热。

薏苡仁　风湿痛。

粳米　烦热。

饧　建中。

麻子　脾约秘结。

［菜部］

百合　百合病。

葱白　少阴下利。

干姜　痞湿及下利。

茄子　温疾。

甜菜汁　解时行壮热。

生瓜菜汁　解阳毒壮热头痛。

[果部]

大枣　和营卫。
杏仁　利肺气。
桃仁　行血。
乌梅　烦渴及蛔厥。
橘皮　呕哕痰气。
槟榔　伤寒痞满结胸，末服。
马槟榔　伤寒热病，每嚼数枚水吞。
梨汁　热毒烦渴。木皮，伤寒湿病，同甘草、秫米、锅煤服。
芰实　伤寒积热。
吴茱萸　厥阴头痛，多涎。
蜀椒　阴毒时气及蛔厥。
盐麸子　天行寒热。

[木部]

栀子　烦热懊侬。
黄檗　热毒下利及吐血。
厚朴　满痞头痛。
枳壳　痞满。
枳实　满实。
竹叶　烦热。
竹茹　温气寒热。
秦皮　热痢。
梓白皮　时行温病，壮热发黄，煎服。
桐木皮　伤寒发狂，煎服，取吐下。
榉木皮　时行头痛，热结在肠胃。
柳叶　天行热病。
楝实　温疾伤寒，大热烦狂。
李根白皮　奔豚。
茯苓　行湿利小便。
猪苓　热渴小逆，小便不利。

[水土]

腊雪　解伤寒时气温疾大热。

冬霜　解伤寒内热。

夏冰　阳毒热盛，置于膻中。

凉水　阳毒，浸青皮贴胸中。

蚯蚓粪　谵语狂乱，凉水服。

蜣螂转丸　时气烦热，绞汁服。

梁上尘　釜底墨　并主阳毒发狂、斑。

［金石］

黑铅　伤寒毒气。

铅丹　火劫惊邪。

古文钱　时气欲死，煮汁入麝香服，取吐或下。

铁粉　治阳毒发狂，同龙胆草，磨刀水服。

铁铧　小儿百日伤寒壮热，烧赤淬水服。

石膏　伤寒头痛如裂，壮热如火，解肌发汗。阳明潮热大渴。同黄连煎服，治伤寒发狂。

滑石　解利四时一切伤寒，同甘草末服。

凝水石　时气热盛。

雄黄　伤寒咳逆，煎酒服。烧烟熏狐惑。

食盐　伤寒寒热。

赤石脂　禹余粮　少阴下利。

石蟹　天时热疾。

［鳞介］

龙骨　火劫惊邪。下利不止。

鳖甲　阴毒。

玳瑁　热结狂言，磨水服。

牡蛎　伤寒寒热，及自汗水结。

海蛤　伤寒血结，同芒消、滑石、甘草服。

文蛤　伤寒大汗，烦热口渴，末服。

贝子　伤寒狂热。

［禽部］

鸡子　伤寒发斑下痢。生吞一枚，治伤寒发狂烦躁。打破煮浑入浆啜之，治天行不解。井中浸冷，吞七枚，治妊娠时疾，安胎。

鸡屎白　伤寒寒热。

[兽部]

猪胆　少阳证热渴，又导大便不通。

猪膏　伤寒时气，温水服一弹丸，一日三次。

猪肤　少阴咽痛。

犀角　伤寒热毒，发狂发斑，吐血下血。

牛黄　天行热病。

羚羊角　伤寒热在肌肤。

牛角　时气寒热头痛。

马屎　羊屎　羊尿　伤寒手足疼欲脱，并洗之。

阿胶　热毒下痢。

[人部]

人尿　少阴下痢，人白通汤。

人屎　大热狂躁走动，水渍服。

人中黄　研水。

胞衣水　并主热病发狂，饮之。

[温经]

[草部]

人参　伤寒厥逆发躁，脉沉，以半两煎汤服，调牛胆南星末服。出现坏证不省人事时，一两煎服，脉复即苏。夹阴伤寒，小腹痛，呕吐厥逆，脉伏，同姜，附煎服，即回阳。

附子　治三阴经证，及阴毒伤寒，阴阳易病。

蓼子　女劳复，卵缩入腹绞痛，煮汁服。

草乌头　阴毒，插入谷道中。

[谷菜]

黑大豆　阴毒，炒焦投酒热服，取汗。

干姜　阴毒，同附子用，补中有发。

韭根　阴阳易病。

葱白　阴毒，炒热熨脐。

芥子　阴毒，贴脐，发汗。

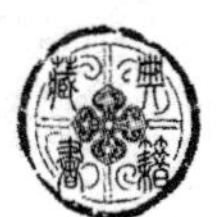

［果部］

蜀椒　阴毒，入汤液用。
胡椒　阴毒，同葱白、麝香和蜡作挺，插入茎内，出汗愈。
吴茱萸　阴毒，酒拌蒸熨足心。

［木部］

松节　炒焦投酒服，治阴毒。
乌药子　阴毒，炒黑水煎服，取汗。
青竹皮　女劳复，外肾肿，腹中绞痛，水煎服。
皂荚仁　阴毒。

［石禽］

雄黄　阴毒，入汤药。
消石　石硫磺　阴毒，二味为末，服三钱，取汗。硫磺同巴豆丸服，治阴阳二毒。
太阴玄精石　阴毒，正阳丹用之。
鸡屎白　阴毒，同黑豆、乱发、地肤子炒焦入酒服，取汗。
鸽屎　阴毒，炒焦酒服，取汗。

［兽人］

鼠屎　阴易腹痛，同韭根煮汁服，取汗。
豚卵　阴阳易病，小腹急痛，热酒吞二枚。
麝香　阴毒。
男女爪甲　阴阳易病，同中衣裆烧灰酒服。
妇人阴毛　阴阳易病，卵缩欲死，烧灰，以洗阴水服。

［服器］

裈裆　女劳复及阴阳易，烧灰水服。下裳带烧服，病免劳复。
月经衣　烧末，水服。

［食复劳复］

［草部］

麦门冬　伤寒后小劳，复作发热。同甘草、竹叶、粳米煎服。
胡黄连　劳复，同栀子丸服。

芦根　劳复食复，煮汁服。

［谷果］

饭　伤寒多食，复作发热，烧末饮服。

曲　食复，煮服。

橘皮　食复，水煎服。

［木石］

枳壳　劳复发热，同卮子、豉，浆水煎服。

卮子　食后病复发热，上方加大黄。劳复发热，同枳壳、豭鼠屎、葱白煎服。

胡粉　食复劳复，水服少许。

凝水石　解伤寒劳后病复。

鳖甲　食后病复劳后病复，烧研水服。

抱出鸡子壳　劳后病复，烧研汤服一合，取汗。

马屎　劳复，烧末冷酒服。

豭鼠屎　人屎　劳复，烧灰酒服。

头垢　劳复，含枣许水下。

洗手足水　食复劳复，饮一合。

头巾　劳复口渴，浸汁服。

缴脚布　劳复，洗汁服。

砧上垢　食复劳复，同病人足下土、鼠屎煎服。

饭箩　食复，烧灰水服。

瘟疫

［辟禳］

［草部］

苍术　治山冈瘴气，抗温疟恶气，灭灾消难。可以烧烟熏，去除鬼邪。

升麻　可防各种吐瘟疫时气毒疠。

苍耳　为末水服，辟恶邪，不染疫疾。

虎耳　擂酒服，治瘟疫。

木香　辟虺雷　徐长卿　鬼督邮　藁本　女青山柰　菝葜　葎草　并辟毒疫温鬼邪气。

白茅香　茅香　兰草　并煎汤浴，辟疫气。

[木部]

沉香　蜜香　檀香　降真香　苏合香　安息香　詹糖香　樟脑　返魂香　兜木香　皂荚　古厕木　并烧之辟疫。

钓樟叶　置门上。

乌药　预知子　阿魏　乳香　腊月二十四日五更时，取初汲井水浸至元旦五更，一人嚼一块，饮水三呷，一年无瘟疫。

松叶　细切酒服，一日三次，能辟五年瘟。

柏叶　时气瘴疫，社中东南枝，为末，日服。

桃枝　桃橛　桃符　并辟瘟疫。

桃仁　茱萸、青盐炒过，每嚼一二十枚，预辟瘴疠。

三岁陈枣核中仁　常服百邪不干。

[谷菜]

椒柏酒　屠苏酒　元旦饮之，辟瘟疫。

黑豆　布袋一斗，纳井中一夜取出，每服七粒，辟禳时气。

赤小豆　除夕正月朔望投井中，辟瘟病。正月七日，囊盛置井中，三日取出，男吞七粒，女吞十四粒，一年无病。元旦向东吞二十一粒，一年无疫。立秋日面西吞七粒，不病痢。

豉　和白术浸酒常饮，除瘟疫病。

麻子仁　除夜同小豆投井中，辟疫。

穄米　为末水服，不染瘟疫。

蒜　时气温病，捣汁服。立春元旦，作五辛盘食用，辟瘟疫。

蔓菁　立春后庚子日，饮汁，一年免时疾。

马齿苋　元旦食之，解疫气。

生姜　辟邪。

淡竹叶　解疫。

[服器]

初病人衣　蒸过，则一家不染杂疾。

草绳　测度所住房中墙壁，弯屈打结，则不染杂疾。

[水土]

半天河水，饮之辟疫。

东壁土　冢上土石　五月五日取，埋户外，一家不患时气。

［石部］

丹砂　蜜丸，太岁日平旦，各吞二十一丸，永无疫疾。
阳起石　解瘟疫冷气。
婆娑石　瘴疫，热闷头痛。

［鳞介］

蚺蛇肉　鳡鱼　鲵鱼　牛鱼　鲍鱼头灰　贲龟　珠鳖　蚬肉　并食辟疫。

［禽兽］

雄鸡　冬至作腊，立春食之，辟疫。
东门上鸡头　辟疫禳恶。
雄鹊　冬至埋圊前，辟时疾温气。
石燕肉　炒浸酒饮，辟瘟疫岚瘴。
五灵脂　辟疫。
獭肉　煮服，主疫气温病及牛马疫。
狸肉　温鬼毒气，皮中如针刺。
麝香　灵猫阴　雄狐屎　烧之辟疫。
马骨及蹄　佩之辟疫。
膜皮　寝之辟疠。

［瘴疠］

［草部］

升麻　吐。
钗子股　吐。
葛根　草犀　大黄　温瘴。
附子　冷瘴。
恒山　吐。
芫花　下。
金丝草　锦地罗　千金藤　伏鸡子根　解毒子　含水藤　千里及　肉豆蔻　苍术

［菜谷］

葱　茖葱　蒜　白菘　苦茄　豉　红曲　烧酒

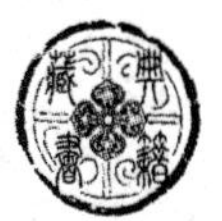

[果木]

茶　盐麸子　槟榔　乌梅　大腹皮　安息香　苏合香　阿魏　相思子　吐。

[石部]

丹砂　雄黄　砒石　婆娑石

[鳞部]

蚺蛇肉　鲮鲤甲　海豚鱼　作脯。
海鹞鱼　烧服。

[兽部]

猪血　猪屎　羚羊角　山羊肉　羚羊角　犀角　麝香　果然肉　猴头骨及肉

[人部]

天灵盖

暑

（有受暑中暍，受凉中暑。）

[中暍]

[草谷]

水蓼　煮汁灌。
胡麻　炒黑，井水擂灌。
寒食面　井水灌

[菜果]

大蒜　同道中热土捣，水澄服。
瓜蒂　吐之即省。

[水土]

热汤　布蘸熨心即苏，仍徐灌之。
地浆　灌。

道中热土　壅脐上，令人溺于中，即苏。

车辇土　澄水服。

仰天皮　新水调灌。

热瓦　互熨心上。

[中暑]

[草部]

香薷　解暑利小便，有彻上彻下之功。夏月解表之药，能发越阳气，消散蓄水。

黄连　酒煮丸服，主伏暑在心脾，发热吐泻痢渴诸病。

石香薷　紫苏叶　苍术　白术　木通　车前　泽泻　半夏　藿香　缩砂

[谷菜]

白扁豆　薏苡仁　稷米　大蒜

[果木]

木瓜　楷把叶　赤茯苓　厚朴　猪苓　并主伤暑有湿热诸病。

桂心　大解暑毒，同茯苓丸服。同蜜作喝水饮。

黄檗　去湿热，泻阴火，滋肾水，去痿弱。

[水石]

雪水　夏冰　滑石　石膏　朱砂　解渴

雄黄　暑毒在脾，湿气连脚，或吐或痛，或痢或疟，炼过丸服。

消石　硫磺　二味结砂　主外伤暑热，内伤生冷，发为头痛寒热，吐泻霍乱，心腹痛诸病。三伏吞硫磺百粒，去积滞甚妙。

玄精石　解暑消积。

[泻火益元]

[草部]

黄芪　伤暑自汗，喘促肌热。

人参　暑伤元气，大汗痿躄，同麦门冬、五味子煎服，大泻阴火，补元气，助金水。

甘草　生泻火，熟补火，与参、芪同为泻火益气之药。

麦门冬　清肺金，降心火，止烦渴咳嗽。

黄芩　知母　泻肺火，滋肾水。

虎杖　同甘草煎饮，压一切暑毒烦渴，利小便。

[果木]

苦茗　同姜煎饮，或醋同饮，主伤暑泻痢。

石南叶　煎服解暑。

乌梅　生津止渴。

西瓜　甜瓜　椰子浆　解暑毒。

湿

（有风湿、寒湿、湿热。）

[风湿]

[草部]

羌独活　防风　细辛　麻黄　木贼　浮萍　藁本　芎䓖　蛇床子　黄芪　黄精　葳蕤秦艽　菖蒲　漏卢　菊花　马先蒿　白蒿　庵䕡　旋覆　豨莶　苍耳　薇衔　蒴藋　石龙芮　茵蓣　防己　茜根　忍冬　苏子　南星　萆薢　土茯苓　龙常　葱白　薏苡　胡麻　大豆　秦椒　蔓枝　蜀椒红　柏实　松叶　沉香　龙脑　蔓荆　皂荚　枸杞　五加皮　桂枝　伏牛花　厚朴　与苍术　橘皮同除湿病。

[石部]

慈石　白石英

[虫鳞]

蝎　风淫湿痹，炒研入麝香，酒服。

鳝鱼　湿风恶气，作臛食。

[寒湿]

[草部]

苍术　除上中下三焦湿，发汗利小便，逐水功最大。湿气身重作痛，熬膏服。诸方详见本条。

草乌头　除风湿，燥脾胃，同苍术制煮作丸服。

附子 乌头 芫花 王孙 狗脊 牛膝 山柰 红豆蔻 草果 蠡实 艾叶 木香 杜若 山姜 廉姜

[谷菜]

葡萄酒 烧酒 豆黄 生姜 干姜 芥子 蒜 胡荽香

[果木]

吴茱萸 胡椒 桄子 莲实 桂心 丁香 樟脑 乌药 山茱萸

[兽部]

貘皮 木狗皮 诸兽毛皮毡 火针

[湿热]

[草部]

山茵陈 黄芩 黄连 防己 连翘 白术 柴胡 苦参 龙胆草 车前 木通 泽泻 通草 白鲜 莸草 半夏 海金沙 地黄 甘遂 大戟 萱草 牵牛 气分。

大黄 血分。

营实根 夏枯草

[谷菜]

赤小豆 大豆黄卷 薏苡仁 旱芹 丸服。

干姜 生姜

[木部]

椿白皮 茯苓 猪苓 酸枣 柳叶 木槿 榆皮

[介石]

蚬子 下湿热气。

滑石 石膏 矾石 绿矾

火热

（有郁火、实火、虚火，气分热、血分热、五脏热、十二经热。）

[升散]

[草部]

柴胡　平肝胆三焦包络相火，除肌热潮热，寒热往来，小儿骨热疳热，妇人产前产后热。虚劳发热，同人参煎服。

升麻　解肌肉热，散郁火。

葛根　解阳明烦热，止渴散郁火。

羌活　散火郁发热。

白芷　散风寒身热，浴小儿热。

薄荷汁　骨蒸劳热。

水萍　暴热身痒，能发汗。

香附　散心腹客热气郁。

[泻火]

[草部]

黄连　泻肝胆心脾火，退客热。

黄芩　泻肺及大肠火，肌肉骨蒸诸热。肺热如火燎，烦躁咳嗽引饮，一味煎服。

胡黄连　治骨蒸劳热，小儿疳热，妇人胎蒸。

秦艽　治阳明湿热，劳热潮热骨蒸。

沙参　消肺热。

桔梗　肺热。

龙胆　肝胆火，胃中伏热。

青黛　五脏郁火。

蛇莓　白鲜皮　大青　并主时行腹中大热。

连翘　少阳阳明三焦气分之火。

青蒿　热在骨间。

恶实　食前挼吞三枚，散诸结节筋骨烦热毒。

灯笼草　骨热肺热。

积雪草　暴热，小儿热。

虎杖　压一切热毒。

茵陈　去湿热。

景天　身热，小儿惊热。

钓藤　平心肝火，利小便。同甘草、滑石服，治小儿惊热。

酸浆　防己　木通　通草　灯芯　泽泻　车前　地肤　石韦　瞿麦，并利小便，泻火热。

乌韭　热在肠胃。

屋游　热在皮肤。

土马骔　骨热烦败。

大黄　泻诸实热不通，足太阴手足阳明厥阴五经血分药。

［菜果］

莙荙子　李叶　桃叶　枣叶

［木部］

楮叶　楝实　羊桃　秦皮　梓白皮　并浴小儿身热。

栀子　心肺骨小肠火，解郁利小便。

鼠李根皮　身上皮肤热毒。

木兰皮　身热面疱。

桑白皮　虚劳肺火。

地骨皮　泻肺火肾火胞中火，补正气，去骨间有汗之蒸，同防风、甘草煎服。

溲疏　皮肤热，胃中热。

竹叶　竹茹　竹沥　并主烦热有痰。

荆沥　热痰。

［水石］

雪水　冰水　井水　并除大热。

石膏　除三焦肺胃大肠火，解肌发汗退热，潮热骨蒸发热，为丸散服。食积痰火，为丸服。小儿壮热，同青黛丸服。

长石　胃中热，四肢寒。

理石　营卫中大热烦毒。

方解石　胸中留热。

玄精石　风热。

凝水石　身热，皮中如火烧，烦满，水饮之，凉血降火。

食盐　卤硷　除大热。

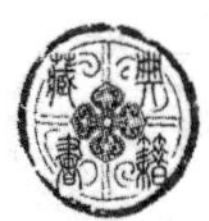

消石　五脏积热。

朴消　胃中结热。紫雪、碧雪、红雪、金石凌，皆解热结药也。

玄明粉　胃中实热，肠中宿垢。

[虫介]

白颈蚯蚓　解热毒狂烦。

雪蛆　玳瑁　凉心解毒。

[兽部]

犀角　泻肝凉心清胃，解大热诸毒气。

牛黄　凉心肝。

羚羊角　风热寒热。

象牙　骨蒸热。

牛胆　猪胆　熊胆　并除肝火。

白马胫骨　煅过，降火可代芩、连。

[人部]

人中白　降三焦膀胱肝经相火。

人溺　滋降火甚速。

人屎　大解五脏实热，骨蒸劳热。

[缓火]

[草部]

甘草　生用，泻三焦五脏六腑火。

黄芪　泻阴火，补元气，去虚热。无汗则发，有汗则止。

人参　与黄芪、甘草三味，为益气泻火、除肌热燥热之圣药，甘温除大热也。

麦门冬　降心火，清肺热虚劳客热，止渴。

五味子　与人参、麦门冬三味，为清金滋水泻火止渴止汗生脉之剂。

天门冬　肺劳风热，丸服。阴虚火动有痰热，同五味子丸服。妇人骨蒸，同生地黄丸服。

葳蕤　五劳七伤虚热。煎服，治发热口干小便少。

白术　除胃中热，肌热，止汗。妇人血虚发热，小儿脾虚骨蒸，同茯苓、甘草、芍药煎服。

茅根　地筋　客热在肠胃。

甘蕉根　菰根　芦根　天花粉并主大热烦渴。

栝楼根　润肺降火化痰。饮酒发热，同青黛、姜汁丸服。妇人月经不调，夜热痰嗽，同青黛、香附末服。

［菜谷］

山药　除烦热，凉而补。

小麦　客热烦渴，凉心。

粱米　脾骨客热。

麻仁　虚劳客热，水煎服。

［果部］

梨　消痰降火，凉心肺。

柿　凉肺　压胃热。

李　暴食　去骨间劳热。

乌梅　下气除热。

马槟榔　热病，嚼食。

蕉子　凉心。

甘蔗　解热。

［介禽］

鳖肉　同柴胡诸药丸服，治骨蒸。

鸭肉　鸽肉　并解热。

［兽人］

兔肉　凉补。

豪猪肉　猪肉　肥热人宜食之。

猪乳　酥酪　醍醐　人乳

［滋阴］

［草部］

生地黄　诸经血热，滋阴退阳。蜜丸服，治女人发热成劳。蜜煎服，治小儿壮热，烦渴昏沉。

熟地黄　血虚劳热，产后虚热，老人虚燥。同生地黄为末，姜汁糊丸，治妇人劳热。

玄参　烦躁骨蒸，滋阴降火，与地黄同功。治胸中氤氲之气，无根之火，为圣剂。同大黄、黄连丸服，治三焦积热。

当归　血虚发热，困渴引饮，目赤面红，日夜不退，脉洪如白虎证者，同黄芪煎服。

丹参　冷热劳，风邪留热。同鼠屎末服，主小儿中风，身热拘急。

牡丹　治少阴厥阴血分伏火，退无汗之骨蒸。

知母　心烦，骨热劳往来，产后蓐劳，热劳。泻肺命火，滋肾水。

［木部］

黄檗　下焦湿热，滋阴降火。

［各经火药］

肝　气，柴胡；血，黄芩。

心　气，麦门冬；血，黄连。

脾　气，白芍药；血，生地黄。

肺　气，石膏；血，栀子。

肾　气，知母。血，黄檗。

胆　气，连翘；血，柴胡。

小肠　气，赤茯苓；血，木通。

大肠　气，黄芩；血，大黄。

膀胱　气，滑石；血，黄檗。

胃气　葛根；血，大黄。

三焦　气，连翘；血，地骨。

包络　气，麦门冬；血，牡丹皮。

［各经发热药］

肝　气，用柴胡；血，当归。

心　气，黄连；血，生地黄。

脾　气，芍药；血，木瓜。

肺　气，石膏；血，桑白皮。

肾　气，知母；血，地黄。

胆　气，柴胡；血，栝楼。

小肠　气，赤茯苓；血，木通。

大肠　气，芒消；血，大黄。

膀胱　气，滑石；血，泽泻。

胃　气，石膏；血，芒消。

三焦　气，石膏；血，竹叶。

包络　气，麦门冬；血，牡丹皮。

诸气

（怒则气逆，喜则气散，悲则气消，恐则气下，惊则气乱，劳则气耗，思则气结，炅则气泄，寒则气收。）

[郁气]

[草部]

香附　心腹膀胱连胁下气妨，常日忧愁。总解一切气郁，行十二经气分，有补有泻，有升有降。

苍术　消气块，解气郁。

抚芎　与香附、苍术、总解诸郁。

木香　心腹一切滞气。和胃气，泄肺气，行肝气。凡气郁而不舒者，宜用之。冲脉为病，逆气里急。同补药则补，同泻药则泻。中气，竹沥、姜汁调灌。气胀，同诃子丸服。一切走注，酒磨服。

藿香　快气。

鸡苏　紫苏　顺气。

薄荷　去愤气。

[谷菜]

赤小豆　缩气，散气。

莱菔子　练五脏恶气，化积滞。

葱白　除肝中邪气，通上下阳气。

胡荽　热气结滞，经年数发，煎饮。

莴苣　白苣　开胸膈拥气。

马齿苋　诸气不调，煮粥食。

黄瓜菜　通结气。

[果木]

杏仁　下结气，同桂枝、橘皮、河黎勒丸服。

青橘皮　疏肝散滞，同茴香、甘草末服。

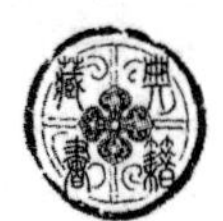

槟榔　宣利五脏六腑壅滞，破胸中一切气，性如铁石。

大腹皮　下一切气。

卮子　五脏结气，炒黑煎服。

梨木灰　气积郁冒。

橄榄　毗黎勒　开胃下气。

榆荚仁　消心腹恶气，令人能食。

［石兽］

铁落　胸膈热气，食不下。

长石　胁肋肺间邪气。

麝香　灵猫阴

［人部］

人尿　治一切气块，煎苦参酿酒饮。

［痰气］

［草部］

半夏　能消心腹胸胁痰热结气。

贝母　散心胸郁结之气，消痰。

桔梗　前胡　白前　苏子　并主消痰，一切逆气。

射干　散胸中痰结热气。

芫花　诸般气痛，醋炒，同玄胡索服。

威灵仙　宣通五脏，去心腹冷滞，推除致新。男妇气痛，同韭根、乌药、鸡子煮酒服。

牵牛　利一切气壅滞。三焦壅滞，涕唾痰涎，昏眩不爽，皂角汁丸服。气筑奔冲，同槟榔末服。

［谷菜］

荞麦　消气宽肠。

黑大豆　调中下气。

生姜　心胸冷热气。暴逆气上，嚼数片即止。

莱菔子　白芥子　消痰下去。

［果部］

山楂　行结气。

橘皮　痰膈气胀，水煎服。下焦冷气，蜜丸服。
橙皮　消痰下气，同生姜、檀香、甘草作饼服。
柚皮　消痰下气，及愤懑之痰，酒煮蜜拌服。
枸橼皮　除痰，止心下气痛。
金橘　下气快肠。
枇杷叶　下气止呕。
杨梅　除神志昏聩中恶气。

［木部］

枳实　枳壳　茯苓　破结气，逐痰水。
桑白皮　下气消痰。
皂荚　一切痰气，烧研，同萝卜子、姜汁、蜜丸服。

［介部］

龟甲　抑结气不散，酒炙，同柏叶、香附丸服。
牡蛎　惊恚怒气，结气老血。
担罗　同昆布作羹，消结气。

［血气］

［草部］

当归　气中之血。
芎䓖　血中之气。
蓬莪茂　气中之血。
姜黄　血中之气。
三棱　血中之气。
郁金　血气。
玄胡索

［木部］

乳香　没药　骐磷竭　安息香并活血散气。

［冷气］

［草部］

艾叶　心腹一切冷气恶气，捣汁服。

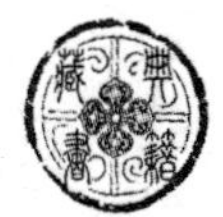

附子　升降诸气，煎汁入沉香服。

乌头　一切冷气，童尿浸，作丸服。

肉豆蔻　草豆蔻　红豆蔻　高良姜　益智子　荜茇　毕勃没　缩砂　补骨　脂胡卢巴蒟酱　并破冷气。

五味子　奔豚冷气，心腹气胀。

[菜部]

蒜葫　芸苔　蔓青　芥　干姜　薞菜　秦荻藜　马芹　并破冷气。

茴香　肾邪冷气，同附子制为末服。

白芥子　腹中冷气，微炒为丸服。

[果木]

蜀椒　解郁结。其性下行通三焦。凡人食饱气上，生吞一、二十枚即散。

秦椒　胡椒　毕澄茄　吴茱萸　食茱萸　桂　沉香　丁香　丁皮　檀香　乌药　樟脑苏合香　阿魏　龙脑树子　并破冷气，下恶气。

厚朴　男女气胀，饮食不下，冷热相攻，姜汁炙研末，饮服。

诃黎勒　一切气疾，宿食不消，每夜嚼咽。

[金石]

金屑　破冷气。

黑铅　肾脏气发，同石亭脂、木香、麝香丸服。

铜器　炙熨冷气痛。

车纵　冷气走痛，烧淬水服。

白石英　心胃中冷气。

紫石英　寒热邪气。补心气，养肺气。

灵砂　治冷气。升降阴阳，既济水火。

玄精石　砒石　硇砂　元脏虚冷气痛，同桃仁丸眼。又同川乌头丸服。

硫磺　一切冷气积痛，同青盐丸服。同消石、青皮、陈皮丸服。

[鱼禽]

鳢鱼　下一切气，同胡椒、大蒜、小豆、葱、水煮食。

黄雌鸡　乌雌鸡　并治冷气着床。

痰饮

（痰有六：湿、热、风、寒、食、气也。饮有五：支、留、伏、溢、悬也。皆生于湿）。

[风寒湿郁]

[草]

半夏　行湿下气，湿去则涎燥，气下则痰降，乃痰饮主药。法制半夏可咀嚼。胸膈痰壅，姜汁作饼煎服。停痰冷饮，同橘皮煎服。中焦痰涎，同枯矾丸服。结痰不出，同桂心、草乌头丸服。支饮作呕，同生姜、茯准煎服。风痰湿痰，清壶丸。风痰，辰砂化痰丸。气痰，三仙丸。惊痰，辰砂半夏丸。老人风痰，半夏消石丸。小儿痰热，同南星入牛胆阴干丸服。

天南星　除痰燥湿。壮入风痰，同木香、生姜煎服。痰迷心窍，寿星丸。小儿风痰，抱龙丸。

苍术　消痰水，解湿郁，治痰夹淤组成囊。

白术　消痰水，燥脾胃。心下有水，同泽泻煎服。五饮酒癖，同姜、桂丸服。

旋覆花　胸上痰结，唾如胶漆，及膀胱留饮，焙研蜜丸服。

威灵仙　心膈痰水，宿脓久积。停痰宿饮，喘咳呕逆，同半夏，皂角水丸。

麻黄　散肺经火郁，止好唾痰喘。

细辛　破痰利水，开胸中滞结。

薄荷　小儿风涎要药。

苏子　治风顺气消痰。

佛耳草　除痰压时气。

附子　胃冷湿热呕吐，同半夏、生姜丸服。

乌头　天雄　白附子　并主风痰湿痰。

草乌头　胸上冷痰，食不下，心腹冷痰作痛。

紫金牛　风痰。

百两金　风涎。

艾叶　口吐清水，煎服。

防已　膈间支饮喘满，木防已汤。

葶苈　胸中痰饮结气。

人参　胸中痰，变酸水，逆黄。

肉豆蔻　冷气呕沫，同半夏、木香丸。

益智子　上膈客寒，吐沫。

草豆蔻　高良姜　廉姜　荜茇　红豆蔻　蒟酱　狼毒

[菜谷]

干姜　并主冷痰　燥湿温中。

生姜　除湿去痰下气。痰厥卒风，同附子煎服。

芥及子白芥子　痰在胁下及皮里膜外，非此莫除。同白术丸服。同苏子、莱菔子丸，下痰。

米醋　烧酒。

［果木］

木瓜　楂子　榅桲　橙皮　柚皮　并去湿痰水唾。

橘皮　除湿痰留饮，呕哕反胃。二陈汤。润下丸。宽中丸。痰膈胸中热胀，水煎服。嘈杂吐清水，为末舐之。下焦冷痰，丸服。

槟榔　消谷下气，逐水除痰澼，为末汤服。呕吐痰水，同橘皮煎或末服。

大腹皮　都念子　都咸子　蜀椒　温中除湿，心腹留饮。椒目，同巴豆丸服，治留饮腹痛。

吴茱萸　厥阴痰涎。

胡椒　毕澄茄　厚朴　消痰温中。痰壅呕逆，姜汁制末服。

沉香　冷痰虚热，同附子煎服。

杉材　肺壅痰滞。

皂荚　胸中痰结，挼汁熬膏丸服。一切痰气，烧研同莱菔子丸服。钓痰丸，同半夏、白矾丸含。子及木皮，并治风痰。

白杨皮　浸酒化痰澼。

槐胶　一切风涎。

［石虫］

矾石　痰涎饮澼。

赤石脂　饮水成澼，吐水不止，末服一斤良。

白僵蚕　散风痰结核。一切风痰，研末姜汁服。

桂蠹　寒澼。

［湿热火郁］

［草］

栝楼　降火清金，涤痰结。清痰利膈，同半夏熬膏服。胸痹痰嗽，取子同薤白煎服。饮酒痰澼，胁胀呕吐腹鸣，同神曲末服。

贝母　化痰降气，解郁润肺。痰胀，同厚朴丸服。

前胡　柴胡　黄芩　桔梗　知母　白前　紫菀　麦门冬　灯笼草　鸭跖草悬钩子　解毒子　辟虺雷　草犀　泽泻　舵菜　山药　竹笋

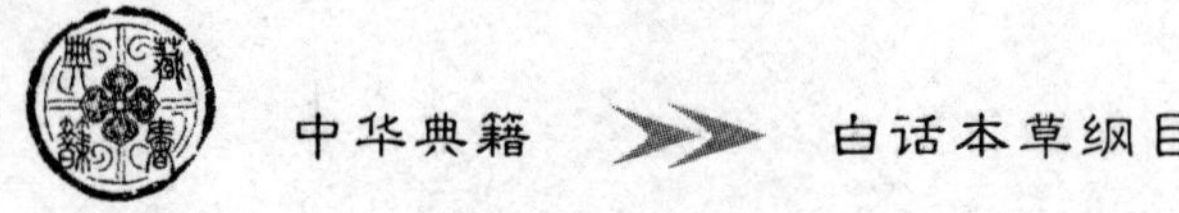

[果木]

乌梅　林檎　白柿　盐麸子　甘蔗汁　梨汁　藕汁　茗　皋芦叶　蕤核　枳实　枳壳胸膈痰澼，停水痞胀，为末服。

桑白皮　上焦痰气。

荆沥　烦热痰唾，漾漾欲吐。

竹沥　去烦热，清痰养血。痰在经络四肢，及皮里膜外，非此不达不行。

竹茹　竹叶　痰热呕逆。

木槿花　风痰壅逆，研末汤服。

茯苓　膈中痰水，淡渗湿热。

诃黎勒　降火消痰。叶亦下气消痰。

天竹黄

[金石]

铅　铅霜　铅丹　胡粉　铁华粉　并降风热惊痰。

密陀僧　痰结服中不散，醋、水煮过，为末，每酒水煎二钱饮。

灵砂　上盛下虚，痰涎壅逆。

水银　小儿惊热风涎。

蓬砂　浮石

[虫鳞]

五倍子　并化顽痰，解热毒。

百药煎　清金化痰，同细茶、海螵蛸丸服。

海螵蛸

[介兽]

海蛤　丈蛤　蛤粉　牡蛎并化湿痰热痰老痰。

烂蚬壳　心胸痰水吞酸，烧服。

牛黄　化热痰。

阿胶　润肺化痰，利小便。

[气滞食积]

[草部]

香附子　散气郁，消饮食痰饮，利胸膈。停痰宿饮，同半夏、白矾、皂角水，

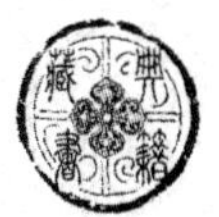

丸服。

鸡苏　消谷，除酸水。

苏叶

［谷菜］

曲　神曲　麦糵　并消食积痰饮，下气。

醋　莱菔及子　消食下痰，有推墙倒壁之功。

仙人杖菜　去冷气痰澼。

桑耳　澼饮积聚。留饮宿食，同巴豆蒸过丸服。

蘑菰　商蒿

［果石］

山楂　并消食积痰。

盐杨梅　消食去痰，作屑服。

银杏　生食降痰。

杏仁　雄黄　粉霜　轻粉　金星石　青礞石　硇砂　绿矾　并消痰涎积癖。

银朱　痰气结胸，同矾石丸服，有声自散。

石膏　食积痰火，煅研醋糊丸服。

［介禽］

马刀　牡蛎　魁蛤　痰积。

蚌粉　痰涎结于胸膈，心腹痛日夜不止，或干呕，以巴豆炒赤，去豆，醋糊丸服。

鬼眼睛　痰饮积及湿痰心腹痛，烧研酒服。

五灵脂　痰血凝结，同半夏姜汁丸服。

［宣吐］

人参芦　桔梗芦　藜芦　三白草　汁。

恒山　蜀漆　郁金　同藜芦末。

杜衡　石苋　石胡荽　汁。

离鬲草　汁。

附子尖　土瓜根　及己　苦参　地松　豨莶　羊踯躅　紫河车　虎耳草　芭蕉油　萝卜子　苦瓠　瓜蒂　苦茗　乌梅　酸榴皮　梨汁　桐油　皂荚　卮子　相思子　松萝　热汤　齑水　盐卤水　石绿　石青　石胆　白青　砒石　蜜陀僧　矾石　大盐　虾汁

[荡涤]

甘遂　直达水气所结之处。
芫花　胸中痰水，胁下坎澼。
荛花　肠胃留澼。
大戟　湿热水澼。
续随子　痰饮宿滞。
牵牛　痰饮宿脓。
大黄　射干　桃花　宿水痰饮积滞，为末水服，或作饼食，取利。
接骨木　下水饮。
巴豆　寒澼宿食，大便闭，酒煮三日夜，煎丸水下。风痰湿病，安掌心取汗。
芒消　朴消

脾　胃

（有劳倦内伤，有饮食内伤，有湿热，有虚寒。）

[劳倦]

[草部]

甘草　补脾胃，除邪热，益三焦元气，养阴血。
人参　劳倦内伤，补中气，泻邪火。煎膏合姜、蜜服。
黄芪　益脾骨，实皮毛，去肌热，止自汗。
黄精　葳蕤　补中益气。
白术　熬膏服良。
苍术　安脾除湿，熬膏作丸服，有四制、八制、坎离、交感诸丸。
柴胡　平肝，引清气自左而上。
升麻　入胃，引清气自右而上。
芍药　泻肝，安脾肺，收胃气。
石斛　厚脾胃，长肌肉。
使君子　健脾胃，除虚热。
连翘　脾胃湿热。
木香　甘松香　藿香　缩砂密　白豆蔻　紫苏

[菜谷]

罗勒　莳萝　马芹　均可理元气。

莳香　同生姜炒黄丸服，开胃进食。

同蒿　荠菜　苜蓿　莙菜　仙人杖草　草豉　胡萝卜芋　山药　石耳　蘑菰　鸡纵　五芝　胡麻　小麦　大麦　雀麦　糯　粳　籼　稷　黍　蜀秫　粱　粟　秫䅟子　稗子　稂　东墙　雕胡　蓬子　水粟　芮草米　芮草米　薏苡　罂子粟　黑大豆　赤小豆　绿豆　白豆　豌豆　蚕豆　豇豆　扁豆　刀豆　豆豉　豆腐　豆黄　壮气润肌。以猪脂和丸，每服百丸，即易服健，甚验。脾弱不食，同麻子熬香研，日服。

陈廪米　青粳饭　诸米粥　饴糖　酒　糟

［果木］

大枣　同姜末点服。

仲思枣　木瓜　柰　白柿　橘皮　钩栗　橡子　榛子　龙眼　橄榄　榧子　槟榔　大腹皮　桄榔面　莎木面　波罗蜜　无花果　摩厨子　芡实　莲实　藕　甘蔗　砂糖　凫茈　清明柳枝　脾弱食不化似翻胃，煎汤煮小米，滚面晒收，每用烹食。

沉香　檀香　诃黎勒　厚朴　茯苓

［水石］

潦水　甘澜水　立春清明水　太一余粮　白石脂　石面　代赭石

［虫部］

蜂蜜　蚕蛹　乳虫

［鳞介］

龙齿　鳟　鲻　鲸　鱤　鲌　鲫　鲂　鲤　鲈　鳜　鲳　鲨　白鲞　鲙残鱼　比目鱼虾　鳖　淡菜　海蛇

［禽兽］

鸡　雉　鹳雉　英鸡　凫　鸊鷉　鹭　鹬　雀　突厥雀　鸠　青鹤　桑扈　莺鹘嘲　猪脾舌　狗肉　羊肉　牛肉　牛脃　虎肉　兔肉

［虚寒］

［草部］

草豆蔻　高良姜　山姜　廉姜　益智子　荜茇　蒟酱　肉豆蔻

［菜谷］

干姜　生姜　蒜　韭　薤　芥　芜菁　糯米　秫　烧酒

[果木]

胡椒　毕澄加　秦椒　蜀椒　吴茱萸　食茱萸　丁香　桂

[食滞]

[草部]

大黄　荡涤宿食　推陈致新。

地黄　去胃中宿食。

香附　三棱　莪茂　木香　柴胡　消谷。

荆芥　薄荷　苏荏　水苏　并消鱼鲙。

青黛　越王余筭　海藻　肉豆蔻　草果　缩砂　蒟酱　红豆蔻　仙茅

[谷菜]

大麦　荞麦　豆黄　蒸饼　女曲　黄蒸　曲　神曲　同苍术丸服。

红曲　蘖米　麦蘖　饴糖　酱　醋　酒　糟　蒜　葱　胡葱　胡荽　白菘　莱菔　芜菁　姜

[果木]

杏仁　停食　用巴豆炒过，末服。

橘皮　为末，煎饮代茶。

青皮　盐、醋、酒、汤四制为末，煎服。

柑皮　橙皮　柚皮　木瓜　榅桲　山楂　消肉。

柰子　杨梅　银杏　生食。

槟榔　大腹子　榧子　无漏子　茶　皋芘　蜀椒　胡椒　毕澄茄　茱萸　巴豆　一切生冷硬物。

阿魏　消肉。

皂荚　楸白皮　厚朴　乌药

樟材　檀香　桂　食果腹胀，饮丸吞七枚。

河黎勒　枳实　郁李仁

[水土]

亩水　吐。

浆水　消。

生熟汤　消。

百草霜　梁上尘

[金石]

朴消　食饮热结。

青礞石　食积宿滞，同巴豆等丸服。

水中白石　食鲙成瘕，烧淬水服七次，利下。

食盐　酒肉过多胀闷，擦牙漱下，如汤沃雪。

硇砂　消肉。

蓬砂　孔公蘖

[介禽]

鳖甲　淡菜　海月　白鲞　并消食宿。

鳝头　烧服，去痞癥，食不消。

凫鸡屎白　鹰屎白　雀屎白　鸽屎　五灵脂

[酒毒]

[草部]

葛花　葛根汁　白茅根汁　水萍　菰笋　秦艽　苦参　地榆　菊花　酒醉不语，为末酒服。

悬钩子　木鳖子　醋磨。

天南星　同朱砂丸服，解酒毒积毒。

五味子　山姜花　高良姜　红豆蔻　缩砂　白豆蔻　蒟酱　肉豆蔻　蠡实　蕉子

[谷菜]

麦苗汁　丹黍米　饮酒不醉。

黑大豆　赤小豆　腐婢　绿豆　蚕豆苗　煮食。

扁豆　豆腐　烧酒醉死，切片贴身。

豉　同葱白煎

曲　萝卜蔓菁　大醉不堪，煮粥饮汁。根蒸三次研末，酒后水服二钱，不作酒气。

白菘　解酒醉不醒，研子一合，井水服。

水芹　苦苣　白苣　苦竹笋　酸笋　越瓜　甜瓜

[果木]

橘皮　柑皮　橙皮　柚皮　金橘　杨梅　干屑服之，止呕吐酒。

乌梅　椰梅　梨　楂子　榅桲　柿　椑柿　银杏　橄榄　槟榔　波罗蜜　都桷子　枳椇子　盐麸子　醋林子　甘蔗　砂糖　石蜜　藕　芰　西瓜　丁香　长寿仙人柳酒病，为末酒服。

河边木　端午投酒中饮之，令人不醉。

桑椹汁　苦竹叶

[水石]

新汲水　烧酒醉死，浸发及手足，仍少灌之。

食盐　擦牙漱咽，解酒毒。先食一匙，饮酒不醉。

蓬砂　服之，饮酒不醉。

雄黄　饮酒成癖，遇酒即吐，同巴豆、蝎梢、白面丸服。

石灰　酒毒下痢，泥煅，醋糊丸眼。

铅霜

[虫鱼]

五倍子　鳝鱼　黄颡鱼

[介部]

蚌　蛎黄　蛤蜊　车螯　田螺　蜗螺　海月

[禽兽]

鸡内金　消酒积，同豆粉丸服。

五灵脂　酒积黄肿，入麝丸服。

豭猪项肉　酒积黄胀，同甘遂服，取下酒布袋。

猪肾　酒积，掺葛粉炙食。

牛膍　狐胆　麝香　并解酒毒。

鹿茸　饮酒成泄，冲任虚寒，同狗脊、白敛丸服。

驴蹄底　饮酒过度，欲至穿肠，水煮浓汁冷饮。

吞酸嘈杂

（有痰食热证，有阳气下陷虚证。）

[痰食]

[草部]

苍术　香附　黄连　蓬莪茂　缩砂仁　半夏　鸡苏　生食。

荠苎　生食，去肠间酸水。

旋覆花

[菜谷]

萝卜食物作酸，生食即止。米醋　破结气，心中酸水痰饮。神曲　麦蘖

[果木]

橘皮　木瓜　楂子　榠楂　榅桲　山楂　并除胃中酸水，止恶心。

胡桃　食物醋心，以干姜同嚼下，立止。

槟榔　醋心吐水，同橘皮末服。

大腹皮　痰隔醋心，同疏气药、盐、姜煎服。

厚朴　吐酸水，温胃气。

樟材　宿食不消，常吐酸臭水，煎汤服。

皂荚子心　嚼食，治膈痰吞酸。

栀子

[虫兽]

蚬壳　吞酸心痛，烧服。

羊屎　煎酒服。

头垢　噫吐酸浆，以浆水煎服一杯。

[阳陷]

[草部]

人参　消胸中痰变酸水。妊娠吐水，心酸痛，不能饮食，同干姜丸服。

柴胡　除痰热。

升麻　葛根　凡胃弱伤冷，郁遏阳气者，宜三味升发之。

荜茇　胃冷口酸流青水，心连脐痛，同厚朴末、鲫鱼肉丸服。

廉姜　胃口冷，吐清水。

草豆蔻　益智子　红豆蔻　高良姜

［木鳞］

吴茱萸　醋心甚者，煎服。有人服之，二十年不发也。

鱼鲙　心下酸水。

噎膈

（噎病在咽嗌，主于气，有痰有积。膈病在膈膜，主于血，有挟积、挟饮澼、挟淤血及虫者）。

［利气化痰］

［草部］

半夏　噎膈反胃，大便结者，同白面、轻粉作丸煮食，取利。

山豆根　研末，橘皮汤下。

昆布　气噎，咽中如有物，吞吐不出，以小麦煮过。含咽。

栝楼　胸痹咽塞，同薤白、白酒煮服。

芦根　五噎吐逆，煎服。

天南星　前胡　桔梗　贝母　香附子　紫苏子　木香　藿香　泽泻　缩砂　茴香　高良姜　红豆蔻　草果　白豆蔻　生姜　咽中有物，吞吐不出，含之一月愈。噎气，姜入厕内浸泡过，漂晒研末，入甘草末服。

橘皮　卒气噎，去白焙研，水煎服。胸痹咽塞，习习如痒，唾沫，同枳实、生姜煎服。

槟榔　五膈五噎，同杏仁以童尿煎服。

青橘皮　厚朴　茯苓　沉香　膈气，同木香、乌药、枳壳为末，盐汤下。

檀香　苏合香　丁香　枳壳　枳实。

［开结消积］

［草部］

三棱　治气胀，破积气。反胃，同丁香末服。

蓬莪茂　破积气，治吐酸水。

郁金　破恶血，止痛。

阿魏　五噎膈气，同五灵脂丸服。

威灵仙　噎膈气，同蜜煎服，吐痰。

凤仙子　噎食不下，酒浸晒研，酒丸服。

马蹄香　噎食膈气，为末，酒熬膏服。

紫金牛　治噎食。

板蓝汁　治噎膈，杀虫，频饮。

红蓝花　噎膈拒食，同血竭浸酒服。

荛花　甘遂　梅核气，同木香末服。

大黄　食已即止，大便结，同甘草煎服。

［谷菜］

杵头糠　膈气噎塞，蜜丸噙咽。卒噎，噙之咽汁，或煎饮。

荞麦秸灰　淋取硷，入蓬　砂服，治噎食。

韭汁　去胃脘血。入盐，治噎膈。入姜汁、牛乳，治反胃。

［果木］

乌芋　主五噎膈气。

乌梅　杏仁　山楂　桃仁　桑霜　消噎食积块。

巴豆霜

［水石］

粮罂中水　饮之，主噎疾杀虫。

浸蓝水　主噎疾，温饮一杯，杀虫。

梁上尘　主噎膈食积。

硇砂　噎膈吐食，有积癥，用之神效。养面包煅，同槟榔、丁香末，烧酒服。同人言、黄丹各升打过，同桑霜末，烧酒服。同平胃散末，点服三钱，服后应当吐出黑色食物如石块大小。

黑铅　㔷气，同水银、人言结砂，入阿魏丸服。灰，同醋熬膏，蒸饼和丸服。

绿矾　面包泥固煅研，枣肉丸服。鲫鱼留胆去肠，酿煅末服。

白矾　治噎膈，化痰澼，蒸饼丸服。或同硫磺炒过，入朱砂丸服。

雄黄　轻粉　石硷　蓬砂　砒石　并化积垢，通噎膈。

［服器］

寡妇木梳　烧灰，钥匙汤下。

[虫鳞]

蛇含蛤蟆　煅研酒服。

蜣螂　同地牛儿用，治噎膈。

壁虎　噎膈反胃，炒焦入药用。

鲫鱼　膈气，酿大蒜，泥包煨焦，和平胃散，丸服。

[禽兽]

鸠　食之不噎。

巧妇窠　噎膈，烧研酒服，神验。

鹏雏　煅研酒服。

五灵脂　噎膈痰涎夹血。

鸬鹚头　烧研酒服。

鹰粪　食哽，烧灰，水服。

白鹅尾毛　噎食，烧灰，饮服。

鸡嗉　噎气不通，烧研，入木香，沉香、丁香，红枣丸服。

狼喉结　噎疾，晒研，以五分入饮食。

白水牛喉　噎膈，结肠不通，醋炙五次，为末，每服一钱，饮下，立效。

狗宝　噎食病，每用一分，以威灵仙、食盐浸水服，日三服，三日愈。

黄狗胆　和五灵脂末，丸服。

狗屎中粟　噎膈吐食，淘净煮粥，入薤白、沉香末食。

狸骨　噎病不通饮食，炒研白汤服。

羚羊角　噎塞不通，研末，饮服二钱，日三次。

野人粪　治噎膈，同阿魏末，以姜片蘸食。

人溺　秋石　噎病，每服一钱。

人淋石　治噎食，俗名涩饭病，磨汁服。

人癖石　消坚，治噎膈。

天灵盖　噎膈，用七个同黑豆煅研，酒服一钱。

人胆　噎膈病，盛糯米阴干取黑色者，每服十五粒，通草汤下。

胞衣水　膈气反胃，饮一锺，当有虫出。

头垢　主噎疾，以酸浆煎膏用之，立愈。

人屎　烧服。

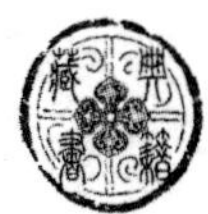

反胃

（主于虚，有兼气、兼血、兼火、兼寒、兼痰、兼积者。病在中下二焦。食不能入，是有火气；食入反出，是无火。）

[温中开结]

[草部]

附子　温中破积。反胃不下食，以石灰泡热，姜汁淬三次，同丁香、粟米煎服，或为末舐，或为丸噙化。或包丁香，以姜汁煮焙丸服。

白豆蔻　脾虚反胃，同丁香、缩砂、陈廪米、姜汁丸服。

白芷　血风反胃，猪血蘸食。

木香　同丁香煎服，治反胃关格。

王瓜　反胃，烧研酒服。或入平胃散末。

木鳖子　三十个去皮油，牛涎、蜂蜜各半斤，石器慢熬干研，日取一匙入粥食。

火杴草　焙末蜜丸。

荜茇　草豆蔻　红豆蔻　高良姜　肉豆蔻　藿香　抚芎　苏子　前胡　香附　半夏　并温中消食止吐。

三棱　同丁香末服。

益智子　外来寒气犯胃，多唾沫。

[谷菜]

干饧糟　同姜捣饼焙研，入甘草、食盐服。

韭菜　炸熟，盐醋吃十顿，治噎膈反胃。

生姜　汁煮粥食。麻油煎研，软柿蘸食。

白芥子　酒服二钱。

紫芥子　大蒜　干姜　兰香　作饼。

莳萝　茴香　杵头糠　萝卜蜜煎细嚼。

薤白

[果木]

槟榔　青皮　橘皮　西壁土炒　姜、枣煎服。

胡椒　醋浸七次，酒糊丸服，或加半夏或同煨姜煎服。

毕澄茄　吐出黑汁者，米糊丸服。

枇杷叶　同人参、丁香煎服。

栗子壳　煮汁。

松节　煎酒。

千槌花　煮汁。

丁香　盐梅丸咽。姜、蔗汁丸服。木香同煎服。

桂心　沉香　檀香　茯苓　厚朴　枳实

[金石]

雄黄　雌黄　同甘草丸服。

铅灰　醋熬，蒸饼丸服。

铅丹　坠痰消积，同白矾、石亭脂煅研，丸服。

水银　同铅结砂，入硫磺、官桂为末，姜汁服，清镇反胃。

灵砂　为镇反胃之神丹。

赤石脂　蜜丸服。

砒石　同巴豆、附子、黄蜡丸服。

白矾　丹砂、釜煤　朴消　蓬砂　轻粉　硇砂

[鳞介]

烂蛤烧服。

蚌粉　姜汁服。同田螺壳灰、乌梅烧研，以人参汤服。

鲫鱼　酿绿矾煅研服。

鲤鱼　童尿浸煨，研末入粥食。

[禽兽]

抱出鸡子壳　酒服。

鸡膍胵皮　烧研酒服。

鹈鹕皮毛　烧研酒服。

五灵脂　狗胆汁丸，热姜酒磨服。或加沉香、木香、阿魏。

猫衣　煅研，入朱砂噙。

虎肚　煅研，入平胃散末服。

虎脂　切块，麻油浸收，每以酒一锺，和油一杯服，不问病史远近皆有效。

猬皮　煮汁服，或炙食，或烧灰酒服。

白马尿　热饮。

驴尿　已上并能杀虫。

驴尿　羊尿　五钱，童尿煎服。

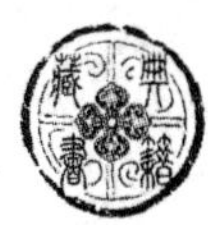

牛齝草　同杵头糠、糯米粉、牛乳和丸煮食。
羊胲子　煅研，入枣肉、平胃散末，沸汤点服。

[和胃润燥]

[草部]

人参　止反胃吐食，煎饮或煮粥食，或同半夏、生姜、蜜煎服。
白术　芍药　芦根　止反胃五噎吐逆，去膈间客热，煮汁服。
茅根　反胃上气，除客热在胃，同芦根煎汁饮。

[谷菜]

山药　粟米　作丸，醋蒸吞。
罂粟　同人参、山药煮食。
陈仓米　水煎服，或炊焙为末，入沉香末服。
马齿苋　饮汁。
柳蕈　煎服。
莼心　麻仁　胡麻油

[果木]

杏仁　桃仁　梨　插丁香十五粒煨食，止反胃。
棠梨叶　炒研酒服，止反胃。
甘蔗汁　同姜汁饮，治反胃。
干柿　连蒂捣酒服，止反胃，开胃化痰。
干枣叶　同丁香、藿香煎服，止反胃。
石莲　入少肉豆蔻末，蜜汤服，止反胃。
乌芋　主五噎膈气。
梓白皮　主反胃。
淡竹茹　竹沥　醴泉　井华水　并主反胃。
螺蛳泥　每火酒服一钱，止反胃。
地龙屎　同木香、大黄末，水服，止反胃。
白善土　醋煅。
西壁土　灶中土　米饮服三钱。
蚕茧　反胃吐食，煎汁煮鸡子食之。
缫丝汤　煮粟米粥食，止反胃。
牛羊乳　反胃燥结，时时咽之，或入汤剂。

牛涎　噎膈反胃，以水服二匙，或入蜜，或入麝香，或和糯米粉作丸，煮食。

羊肉　蒜、薤作生食。

羊胃　作羹食。

乌雄鸡　虚冷反胃，入胡荽子煮，食二只愈。

乌雌鸡　炒香，投酒中一夜饮。

反毛鸡　同人参，当归煮食。

呕　吐

（有痰热，有虚寒，有积滞。）

［痰热］

［草部］

葛根　大热呕吐，小儿呕吐，荡粉食。

泽泻　行水止吐。

香附　妊娠恶阻，同藿香、甘草煎服。

黄连　苦耽　劳乏呕逆。

麦门冬　止呕吐燥渴。

前胡　化痰止吐。

芦根　主呕逆不食，除膈间客热，水煮服。或入童尿。

干苔　煮汁。

赤小豆　豌豆　止呕逆。

绿豆粉　茆草子

［果木］

茯苓　猪苓　栀子　楸白皮　梓白皮　止呕逆，下气。

苏方木　人常呕吐，用水煎服。

杨梅　止呕吐，除烦愦。

批把　止吐下气。

木白皮　止呕逆，煮服大佳。

叶　止呕吐不止。

［水石］

黄丹　止吐逆。

胡粉　水银　铅　滑石　暴得吐逆，汤服二钱。

石膏　胃火吐逆。

阴阳水　饮数口即定。

[虫兽]

蝉蜕　胃热吐食，同滑石末水服。

芦蠹虫　小儿乳后吐逆，二枚煮汁服。

羊屎　呕吐酸水，以十枚煎酒服。

牛乳　小儿吐乳，入葱姜煎服。

兔头骨　天行吐不止，烧研饮服。

人乳　小儿初生吐乳，同籧篨蔑盐少许，熬煎汁入牛黄服。

[虚寒]

[草部]

细辛　虚寒呕吐，同丁香末服。

苍术　暖胃消谷，止呕吐。

白术　胃虚呕逆，及产后呕吐。

人参　止呕吐，胃虚有痰，煎汁入姜汁、竹沥服。胃寒，同丁香、藿香、橘皮煎服。妊娠吐水，同干姜丸服。

艾叶　口吐清水，煎服。

半夏　呕逆厥冷，内有寒痰。

同面作弹丸，煮吞之。妊娠呕吐，同人参、干姜丸服。小儿痰吐，同面包丁香煨熟丸服。

南星　除痰下气止呕。

旋覆花　止呕逆不下食，消痰下气。

苏子　止吐。

香薷　伤暑呕吐。

藿香　脾胃吐逆为要药。

木香　当归　温中，止呕逆。

茅香　温胃止吐。

白豆蔻　止吐逆，散冷气，胃冷忽恶心，嚼数枚酒下。小儿胃寒吐乳，同缩砂、甘草末饮服。

生附子　胃寒有痰，同半夏、生姜煎服。

缩砂仁　廉姜　白芷　红豆蔻　高良姜　温中下气消食。忽呕清水，含咽即平。

肉豆　温中下气止吐，及小儿乳霍。

益智子　胃冷。

[谷菜]

糯米　虚寒吐逆。

烧酒　白扁豆　豇豆　干姜　生姜　煎醋食。又同半夏煎服，去痰下气，杀虫止呕吐。

芥子　胃寒吐食。

白芥子

[果木]

橘皮　止吐消痰温中。嘈杂吐清水，去白研末，时舐之。

蜀椒　止吐杀虫。

胡椒　去胃中寒痰，食已即吐水，甚验。

毕澄茄　吴莱萸　食茱萸　并止冷吐。

槟榔　止吐水，同橘皮煎服。

沉香　檀香　丁香　治吐，同陈皮煎服，小儿丸服，或同半夏丸服。

厚朴　痰壅呕逆不食，姜汁炙研，米饮服。主胃冷，吐不止。

河黎勒　止呕吐不食，消痰下气，炒研糊丸服。

[石兽]

赤石脂　饮食冷过多，成澼吐水，每酒服一钱，尽一斤，终身不吐痰水。

硫磺　诸般吐逆，同水银研，姜汁糊丸服。

鹿髓　主呕吐。

熊脂　饮食呕吐。

[积滞]

[草谷]

香附子　止呕吐，下气消食。

缩砂蔤　温中消食止吐。

大黄　口中常呕淡泔，煎服。

续随子　痰饮不下食，呕吐。

牵牛　神曲　麦蘖

［木禽］

巴豆　五灵脂　治呕吐汤药不能下者，狗胆丸服。

哕　啘

（有痰热，有虚寒。）

［痰热］

芦根　客热呕哕，煮汁服。
茅根　温病热哕，同葛根煎服。温病冷哕，同枇杷叶煎服。
苏叶　卒啘不止，浓煎呷。
葛根汁　干呕不止，呷之。
前胡　胡麻　呕啘不止，合清油煎服。
大麻仁　止呕逆，炒研，水绞汁服。
小麦　小麦面　呕哕不止，醋作弹丸煮熟，热茶吞之，未定再作。
赤小豆　止呕逆。
生姜　干呕厥逆时嚼之，亦同半夏煎服，乃呕家圣药。
萝卜蔓菁子

［果木］

楷把　止吐逆。叶下气消痰。哕啘不止，煮汁或嚼汁咽。
杨梅　止呕哕去痰。
枳椇　止呕哕，解酒毒。
甘蔗　止呕哕不息，入姜汁服。
茯苓　猪苓　淡竹茹　仙人杖　哕气呕逆，煮汁服。

［水石］

阴阳水　古砖　煮汁。
滑石

［虫鳞］

黄蜂子　干呕。
蝉蜕　胃热呕逆。
芦蠹虫　海蛤　蛤粉　白蚬壳并止呕啘。

蛇脱　止呕。

[禽兽]

鸡子　天行呕逆，水煮浸冷吞之。

鸡卵黄　炼汁服。

雁肪　治结热呕逆。

水牛肉　主啘。

[虚寒]

[草部]

细辛　虚寒呕哕，同丁香、柿蒂汤服。

半夏　伤寒干啘，为末，姜汤服。胃寒哕逆，停痰留饮，同藿香、丁皮煎服。支饮作呕，哕逆欲死，同生姜煎服。

燕薅草　烧服，止呕哕。

白术　产后呕哕，同生姜煎服。

草豆蔻　胃弱呕逆，同高良姜煎汁和面煮食。

高良姜　止胃寒呕哕。

荜茇　冷痰恶心，末服。胃冷流清水，心腹痛，同厚朴、鲫鱼和丸服。

白豆蔻　胃冷忽恶心，嚼之酒下。

益智子　麻黄　并止客寒犯胃多唾。

桔梗　止寒呕。

木香　藿香　旋覆花　红豆蔻　肉豆蔻　附子　乌头　蒟酱　苍术

[谷菜]

糯米　糟笋中酒　止哕气呕逆，或加人参及牛乳。

烧酒　白扁豆　干姜　止干呕。

薤　止干呕，煮服。

芥　兰香　啘呕，取汁服。

[果部]

橘皮　除湿消痰止呕。凡呕清水者，去白研末，时舐之。

橙皮　止恶心，下气消痰。

木瓜　止呕逆，心膈痰呕。

榠楂　止恶心，去胸中酸水。

楂子　同。

山楂　葡萄藤叶　蘡薁藤　并主呕啘厥逆，煮汁饮。

五籽实　柿蒂　煮汁饮，止咳逆哕气。同丁香、生姜煎服。寒加良姜、甘草，痰加半夏，虚加人参，气加陈皮、青皮。

槟榔　毕澄茄　止寒呕。

吴茱萸

[木石]

梓白皮　温病感寒，变为胃啘，煮汁服。

丁香　胃寒咳逆哕气，煮汁服。

河黎勒　呕逆不食，炒研糊丸服。

厚朴　痰壅呕哕。

黄丹　代赭石　硫磺

[鳞兽]

鱤鱼　食之已呕。

鲫鱼　石首鱼　鳖肉　羊乳　大人干呕，小儿哕啘，时时呷之。

青羊肝　病后呕逆，作生淡食，不过三次。

牛膍　鹿角　食后喜呕，烧研同人参末姜汤服。小儿哕痰，同大豆沫涂乳饮之。

獭骨　呕哕不止，煮汁饮。

呃逆

（呃音噫，即不平之意。有寒有热，有虚有实。其气自脐下冲上，作呃呃声，乃冲脉之病。世亦呼为咳逆，与古之咳嗽气急之咳逆不同。朱肱以哕为咳逆，王履以咳嗽为咳逆，皆是错误的。）

[虚寒]

[草谷菜部]

半夏　伤寒呃逆，危证也，以一两，同生姜煎服。

紫苏　咳逆短气，同人参煎服。

乌头　阴毒咳逆，同干姜等分，研炒色变，煎服。

缩砂　同姜皮冲酒服。

麻黄　烧烟嗅之立止。

细辛　卒客忤逆，口不能言，同桂安口中。

旋覆花　心痞噫不息，同代赭石服。

高良姜　蒟酱　苏子　荏子　紫菀　女菀　肉豆蔻　刀豆　病后呃逆，连壳烧服。

姜汁　久患咳噫，连至四五十声，以汁和蜜煎服，三次立效。亦可用于擦背。

兰香叶　咳噫，以二两同生姜四两捣，入面四两，椒盐作烧饼，煨熟食。

［果木］

橘皮　呃逆，二两去白煎服，或加丁香。

荔枝　呃噫，七个烧末汤下，立止。

胡椒　伤寒咳逆，日夜不止，寒气攻胃也，入麝煎酒服。

毕澄茄　治上证，同高良姜末煎，入少醋服。

吴茱萸　止咳逆。肾气上筑于咽喉，逆气连属不能出，或至数十声，上下不得喘息，为寒伤胃脘，肾虚气逆，上乘于胃，与气相并上逆，同橘皮、附子丸服。

蜀椒　呃噫，炒研糊丸，醋汤下。

梨木灰　三十年结气咳逆，气从脐旁起上冲，胸满气促郁胃，同麻黄诸药丸服。

石莲子　胃虚呃逆，炒末水服。一加丁香、茯苓。

榄子　丁香　伤寒呃逆及哕逆，同柿蒂末，人参汤下。

沉香　胃冷久呃，同紫苏、白豆蔻末，汤服。

乳香　阴证呃逆，同硫磺烧烟熏之，或煎酒嗅。

桂心

［土石］

伏龙肝　产后咳逆，同丁香、白豆蔻末，桃仁、茱萸煎汤下。

代赭石　心痞噫逆。

硫磺

［虫］

黄蜡　阴病打呃，烧烟熏之。

［湿热］

［草果］

大黄　治伤寒阳证呃逆便闭者下之，或蜜兑导之。

人参芦　因气昏瞀呃噫者，吐之。

人参　吐利后胃虚膈热而咳逆者，同甘草、陈皮、竹茹煎服。

干柿　产后咳逆心烦，水煮呷。

柿蒂　煮服，止咳逆哕气。

青橘皮　伤寒呃逆，末服。

［木石］

枳壳　伤寒呃逆，同木香末，白汤服。

淡竹叶　竹茹　牡荆子　滑石病后呃噫，参、术煎服益元散。

霍　乱

（有湿热、寒湿，并七情内伤，六气外感。）

［湿热］

［草部］

香薷　霍乱转筋腹痛，水煮汁服。

石香薷　术　健胃安脾，除湿热，止霍乱吐下。

蓼子　霍乱烦渴，同香薷煎服。

前胡　桔梗　并下气，止霍乱转筋。

苏子　紫苏　水煮服，止霍乱胀满。

薄荷　鸡苏　扁竹　霍乱吐利，入鼓煮羹服。

芦根茎叶　霍乱烦闷，水煮汁服。胀痛加姜、橘。

蓬莪　煮汁服。

蘡薁　藤汁　通草　防己　同白芷末服。

木通　泽泻　芍药　霍乱转筋。

干苔　霍乱不止，煮汁服。

麋舌　女菀　水堇　海根

［谷菜］

黄仓米　粟米　丹黍米　蜀黍黄、白粱米　均主霍乱大渴杀人，煮汁或水研绞汁饮。

粟米泔　粳米　治霍乱烦渴，水研汁　入竹沥、姜汁饮。

白扁豆　霍乱吐痢不止，研末醋服。花、叶皆可绞汁，入醋服。同香薷、厚朴煎服。

豌豆　同香薷煎服。
豇豆　大豆　霍乱腹胀痛，生研水服。
绿豆叶　绞汁入醋服。
绿豆粉　新水调服。
水芹　止小儿吐泻。

［果木］

木瓜　霍乱大吐下，转筋不止，水煎或酒煎服。核及枝、叶、皮、根皆可用。
榠楂　楂子　并同。
梨叶　煮汁服。
棠梨枝叶　同木瓜煎服。
梅叶　煮汁服。
乌梅　止吐逆霍乱，下气消痰止渴。
盐梅　煎汁呷。
藕汁　入姜汁同饮。
莲薏　止霍乱。
栀子　霍乱转筋，烧研汤服。
桑叶煎饮。
桑白皮　止霍乱吐泻。
荆叶　煎饮。
柏木　洗转筋。
槐叶　同桑叶、甘草煎饮。
苏方木　煎饮。
枫皮

［服器］

厕筹　中恶霍乱转筋，烧烟床下熏之。
厕户帘　烧灰酒服，主小儿霍乱。
尿桶板　煎服。
败木梳　霍乱转筋，一枚烧灰酒服。
寡妇荐　三七茎，煮汁，止小儿霍乱疾。
头缯　霍乱吐利，本人得病时，泡汁呷之。
故麻鞋底　霍乱转筋，烧投酒中饮。
路旁草鞋　洗净煎饮。
棉絮　霍乱转筋，酒煮裹之。

青布　浸汁和姜汁服，止霍乱。

[水土]

东流水　井泉水　饮完，仍浸两足。
山岩泉水　多饮令饱，名洗肠。
醴水　热汤　转筋，器盛熨之。
生熟汤　饮之即定。
酸浆水　煎干姜屑呷。
地浆　干霍乱欲死，饮之即愈。
东壁土　煮汁饮。
釜脐墨　泡汤，饮一二口即止。
倒挂尘　泡汤饮。
土蜂巢　小儿吐泻，炙研服。
蜣螂转丸　烧研酒服。

[金石]

铅丹　主霍乱。
黑铅　同水银结砂，作丸服。
水银　不拘冷热吐泻霍乱，同硫磺研末服，亦丸服。
古文钱　霍乱转筋，以七枚同木瓜、乌梅煎服。
朱砂　霍乱转筋已死，心下微温者，以二两和蜡三两烧烟，熏令汗出而苏。
石膏　小儿伤热，吐泻黄色，同寒水石、甘草末服。
滑石　伏暑吐泻，同藿香、丁香末服。
玄精石　冷热霍乱，同硫磺、半夏丸服。
消石　可同硫磺、滑石、矾石、白面丸服，治暑月吐泻诸病。
白矾　沸汤服二钱。

[虫兽]

蜜蜡　治霍乱吐利，酒化一弹丸服。
牛涎　小儿霍乱，入盐少许服。
牛龄草　霍乱，同人参、生姜、浆水煎服。
乌牛尿　黄牛尿　绞汁服。
白狗尿　绞汁服。
人尿　小儿霍乱，抹乳上。

[寒湿]

[草部]

藿香　霍乱腹痛垂死，同橘皮煎服。暑月同丁香、滑石末服。

木香　霍乱转筋，为末酒服。

香附子　附子　霍乱吐下，为末四钱，盐半钱，水煎服。小儿吐泻，小便白，熟附子、白石脂、龙骨丸服。

南星　吐泻厥逆，不省人事，为末，姜、枣同煎服，仍以醋调贴足心。

半夏　霍乱腹满，同桂末服。

人参　止霍乱吐利，煎汁入鸡子白服，或加丁香，或加桂心。

缩砂蔤　荜茇　蒟酱　山姜　杜若　山柰　刘寄奴　撒车香　并温中下气消食，止霍乱。

肉豆蔻　温中消食。霍乱胀痛，为末，姜汤服。

白豆蔻　散冷滞，理脾胃。

草豆蔻　温中消食下气。霍乱烦渴，同黄连、乌豆煎饮。

高良姜　温中消食下气。霍乱腹痛，炙香煮酒。或水煎冷服。

蓬莪茂　霍乱冷气。

艾叶　霍乱转筋，煎服。

水蓼　霍乱转筋，煎饮，交捋脚。

[谷菜]

糯米　止霍乱后吐逆不止，水研汁服。

糯米泔　止霍乱烦渴。

烧酒　和新汲水饮。

醋　霍乱吐利，或不得吐利，煎服。转筋，绵蘸外涂。

葱白　霍乱转筋，同枣煎服。

薤　霍乱干呕，煮食数次。

小蒜　煮汁饮，并贴脐，灸七壮。

胡蒜　转筋，捣贴足心。

芥子　捣末傅脐。

白芥子　蔓菁子　煮汁服。

干姜　霍乱转筋，茶服一钱。

生姜　煎酒服。

莳萝　茴香

[果木]

橘皮　除湿痰霍乱，但有一点胃气者，服之回生，同藿香煎服，不省人事者灌之。

槟榔　大腹皮　椰子皮　煮汁饮。

桃叶　止霍乱腹痛，煮汁服。

胡椒　二七粒吞之，或同绿豆研服。

毕澄茄　吴茱萸　煮服，或入干姜。叶亦可。

食茱萸　丁香　末服。

丁皮　桂心　沉香　白檀香　磨汁。

乳香　安息香　苏合香　樟脑　樟材　楠材　钓樟　磨汁。

乌药　并主中恶霍乱，心腹痛。

乌木屑　酒服。

河黎勒　风痰霍乱，为末酒服，小儿汤服。

皂荚　霍乱转筋，吹鼻。

厚朴　霍乱胀满腹痛，为末服。或加桂心、枳实、生姜煎服。

海桐皮　中恶霍乱，煎服。

[金石]

硫磺　伏暑伤冷吐泻，并消石炒成砂，糯糊丸服。或同水银研黑，姜汁服。暑月吐泻，同滑石末，米饮服。

阳起石　不灰木　霍乱厥逆，同阳起石、阿魏、巴豆丸服。

炒盐　霍乱腹痛，熨之。转筋欲死者，填脐灸之。

铜器　霍乱转筋腹痛，炙热熨之。

[积滞]

[草谷]

大黄　同巴豆、郁金丸服，治干霍乱。

陈仓米　吐泻，同麦芽、黄连煎服。

穬麦蘖　神曲

[木部]

巴豆　伏暑伤冷，同黄丹、蜡丸服。

樟木　干霍乱不吐不利，煎服取吐。

[石部]

食盐　吐干霍乱。

[器部]

屠砧土垢　干霍乱，酒服一团，取吐。

[禽部]

雄雀粪　干霍乱胀闷欲死，取二十一枚研，酒服。

[人部]

百齿霜　小儿霍乱，水服少许。

泄　泻

（有湿热、寒热、风暑、积滞、惊痰、虚陷。）

[湿热]

[草部]

白术　除湿热，健脾胃。湿泄，同车前子末服。虚泄，同肉豆蔻、白芍药丸服。久泄，同茯苓、糯米丸服。小儿久泄，同半夏、丁香丸服。老人脾泄，同苍术、茯苓丸服。老小滑泄，同山药丸服。

苍术　湿泄如注，同芍药、黄芩、桂心煎服。暑月暴泄，同神曲丸服。

车前子　暑月暴泄，炒研服。

苎叶　骤然水泄，阴干研服。

秦艽　暴泄引饮，同甘草煎。

黄连　湿热脾泄，同生姜末服。食积脾泄，同大蒜丸服。

胡黄连　疳泻。

泽泻　木通　地肤子　灯芯

[谷菜]

粟米　并除湿热，利小便，止烦渴，烦脾胃。

青粱米　丹黍米　山药　湿泄，同苍术丸服。

薏苡仁

［木石］

栀子　食物直出，十个微炒，煎服。

黄檗　小儿热泻，焙研米汤服，去下焦湿热。

茯苓　猪苓　石膏　水泄腹鸣如雷，锻研饮丸服二十丸，不二服，愈。

雄黄　暑毒泻痢，丸服。

滑石

［兽部］

猪胆　入白通汤，止少阴不利。

［虚寒］

［草部］

甘草　人参　黄芪　白芍药　平肝补脾，同白术丸服。

防风　藁本　治风泄，风胜湿。

火杴草　风气行于肠胃，泄泻，醋糊丸服。

靡芜　湿泄，作饮服。

升麻　葛根　柴胡　并主虚泄风泄，阳气下陷作泄。

半夏　湿痰吐，同枣煎服。

五味子　五更肾泄，同茱萸丸服。

补骨脂　水泄日久，同粟壳丸服。脾胃虚泄，同豆蔻丸服。

肉豆蔻　温中消食，固肠止泄。热泄，同滑石丸服。冷泄，同附子丸服。滑泄，同粟壳丸服。久泄，同木香丸服。老人虚泄，同乳香丸服。

木香　煨热，实大肠，和胃气。

缩砂　虚劳冷泄，宿食。

草豆蔻　暑月伤冷泄。

益智子　腹胀忽泄，日夜不止，诸药不效，是元气虚脱，浓煎二两服。

荜茇　暴泄，身冷自汗脉微，同干姜、肉桂、高良姜丸服，名已寒丸。

附子　少阴下利厥逆，同干姜、甘草煎服。脏寒脾泄，同肉豆蔻丸服。大枣煮丸服。暴泄脱阳，久泄亡阳，同人参、木香、茯苓煎服。老人虚泄，同赤石脂丸服。

草乌头　水泄寒利，半生半砂丸服。

艾叶　泄泻，同吴茱萸煎服。同姜煎服。

莨菪子　久泄，同大枣烧服。

菝葜

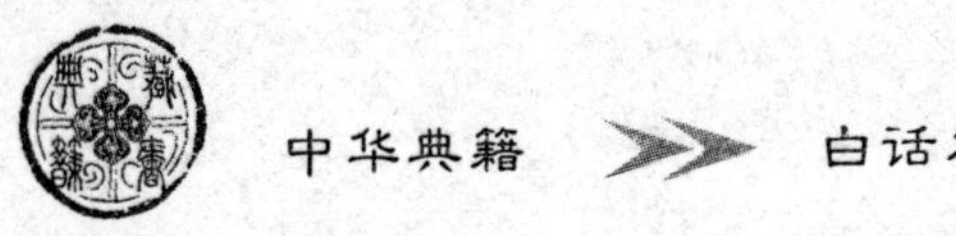

[谷菜]

陈廪米　涩肠胃，暖脾。

糯米粉　同山药、砂糖食，止久痢泄。

烧酒　寒湿泄。

黄米粉　干麸　干糕　并止老人久泄。

罂粟壳　水泄不止，宜涩之，同乌梅、大枣煎服。

神曲　白扁豆　薏苡仁　干姜中寒水泄，炮研饮服。

葫蒜　薤白　韭白

[果木]

栗子　煨食　止冷泄如注。

乌梅　涩肠止渴。

酸榴皮　一二十年久泄，焙研米饮服，便止。

石莲　除寒湿，脾泄肠滑，炒研米饮服。

胡椒　夏月冷泄，丸服。

蜀椒　老人湿泄，小儿水泄。

醋煮丸服，久泄飧泄不化谷，同苍术丸服。

吴茱萸　老人脾冷泄，水煎入盐服。

橡斗子　大枣　木瓜　榅桲　都桷　楮子　诃黎勒　止泄实肠。久泄，煨研入粥食。同肉豆蔻末服。长服方：同厚朴、橘皮丸服。

厚朴　止泄厚肠温胃，治腹中鸣吼。

丁香　冷泄虚滑，水谷不消。

乳香　泄游腹痛。

桂心　没石子　毗梨勒

[石虫鳞介]

白垩土　水泄，同干姜、楮叶丸服。

石灰　水泄，同茯苓丸服。

赤石脂　滑泄疳池，煅研米饮服。大肠寒泄遗精，同干姜、胡椒丸服。

白石脂　滑泄，同干姜丸服。同龙骨丸服。

白矾　止滑泄水泄，醋糊丸服。老人加诃子。

消石　伏暑泄泻，同硫磺炒，丸服。同硫磺、白矾、滑石、飞面，水丸服。

硫磺　元脏冷泄，黄蜡丸服。久泄加青盐。脾虚下白黏液，同炒面丸服。气虚暴泄，同枯矾丸服。伏暑伤冷，同滑石末服，或同胡椒丸服。

禹余粮　冷劳肠泻不止，同乌头丸服。

阳起石　虚寒滑泄，厥逆精滑，同锺乳、附子丸服。

钟乳粉　大肠冷滑，同肉豆蔻丸服。

霹雳砧　止惊泄。

五倍子　久泄，丸服。水泄，加枯矾。

龙骨　滑泄，同赤石脂丸服。

龟甲　久泄。

［禽兽］

乌鸡骨　脾虚久泄，同肉豆蔻、草果煮食。

黄雌鸡　羚羊角灰　久泄，同矾丸服。

鹿茸　饮酒即泄，同苁蓉丸服。

猪肾　冷利久泄，掺骨碎补末。煨食。

猪肠　脏寒久泄，同吴茱萸蒸丸服。

猪肝　冷劳虚泄。

牛髓　泄利。

［积滞］

神曲　麦蘖　荞麦粉　脾积泄，砂糖水服三钱。

芜荑　气泄久不止，小儿疳泄，同豆蔻、诃子丸服。

楮叶　止一切泄利，同巴豆皮炒研蜡丸服。

巴豆　积滞泄泻，可以通肠，可以止泄，夏月水泄，及小儿吐泻下痢，灯上烧，蜡丸水服。

黄丹　百草霜　并治积泄。

［外治］

田螺　傅脐。

木鳖子　同丁香、麝香贴脐上，虚泄。

蛇床子　同熟艾各一两，木鳖子四个，研匀，绵包安脐上，熨斗熨之。

蓖麻仁　七个，同熟艾半两，硫磺二钱，如上法用。

猪苓　同地龙、针砂末，葱汁和，贴脐。

椒红　小儿泄，酥和贴颤。蓖麻九个贴颤亦可。

巴豆纸　小儿泄，剪作花，贴眉心。

大蒜　贴两足心，亦可贴脐。

赤小豆　酒调，贴足心。

痢

（有积滞、湿热、暑毒、虚滑、冷积、蛊毒。）

［积滞］

大黄　诸痢初起，浸酒服，或同当归煎服。

巴豆　治积痢，同杏仁丸服，小儿用百草霜同化蜡丸服。

巴豆皮　同楮叶烧丸服，治一切泻痢。

藜芦　主泻痢。

紫苋　马苋　和蜜食，主产后痢。

莱菔　汁和蜜服，干者嚼之，止噤口痢。

莱菔子　下痢后重。

青木香　下痢腹痛，气滞里急，实大肠。

山楂　煮服，止痢。

曲　消谷止痢。一日百起，同马蔺子为散服。

蒸饼　捻头　汤调地榆末服，止血痢。

槟榔　消食下气，治下痢后重如神。

枳实　枳壳　止痢顺气。

荞麦粉　消积垢。鸡子白丸服，主噤口痢。

百草霜　消食积。同黄连末服，止热痢。

腻粉　消积滞。同定粉丸服，止血痢。

定粉　止久积痢，鸡子白和炙研服。

黄丹　消积痢，同蒜服。又同黄连丸服。

密陀僧　煅研，醋汤服。

硇砂　一切积痢，同巴豆、朱砂，蜡丸服。

砒霜　积痢休息，同黄丹末，蜡丸服。

红矾　止积痢。

鸡内金　焙服，主小儿痢。

［湿热］

［草部］

黄连　热毒赤痢，水煎露一夜热服。小儿入蜜，或炒焦，同当归末、麝香，米汤服。下痢腹痛，酒煎服。伤寒痢，同艾水煎服。暴痢，同黄芩煎服。气痢后重，同干

姜末服。赤白日久，同盐梅烧末服。鸡子白丸服。诸痢脾泄，入猪肠煮丸。湿痢，同吴茱萸炒丸服。香连丸加减，通治诸病。四治黄连丸，治五痔八痢。

胡黄连　热痢，饭丸服。血痢，同乌梅、灶下土末，茶服。

白头翁　一切毒痢，水煎服。赤痢咽肿，同黄连、木香煎服。赤痢下重，同黄连、黄檗、秦皮煎服。

柴胡　积热痢，同黄芩半水半酒煎服。

大青　热病下痢困笃者，同甘草、胶、豉、赤石脂煎服。

龙牙草　热痢，同陈茶煎服。

根为末，米饮服。

青蒿　冷热久痢，同艾叶、豆豉作饼，煎服。

白蒿　夏用暴水痢，为末服。

地榆　冷热痢，煮汁熬服，止久痢疳痢。

青黛　疳痢，末服。

益母草　同米煮粥，止疳痢。同盐梅烧服，止杂痢。

枲耳　熬膏。

荆芥　烧末。

蛇含　水煎，并主产后痢。

山苏　末服，止休息痢。

黄芩　下痢腹痛日久，同芍药、甘草用。

地黄　止下痢腹痛。汁，主蛊痢。

蘘荷汁　虫痢

葛谷　十年赤白痢。

马蔺子　水痢，同面服。

鸡肠草　汁，和蜜服。

车前汁　和蜜服。

蒲根　同粟米煎服。

鸭跖草　煎。

牛膝　龙胆　赤地利　煎。

女萎　王瓜子　炒服。

风延母　甘藤　陟厘　水藻　十三味，并主热痢。

菰手　小儿水痢。

冬葵子　同末茶服。

刘寄奴　同乌梅、白姜煎。

地肤子　同地榆、黄芩末服。苗、叶用汁。

千里及　同小青煎。

山漆　米泔服。
旱莲　末服。
苦参　炒焦，水服。
榼藤子　烧灰。
狼牙　水煎。
贯众　酒煎。
地锦　末服。
山豆根　忍冬　煎。
蓝汁　紫参　同甘草煎服。
桔梗　白及　蒲黄　昨叶何草

［谷菜］

绿豆　火麻汁煮。皮蒸食，二三年赤痢。
赤小豆　合蜡煎服。
黑豆　二十一味，并主血痢。
胡麻　和蜜食。
麻子仁　炒研。
豆豉　炒焦酒服，入口即定。
小豆花　热痢，入豉汁作羹食。痢后气满不能食，煮食一顿即愈。
豇豆　豌豆　荠根茎　烧灰水服。
白扁豆　并主赤白痢。
豆腐　休息痢，醋煎服。
葱白　下痢腹痛，煮粥食，又煮鲫鱼鲊食。
莕菜　夏月毒痢，煮粥食。
黄瓜　小儿热痢，同蜜食。
冬瓜叶　积热痢，拖面食。
丝瓜　酒痢便血，烧灰酒服。
茄根茎叶　同榴皮木，砂糖水服。
胡荽　炒末服。
木耳　血痢，姜醋煮食，或烧灰水服。久痢，炒研酒服。久者加鹿角胶。
芸薹汁　和蜜服。
苦荬菜

［果木］

乌芋　火酒浸收用。

胡桃　同枳壳、皂荚烧服。并治血痢。

柿　止小儿秋痢血痢。

柿根　荷蒂　杨梅　烧服。

刺蜜　无花果　甜瓜　乌药　烧灰丸服。

槐花　炒研服。

榉皮　同犀角煎服。

盐麸子及树皮　煮服。并止血痢。

樗白皮　除湿热杀虫。血痢，醋糊丸服。脏毒下痢，为末服。水谷痢，小儿疳痢，并水和作馄饨煮食。休息痢，同木香为丸，或加诃子、丁香。

柏叶　血痢，同芍药炒，水煎服。血痢蛊痢疳痢，同黄连煎。小儿洞痢，煎代茶。

卮子　主热痢下重。血痢连年，同鼠尾草、蔷薇汁熬丸服。

黄檗　除下焦湿热及血痢，同黄连、醋煎服。孕痢，同大蒜丸服，神验。

天蓼　末服，末气痢。

桑寄生　治毒痢，同川芎、防风、甘草煎服。

木槿花　噤口痢，煎面食。皮煮汁，止血痢渴。

茯苓　渗湿热。

棕灰　败船茹　并止血痢。

［水土石部］

新汲水　滑石　俱治热痢。

黄土　热毒痢，水煮澄清服。

雄黄　暑毒泻痢，蒸过丸服。

古文钱　煮酒，止痢。

白盐　血痢，烧服或入粥食。

石绿

［鳞介虫禽］

蜗螺　热痢。

水蛇　毒痢。

贝子　五灵脂　俱血痢。

白鸭血　小儿白痢如鱼冻状，酒泡服。

白鸭通

［兽人］

犀角　俱热毒痢。

猪胆　盛黑豆吞之。犬胆、牛胆俱同。

熊胆　疳痢。

野猪黄　血痢，水服。

童子尿　休息痢，煮杏仁、猪肝食。

[虚寒]

[草部]

甘草　泻火止痛。久痢，煎服。又浆水炙，同生姜煎服。同肉豆蔻煎服。

芍药　补脾散血，止腹痛后重。

人参　冷痢厥逆，同诃子、生姜煎服。噤口痢，同莲肉煎呷。老人虚痢，同鹿角末服。

当归　止腹痛里急后重，生血养血。久痢，吴茱萸炒过蜜丸服。

白术　胃虚及冷痢多年。

苍术　久痢，同川椒丸服。

熟艾叶　止腹痛及痢后寒热，醋煎服，或入生姜。久痢，同橘皮，酒糊丸服。

乌头　久痢，烧研蜡丸服。

附子　休息痢，鸡子白丸服。

草乌头　寒痢，半生半烧，醋糊丸服。

肉豆蔻　冷痢，醋面包煨研服。气痢，煨熟同档子、仓米末服。

蕙草　伤寒下痢，同当归、黄连煮酒服。五色诸痢，同木香末服。

漏卢　冷苏泻痢，同艾叶丸服。

独用将军　酒服，治噤口痢。

玄胡索　下痢腹痛，酒服二钱。

缩砂仁　赤白痢，休息痢，腹中虚痛。同干姜丸服，治冷痢。

草豆蔻　泻痢寒痛。

荜茇　虚痢呕逆。气痢，用牛羊乳汁煎服。

破故纸久痢胃虚。

黄芪　泻痢腹痛。

漏篮子　休息恶痢。

云实　肉苁蓉　艾纳香

[谷菜]

秫米　丹黍米　粳米　并主泻痢肠澼。

火麻叶　冷痢白冻，为末，冷水服。

小豆花　痢后气满不能食，煮食一顿即愈。

白扁豆花　同胡椒作馄饨煮食。

糯壳　爆米花，以姜汁服，治噤口痢，虚寒痢。

山药　半生半炒末服，治噤口痢。

大蒜　噤口痢及小儿痢，同冷水服，或丸黄丹服。

薤白　疳痢久痢，煮粥、作饼、炒黄皆宜。

韭白　醋炒食。

生姜　久痢，同干姜作馄饨食。

浮麦　和面作饼食。

麦面　炒焦服。

小麦粉

[果木]

蜀椒　榄子　并止冷痢。

胡椒　赤白痢，同绿豆丸服。

吴茱萸　燥湿热，止泻痢，同黄连丸服。同黑豆搓热吞之。

石莲　噤口痢，末服。

砂糖　噤口痢，同乌梅煎呷。

桃胶　产痢疛痛后重，同沉香、蒲黄末服。

桂心　久痢，姜汁炙紫，同黄连等分，为末服。

肥皂荚　风湿下痢，同盐烧入粥食。

皂荚刺　风入大肠，久痢脓血，同枳实、槐花丸服。子，治久痢，焙研米糊丸服。里急后重，子、同枳壳丸服。

厚朴　止泻痢，厚肠胃。水谷痢，同黄连煎服。

乳香　虚冷腹痛。

沉香　气痢。

丁香　噤口痢，同莲肉末，米饮服。

[土石]

白垩　赤壁土　代赭　并止泻痢。

蚯蚓泥　久痢，一升，炒烟尽，沃水半升饮。

墨　赤白痢，同干姜，醋糊丸服。

钟乳粉　冷滑不止，同肉豆蔻，枣肉丸服。

石硫磺　虚冷久痢，蛤粉丸服。

[虫鳞介部]

蜂蜜　赤白痢，和姜汁服。

黄蜡　厚肠胃，同阿胶、当归、黄连、黄檗、廪米煮服。

蝮蛇骨　烧服。

鳝头　烧。

鳗鲡头　烧服，并止疳痢。

鲤鱼　暴痢，烧灰，饮服。

鲫鱼　久痢，酿五倍子烧服。血痢，酿白矾烧服。头灰，止痢。

白鲞　金鱼　鳖臛　龟臛　龟甲

[禽兽]

乌骨鸡　并止虚痢。

黄雌鸡　煮汁，止噤口痢。

鸡卵　久痢产痢，醋煮食。小儿痢，和醋煎食。疳痢，同定粉炒食。

鸡卵黄　白痢，同胡粉煅，酒服。胎痢，同黄丹烧服。

雉　虚痢产痢，作馄饨食。

阿胶　赤白虚痢，同黄连、茯苓丸服。

乳腐　赤白痢，浆水煮食。

牛乳　冷气痢，同荜茇煎服。

牛肝　牛膍　虚冷痢，并醋煮食。

羊脂　痢痛，同阿胶煮粥食。孕痢，煮酒服。

羊肾　劳痢，作羹食。

羊肝　冷滑久痢，缩砂末逐片掺上，焙研，入干姜末等分，饭丸服。下痢垂死，掺白矾炙食。

羊脊骨　通督脉，止痢。

羊骨灰　洞泄下痢，水服。

牛骨灰　水谷痢。

狗骨灰　休息痢，饮服。

狗头骨灰　久痢劳痢，同干姜、莨菪灰丸服。

羚羊角　热毒痢，末服。小儿痢，烧服。

鹿角　小儿痢，烧同发灰服。

鹿茸　狗肝　煮粥。

猪肾　作馄饨食。

山羊肉　作脯，并主虚冷久痢。

貒肉　丹石毒痢。

猪肉　噤口痢，作脯炙食。

猪肠　热毒酒痢，同黄连蒸丸服。

猪肝　休息痢，同杏仁、童尿煮食。

猬皮灰　五色痢，酒服。

虎骨　休息痢，炙研服。小儿洞注下痢，烧服。

诸朽骨　水痢，同面服。

［止涩］

［草部］

赤白花鼠尾草　赤白诸痢，浓煮作丸，或末，或煎服。

狼把草　久痢，血痢、疳痢，或煎或末服。

赤白鸡冠花　酒煎。

木贼　煎水。

菝葜　同蜡茶，白梅丸服。

营实根　疳痢，煎服。

五味子

［谷果］

罂粟　同壳炙，蜜丸服。

粟壳　醋炙，蜜丸服。同陈皮末服。同槟榔末服。同厚朴末服。

阿芙蓉　苦茶　热毒痢，末服，或同醋，可同姜煎服。同白梅丸服。

乌梅　止渴，除冷热痢，水煎服。血痢，同茶、醋服。同黄连丸服。休息痢，同建茶、干姜丸服。

梅叶　煮汁，止休息痢。

林擒　止痢，煮食。小儿痢，同楮实杵汁服。

荔枝壳　同橡斗、榴皮、甘草煎服。

酸榴　捣汁或烧服。

酸榴皮及根　或煎，或散，或丸，或烧服。

大枣　疳痢，和光粉烧食。

蛀枣　止小儿痢。

橡实　同楮叶，末服。

槲白皮　煮汁熬膏服。

橡斗　阿月浑子　木瓜　海红　棠梨　煨食。

鹿梨　煨食。
榠楂　煨食。
胡颓子　毗梨勒　韶子　桪子　生食。
醋林子　李根白皮　煮。
荷叶灰

[木部]

楮叶　炒研，和面作饼食，断痢。小儿痢，浸水煮木瓜服。
没石子　虚滑久痢、血痢，饭丸服。产后痢，烧研酒服。
枸橘叶　同萆薢炒研服。
白杨皮　孕痢，煎服。
赤松皮　三十年痢，研面一斗和粥食。
松杨木皮　冷热水谷痢，煮服。
水杨枝叶　久痢，煮服。
金樱子　久痢，同粟壳丸服，花、叶、子、根并可用。
海桐皮　疳痢久痢。
诃子　止久痢，实大肠。
枫皮　煎饮。
山矾叶　城东腐木

[石服虫部]

桃花石　禹余粮　五石脂　并止泻痢。
赤石脂　末服。冷痢，加干姜作丸。伤寒下痢，同干姜、粳米煎服。
白石脂　小肠澼便血，米饮服。久痢，加干姜丸服。
矾石　醋糊丸服。冷劳痢，加羊肝。
石灰　十年血痢，熬黄澄水，日三服。酒积下痢，水和泥裹煅研，醋糊丸服。
云母粉米饮服。
故衣帛　主胎前痢，小儿痢。
五倍子　久痢，半生半烧丸服，可加枯矾。赤痢，加乌梅。
百药煎　酒痢，同五倍子、槐花丸服。
露蜂房　蛤蟆灰　并止小儿痢。
柳蠹粪　桑蠹粪　并主产后痢。
蝉蜕　烧服。
蜣螂　烧。
蚕连

[鳞介]

龙骨　涩虚痢。伤寒痢、休息痢，煮汁服，或丸服。

鲮鲤甲　久痢里急，同蛤粉炒研服。

蚺蛇胆　止疳痢，血痢，䗪虫为使。

鲎骨及尾　产后痢。

蚌粉　海蛤　魁蛤　烂蚬壳　牡蛎　甲香

[禽兽]

猪蹄甲　乌粪灰　水服一丸。

獭屎灰　并止久痢。

鹈鹕嘴　牛屎汁　羊屎汁　兔头灰　狸头灰　豺皮灰　并主疳痢。

牛角䚡　冷痢，小儿痢，饮服。

[外治]

木鳖子　六个研，以热面饼挖孔，安一半，热贴脐上，少顷再换即止。

芥子　同生姜捣膏封脐。

黄丹　同蒜捣封脐，仍贴足心。

水蛙　入麝捣，贴脐。

田螺　入麝捣，贴脐。

蓖麻　同硫磺捣，填脐。

针砂　同官桂、枯矾，水调贴脐。

疟

（有风、寒、暑、热、湿、食、瘴、邪八种，
五脏疟，六腑疟，劳疟，疟母。）

[暑热]

[草部]

柴胡　少阳本经药，通治诸疟为君，随寒热虚实，入引经佐使。

黄芩　去寒热往来，入手少阴阳明、手足少阳太阴六经。

甘草　五脏六腑寒热。

黄花　太阴疟寒热，自汗虚劳。

牛膝　久疟劳疟，水煎日服。

茎叶浸酒服。

苍耳子　久疟不止，酒糊丸服。叶捣汁。

马鞭草　久疟，捣汁酒服。

马兰　诸疟寒热，捣汁，发日早服。

香薷　同青蒿末，酒服。暑疟，加桂皮、麦芽。

青蒿　虚疟寒热，捣汁服，或同桂心煎酒服。温疟但热不寒，同黄丹末服。截疟，同常山、人参末酒服。

人参　虚疟食少，必同白术用。孕疟、产后疟、瘴疟，未分阴阳，一两煎冷服。

白术　同苍术、柴胡，为疟家必用之药。

升麻　邪入阴分者，同红花，入柴胡四物提之。

葛根　无汗者加之。久疟，同柴胡、二术用，一补一发。

芎䓖　知母　葳蕤　牛蒡根　并主劳疟。

当归　水煎，日服。

地黄菖蒲　玄参　紫参　白及　胡黄连　女青　防己　青木香

[谷菜]

麦苗　汁。

胡麻　并主温疟。

粳米　热疟，肺疟，白虎汤用。

秫米　肺疟有痰，同恒山、甘草煎服。

豆豉　心疟，肾疟。

寒食面　热疟，青蒿汁丸服二钱。

翻白草　煎酒。

冬瓜叶　断疟，同青蒿、马鞭草、官桂，糊丸服。

翘摇

[果木]

蜀椒　并温疟。

甘蔗　劳疟。

竹叶　温疟、心疟。

地骨皮　虚疟、热疟。

猪苓　茯苓

[水石虫部]

冬霜　热疟，酒服一钱。

石膏　热甚口渴头痛者加之。

鼠负　七枚，饴糖包吞即断。同豆豉丸服。

蚯蚓　热疟狂乱，同薄荷、姜、蜜服。泥，同白面丸服。

蝉花

[鳞介]

乌贼骨　并温疟。

龟壳　断疟，病在血分。劳疟、老疟，醋炙末服。

鳖甲　久疟，烧研，酒服。龟壳　断疟，病在血分。劳疟、老疟，醋炙末服。

牡蛎　虚疟寒热自汗。牡疟，同麻黄、蜀漆、甘草煎服。

[寒湿]

[草部]

附子　五脏气虚，痰饮结聚发疟，同红枣、葱、姜，水煎冷服。眩仆厥逆，加陈皮、甘草、诃子。瘴疟，同生姜煎服。断疟，同人参、丹砂丸服，取吐。

草乌头　秋深久疟，病气入腹，腹高食少，同苍术、杏仁煎服。

草豆蔻　虚疟自汗，煨入平胃散。瘴疟，同熟附子煎服。山冈发疟，同常山浸酒饮。一切疟，同恒山炒焦糊丸，冷酒服，名瞻仰丸。

苍术　麻黄　羌活　高良姜　脾虚，同干姜炮研，猪胆丸服。

[谷菜]

火麻叶　炒研服。

生姜汁　露一夜服，孕疟尤效。

干姜　炒黑，发时酒服。

独蒜　烧研酒服。

薤白　韭白

[果木石部]

乌梅　劳疟，同姜、豉、甘草、柳枝、童便服。

橘皮　痎疟，以姜汁浸煮，焙研，同枣煎服。

青橘皮　治疟疏肿，当汗而不透者，须再汗之，以此佐紫苏。止疟，烧研，发日早，酒服一钱，临发再服。

桂心　寒多者加之。同青蒿、看寒热多少，三七分为末，姜酒服。

丁香　久疟，同常山、槟榔、乌梅，浸酒服。

硫磺　朱砂等分，糊丸服。同茶末，冷水服。

云母石　牝疟，但寒不热，同龙骨、蜀漆为散服。

代赭石

[鳞禽兽部]

龙骨　老疟，煮服取汗。

鸡子白　久疟。

鹧鸪　煮酒饮。

猪脾　虚寒疟，同胡椒、高良姜、吴茱萸末，作馄饨食。

牛肝　醋煮食。

羊肉　黄狗肉　并作臛食，取汗。

山羊肉　久疟，作脯食。

果然肉　食，去瘴疟。皮，亦辟疟。

驴脂　多年疟，和乌梅丸服。

鹿角　小儿疟，生研服。

[痰食]

[草部]

常山　疟多痰水饮食，非此不能破癖利水。醋蒸干，水煎服，不吐不泻。鸡子清丸，煮熟服。同茯苓、甘草浸酒服。同草果、知母、贝母煎酒服。同大黄、甘草煎，水服。同小麦、竹叶煎水服。同黄丹丸服。瘴疟，同知母、青蒿、桃仁煎服。孕疟，同乌梅、甘草、石膏，酒、水浸服。

芫花　久疟结癖在胁，同朱砂丸服。

醉鱼花　鲫鱼酿煨服，治久疟成癖，并捣花贴之。

大黄　疟多败血痰水，当下不尽者，须再下之，必此佐常山。

阿魏　痰癖寒热，同雄黄、朱砂丸服。

半夏　痰药必用，痰多者倍加。同白豆蔻、生姜、大枣、甘草各二十五块，如皂子大，同葱根煎一碗，露一夜，分三服，热疟重者极效。

三棱　莪茂

[谷果]

神曲　麦蘖　并治食疟，消疟母。

槟榔　消食辟瘴。同酒蒸常山丸服，名胜金丸，或加穿山甲。

桃仁　同黄丹丸服，或加蒜。

桃花　末服，取利。

杏仁

［木石］

巴豆　砒霜　为劫痰截疟神剂。同硫磺、绿豆丸。同雄黄、朱砂、白面丸。同绿豆、黑豆、朱砂丸。同恒山、丹砂作饼，麻油炸熟研末，并冷水服。

黄丹　坠痰消积。诸疟，蜜水调服一钱。同青蒿丸。同百草霜丸。同桃仁丸。同建茶丸。同恒山丸。并止疟。

矾红　食疟，同蒜丸服。

绿矾　阴疟，同干姜、半夏，醋汤服。

矾石　醋糊丸服。

古石灰　同五灵脂、头垢丸服。

密陀僧

［虫部］

白僵蚕　痰疟，丸服。

鲮鲤甲　痎疟、牡疟、寒热疟、同干枣烧研服。同酒蒸当归、柴胡、知母、丸服。

夜明砂　五疟不止及胎前疟，冷茶服二钱，或加朱砂、麝香，丸服。

鸡膍胵　黄皮　小儿疟，烧服。

雄鸡屎

［邪气］

［谷果服器］

端午粽尖　丸疟药。

桃枭　水丸服。五种疟，同巴豆、黑豆、朱砂丸服。

钟馗　烧服。

历日　烧灰丸服。

故鞋底　灰。

甑带

［虫介禽兽］

蜈蚣　勒鱼骨　入断疟药

疟龟　瘖疟，烧服，或浴，或佩。

鸱鸮　炸食。

犬毛　烧服。

白狗屎　烧服。

白驴蹄　同砒霜丸服，治鬼疟。

猴头骨　烧水服。

黑牛尾　烧酒服。

乌猫屎　小儿疟，桃仁汤下。

狸屎灰　鬼疟，发无期度。

灵猫阴

［人部］

头垢　天灵盖　小儿脐带　烧灰，饮服。

人胆　装糯米，入麝香熏干，青者治久疟连年，陈皮汤下十五粒。

［吐痰］

常山　蜀椒　藜芦　煎。

地菘　汁。

地荟　汁。

葎草　汁。

石胡荽　汁。

离鬲草　汁。

三日草　汁。

泽泻　荛花　鼓汤　瓜蒂　相思子　擂水。

逆流水　人尿　和蜜，取吐。

［外治］

旱莲　毛茛草　石龙芮　马齿苋　小蒜　同胡椒、百草霜杵。同阿魏、胭脂。同桃仁罨。

蜘蛛　蛤蟆　烧人场上黑豆　并系臂。

吴葵华　按手。

鱼腥草　擦身，取汗。

乌头末　发时，酒调涂背上。

鬼箭羽　同鲮鲤甲末，发时嗃鼻。

燕屎　泡酒，熏鼻。

野狐粪　同夜明砂，醋糊丸，把嗅。

野狐肝　糊丸，绯帛裹系中指。

虎睛　虎骨　虎爪皮　麝香　狸肝　野猪心骨　驴皮骨　牛骨　天牛　马陆　两头蛇佩。

蛇蜕　塞耳。

人牙　人胆

心下痞满

（痛者为结胸胸痹，不痛者为痞满。有因下而结者，从虚及阳气下陷；有不因下而痞结者，从土虚及痰饮食郁湿热治之。）

[湿热气郁]

[草部]

桔梗　胸胁痛刺，同枳壳煎。

黄连　湿热痞满。

黄芩　利胸中气，脾经湿热。

柴胡　伤寒心下诸痰热结实，胸中邪气，心下痞，胸胁痛。

前胡　痰满胸胁中痞，心腹结气。

贝母　主胸胁逆气，散心胸郁结之气，姜汁炒丸。

芎䓖　治一切气、一切血，燥湿开郁，搜肝气。

木香　能升降诸气，专泄胸腹滞塞。阳衰气胀懒食，同诃子，糖和丸服。

甘松　理元气，去郁病。

香附子　利三焦，解六郁，消饮食痰饮。一切气疾，同砂仁、甘草末服。同乌药末点服。同茯神丸服。一味浸酒服之。

泽泻　主痞满，渗湿热，同白术、生姜煎服。

芍药　脾虚中满，心下痞。

白豆蔻　散脾中滞气。

射干　胸膈热满，腹胀。

大黄　泄湿热，心下痞满。伤寒下早，心下满而不痛，同黄连煎服。

草豆蔻　吴茱萸　湿热痞满，同黄连煎服。

枳实　除胸膈痰澼，逐停水，破结实，消胀满，心下急，痞痛逆气，解伤寒结胸，胃中湿热。卒胸痹痛，为末，日服。胸痹结胸，同厚朴、括楼、薤白煎服。同白术丸服。

枳壳　厚朴　并泄脾消痰，除胸痞胁胀。

皂荚　破痰囊，腹胀满欲令瘦者，煨丸取利。

厄子　解火郁，行结气。

蕤核　破心下结痰痞气。

茯苓　胸胁气逆胀满，同人参煎服。

[痰食]

[草部]

半夏　消痰热满结。小结胸，痛止在心下，同黄连、括楼煎服。

旋覆花　汗下后，心下痞满，噫气不止。

缩砂　痰气膈胀，以萝卜汁浸，焙研汤服。

泽漆　心下伏瘕如杯，同大黄、葶苈丸服。

栝楼　胸痹痰结，痛彻心背，痞满喘咳，取子丸服，或同薤白煎酒服。

三棱　胸满，破积。

牵牛　胸膈食积，以末一两，同巴豆霜，水丸服。

[谷菜]

神曲　同苍术丸服，除痞满食气。

麦蘖　同神曲、白术、橘皮丸服，利膈消食。

生姜　心下坚痞，同半夏煮服。

姜皮　消痞。

白芥子　冷痰痞满，同白术丸服。

[果木]

橘皮　痰热痞满，同白术丸服，或煎服。

青橘皮　胸膈气滞，同茴香、甘草、白盐制末，点服。四制为末，煎服，名快膈汤。

瓜蒂　吐痰痞。

槟榔　消水谷，下痰气。伤寒痞满不痛者，同枳实研末，黄连汤下。

大腹皮　痞满醋心。

诃黎勒　胸膈结气。

巴豆　阴证寒实结胸，大便不通，贴脐灸之。

[金石]

密陀僧　胸中痰结，醋水煎干为末，酒水煎腹，取吐。

银朱　痰气结胸，同明矾丸服。

芒消

[脾虚]

[草部]

人参　主胸胁逆满，消胸中痰，消食变酸水，泻心肺脾胃火邪。心下结硬，按之无，常觉痞满，多食则吐，气引前后，噫呃不除，由思虑郁结，同橘皮去白丸服。

术　除热消食，消痰水。胸膈烦闷，白术末，汤服。消痞强胃，同枳实为丸服。心下坚大如盘，水饮所作，腹满胁鸣，实则失气，虚则遗尿，名气分，同枳实水煎服。

苍术　除心下急满，解郁燥湿。

远志　去心下膈气。

升麻　柴胡　升清气，降浊气。

附子

[兽部]

羊肉　老人膈痞不下食，同橘皮、姜、面作臛食。

胀　满

（有湿热，寒湿，气积，食积，血积。）

[湿热]

术　除湿热，益气和中。脾胃不和，冷气客之为胀满，同陈皮丸服。

黄连　去心火及中焦湿热。

黄芩　脾经诸湿，利胸中热。

柴胡　宣畅气血，引清气上行。

桔梗　腹满肠鸣，伤寒腹胀，同半夏、橘皮煎服。

射干　主胸胁满，腹胀气喘。

薄荷　防风　车前　泽泻　木通　白芍药　去脏腑壅气，利小便，于土中泻木而补脾。

大黄　主肠结热，心腹胀满。

半夏　消心腹痰热满结，除腹胀。小儿腹胀，以酒和丸，姜汤下，仍姜汁调，贴脐中。

牵牛　降气分湿热，三焦壅结。湿气中满，足胫微肿，小便不利，气急咳嗽，同厚朴末水蛊胀满，白黑牵牛末各二钱，大麦面四两，作饼食。小儿腹胀，水气流肿，小便赤少，生研一钱，青皮汤下。

忍冬　治腹胀满。

泽泻　渗湿热。

赤小豆　治热，利小便，下腹胀满，散气。

豌豆　利小便，腹胀满。

荠菜　子，治腹胀。根，主胀满腹大，四肢枯瘦，尿涩，以根同甜葶苈丸服。

木瓜　治腹胀善噫。

厚朴　消痰下气，除胀满，破宿血，化水谷，治积年冷气雷鸣。腹胀脉数，同枳实、大黄煎服。腹痛胀满，加甘草、桂、姜、枣。男女气胀，冷热相攻，久不愈，姜汁炙研，米饮日服。

皂荚　主腹胀满。胸腹胀满，煨研丸服，取利甚炒。

枳实　消食破积，去胃中湿热。

枳壳　逐水消胀满，下气破结。老幼气胀，气血凝滞，四制丸服。

茯苓　主心腹胀满，渗湿热。

猪苓　鸬鹚　大腹豉胀，体寒，烧研，米饮服。

鸡屎白　下气，利大小便，治心腹鼓胀，消积。鸡屎醴：治鼓胀，旦食不能暮食，以袋盛半斤渍酒，日饮三次，或为末酒服。欲下，则煮酒顿服。

野鸡　心腹胀满，同茴香、马芹诸料，入蒸饼作馄饨食。

豪猪肚及屎　主热风鼓胀，烧研酒服。

猪血　中满腹胀，旦食不能暮食，晒研酒服，取利。

牛溺　主腹胀，利小便气胀，空腹温服一升。癥癖鼓胀，煎如饴，服枣许，取利。

蛤蟆　鼓气，煅研酒服。青蛙，入猪肚内煮食。

[寒湿]

草豆蔻　除寒燥湿，开郁破气。

缩砂蔤　治脾胃结滞不散，补肺醒脾。

益智子　主外来寒气犯胃。腹胀腹泻，日夜不止，二两煎汤服，即能止泻。

胡卢巴　治肾冷，腹胁胀满，面色青黑。

胡椒　虚胀腹大，同全蝎丸服。

附子　胃寒气满，不能传化，饥不能食，同人参、生姜末，煎服。

丁香　小儿腹胀，同鸡屎白，丸服。

诃黎勒　主冷气，心腹胀满，下气。

禹余粮

[气虚]

甘草　除腹胀满，下气。

人参　治心腹鼓痛，泻心肺脾中火邪。

萎蕤　主心腹结气。

青木香　主心腹一切气，散滞气，调各种气机病症。

香附子　治诸气胀满，同缩砂、甘草为末服用。

紫苏　治一切冷气，心腹胀满。

莱菔子　气胀气蛊，取汁浸缩砂炒七次，为末服。

生姜　下气，消痰喘胀满，亦纳下部导之。

姜皮　消胀痞，性凉。

马芹子　主心腹胀满，开胃下气。

山药　心腹虚胀，手足厥逆，或过服苦寒者，半生炒为末，米饮服。

百合　除浮肿，腹胀痞满。

败瓢　酒炙三、五次，烧研服，治疗中焦满鼓胀病。

槟榔　治腹胀，生捣末服。

沉香　升降诸气。

全蝎　病转下后，腹胀如鼓，烧灰，入麝，米汤饮服。

[积滞]

蓬莪茂　治疗积聚诸气胀。

京三陵　治疗气胀，破积。

刘寄奴穗　血气胀满，为末，酒服三钱，为破血下胀的仙药。

马鞭草　行血活血。鼓胀烦渴，身干黑瘦，锉曝，水煮服。

神曲　补虚消食。三焦滞气，同莱菔子煎服。少腹坚大如盘，胸满食不消化，汤服两钱。

蘖米　消食下气，去心腹胀满。产后腹胀，不得转气，坐卧不得，酒服100毫升，气转即愈。

葫蒜　下气，消谷化肉。

山楂　化积消食，行结气。

橘皮　下气破癖，除痰水滞气。

胡椒　腹中虚胀，同蝎尾、莱菔子丸服。

车脂　少小腹胀，和轮下灰土服。

胡粉　化积消胀。小儿腹胀，盐炒摩服。

古文钱　心腹烦满，及胸肋痛欲死，水煮汁服。

钢铁　主胸膈气塞，不化食。

水银　治积滞鼓胀。

黑盐　腹胀气满，酒服三钱，酒肉过多，胀满不快，用盐擦牙，温水漱下，服二三次即消。

芒消　治腹胀，大小便不通。

绿矾　消积滞，燥脾湿，除胀满，平肝，同苍术丸服，名伐木丸。

猪项肉　酒积，面黄腹胀，同甘逐捣丸服。取下酒布袋。

诸　肿

（有风肿，热肿，水肿，湿肿，气肿，虚肿，积肿，血肿。）

[开鬼门]

[草部]

麻黄　主风肿、水肿，一身面目浮肿，脉浮，小便不利，同甘草煮汤服，取汗。水肿脉沉，浮者为风，虚肿者为气，皆不是水气病，麻黄、甘草、附子煮汤服。

羌活　疗风病用独活，疗水病用羌活。风水浮肿，及妊娠浮肿，以萝卜子炒过研末，酒服二钱，每日二次。

防风　治风行周身，及经络中留湿，为治风去湿的仙药。

柴胡　主治大肠停积水胀。

浮萍　去风湿，下水气，治肿，利小便，为末，酒服二钱。

鼠粘子　除肤风，利小便。风水身肿欲裂，炒末，每次服二钱，每日三次。风热浮肿，半炒研末酒服。水蛊腹大，面糊丸服。根、茎亦主风肿、逐水效。

天仙藤　妊娠浮肿，谓之子气，乃素有风气，勿作水病治疗，同香附、陈皮、甘草、乌药、紫苏煎服。

忍冬　去寒热身肿，风湿气。

蒺藜　洗浮肿。

陆英　洗水气浮肿。

狗脊

[谷菜]

黍穰　葱白根

[果木]

杏叶　并洗足肿。

楠材　肿白足起，同桐木煎洗，并少饮之。

桐叶　手足浮肿，同小豆煮汁渍洗，并少饮之。

柳枝及根皮　洗风肿。

[洁净府]

泽泻　逐三焦停水，去旧水，养新水，消肿胀，渗湿热。水湿肿胀，同白术末服。

鸭跖草　和小豆煮食，下水。

苍耳子　大腹水肿，烧灰，同葶苈末服。

苏子　消渴变水，同莱菔子服，水从小便出。

木通　利大小便，水肿，除诸经湿热。

通脱木　利小便，除水肿。

香薷　散水肿，利小便。大叶者浓煎汁熬，丸服，治水甚捷，肺金清而热自降也。暴水、风水、气水，加白术末丸，至小便利为效。

灯芯草　除水肿癃闭。

冬葵子　利小便，消水气。妊娠水肿，同茯苓末服，小便利则愈。

蜀葵子　利小便，消水肿。

葶苈　利水道，下膀胱水，皮间邪水上出，面目浮肿，大降气，与辛酸同用，以导肿气。通身肿满，为末，枣肉丸服，神验。或用雄鸡头捣丸。阳水暴肿，喘渴尿涩，同防已末，以绿头鸭血，和丸服之有神效。马鞭草　大腹水肿，同鼠尾草煮汁熬稠丸服，有神效。

马兰　水肿尿涩。同黑豆、小麦、酒、水煎服。

益母草　服汁，主浮肿，下水。

旋覆花　除水肿大腹，下气。

萱草根、叶　通身水肿，晒研，二钱，入席下尘，米饮服。

蓼子　下水气，面浮肿。

海金沙　脾胃肿满，腹胀如鼓，喘不得卧，同白术甘草，牵牛末服。

汉防已　利大小便，主水肿，通行十二经，去下焦湿肿，泄膀胱火，必用之药。皮水，胕肿在皮肤中，不恶风，按之不没指，同黄芪、桂枝、茯苓、甘草煎服。

越王余等　去水肿浮气。

天蓼　主水气。

茅根　虚病后，饮水多，小便不利作肿，同赤小豆煮食，水随小便下。

蒲公英　煮服、消水肿。

薇　利大小便，下浮肿。

[谷部]

薏苡仁　水肿喘急，以郁李仁绞汁煮粥食。

黑大豆　逐水去肿。桑柴灰煮食，下水鼓。范汪方：煮汁入酒，再煮服，水从小便出。肘后方：煮干为末服。

赤小豆　下水肿，利小便。桑灰汁煮食代饭，冬灰也可。同姜、蒜煮食。水蛊，腹大有声，皮黑者，同白茅根煮食。足肿，煮汁渍洗。

腐婢　下水气。

绿豆　煮食，消肿下气。十种水气，同附子逐日煮食。

[菜部]

葫蒜　同哈粉丸服，消水肿，伺田螺。车前，贴脐，通小便。

胡葱　浮肿，同小豆、消石煮食。

罗勒　消水气。

百合　除腹肿肚胀。

冬瓜　小腹水胀，利小便，酿赤小豆煨熟，丸服。瓜瓤淡煮汁饮，止水肿烦渴。

胡瓜　水病肚胀肢浮，以醋煮食，很快就能逐水泻之。

[果部]

李核仁　下水气，除浮肿。

杏核仁　浮肿喘急，小便少，炒研入粥食。头面风肿，同鸡子黄涂帛上贴之，七八次愈。

乌梅　水气满急，同大枣煮汁，入蜜咽下。

桃白皮　水肿，同秫米酿酒服。

椒目　治十二种水气胀满，行水渗湿。炒研，酒服二钱。

败荷叶　阳水浮肿，烧研水服。足肿，同藁本煎洗。

[木部]

木兰皮　主水肿。

柳叶　下水气

榉皮　通身水肿。

榆皮、叶　消水肿，利小便。皮末，同米煮粥食之。

柯树皮　大腹水病，煮汁熬丸服，病从小便而出。

桑白皮　去肺中水气，水肿腹满胪胀，利水道。

桑椹　利水气，消肿。水肿胀满，以桑白皮煎水煮椹，同糯米酿酒饮。

桑叶　煎饮代茶，除水肿，能利大小肠。

桑枝　同上。

桑柴灰　用水淋汁煮小豆食用，能下水胀。

楮实　治疗水气蛊胀，用洁净水锅熬膏，和茯苓、白丁香丸服，有效。

楮叶　通身水肿，煎汁如饴糖状，每日服用。治虚肥积年气逆上咳，面肿如水病，煎汁煮粥食。

楮白皮　逐水肿气满，利小便。煮汁酿酒，治水肿入腹，短气咳嗽，及妇人新产，风入五脏内，肿胀短气。风水肿浮，同木通、猪苓、桑白皮、陈皮煎服。膀胱水肿如石状坚硬，四肢瘦削，小腹胀满，取根皮同桑白皮、白术、黑大豆煎汁，入于酒中服用有效。

楮汁　天行病后，脐下如水肿，日服一杯，小便利即消肿。

栀子　热水肿疾，炒研饮服。妇人胎气肿胀，属湿，服丸有验。

茯苓及皮　主水肿，利水道。皮同椒目煎水，每日饮一次。

猪苓　利水发汗，主肿胀满急，消胎肿。

皂荚　身面卒肿，炙渍酒饮。或加黑锡。

五加皮　主治风湿肿。

枳茹　主治水胀暴风。

[石部]

滑石　利水，燥湿，除热。

白石英　除石水（一种以腹部水肿坚硬如面为主症的病症），腹坚胀满，煮酒服。

凝水石　能除胃中热，水肿，小腹闭垂不通，泻肾邪。

矾石　却水消肿。治水肿，可同青矾、白面丸服。

青矾　水肿黄病，作丸服。

[虫部]

蝼蛄　利大小便，治肿甚效。十种水病，腹满喘促，五枚焙研，汤服。肘后方：每日炙食十枚。《普济方》：左右用，同大戟、芫花、甘遂服。同轻粉嗃鼻，消除水肿病。

青蛙　消水肿，同胡黄连末，入猪肚内煮食。治水臌（一种顽固性水肿病症），腹大有声，皮黑，酥炙，同蝼蛄、苦瓠末服。

[介鳞]

海蛤　治十二种水气浮肿，利大小肠。水瘸肿病，同杏仁、防已、葶苈、枣肉丸服。水肿发热，同木通、猪苓、泽泻、滑石、葵子、桑皮煎服。石水肢瘦腹独大者，同防已、葶苈、茯苓、桑皮、橘皮、郁李丸服。气肿，同昆布、凫茈、海螵蛸、荔枝壳煎水饮服。

蛤粉　清热利湿，消浮肿，利小便。气虚浮肿，同大蒜丸服。

贝子　下水气消浮肿。

田螺　利大小便，消手足浮肿，下利水气。同大蒜、车前贴脐，水即从小便排出。

鲤鱼　煮食，下水气，利小便。用醋煮食。赤小豆煮食。酿白矾，泥包煨，为粥食，随上下病变不同而辨证使用。

白鱼　开胃下气，去水气。

鲫鱼　合小豆、商陆煮食，消水肿。

鲈鱼　治水气病变。

鲤鱼　合小豆煮食，下大水面目浮肿及妊娠水气。入冬瓜、葱白，主十种水病垂死病症。

鲇鱼　疗水肿，利小便。

黄颡鱼　合大蒜、商陆煮食，消水，利小便。绿豆同煮亦可。

［禽兽］

青头鸭　主治大腹水肿病垂死证，煮汁服取汗，亦可作粥食。

雄鸭头　治疗水肿，利小便。捣，和甜葶苈膏、汉防已末，作丸服用。

凫肉　治疗热毒水肿。

鸬鹚　利水道。

鸡子　身面肿满，涂之频频换易。

猪脂　主治水肿。

猪肾　包甘遂煨后食用，下水气。

羊肺　水肿，尿短喘嗽，同莨菪子、醋，蜜和丸服用。

豪猪肚及屎　治疗水病，热风鼓胀，烧末研粉下酒服用。

牛溺　水肿腹胀，利小便，空腹饮用。喘促病症者，入河子皮末熬，下药丸服，当下水气。

水牛角腮　人中白　水气肿满，煎令可丸，每次服一豆大小。

秋石　拌食代盐。

［逐陈莝］

［草］

三白草　水肿，服药汁取吐。

蒴藋根　浑身水肿，酒和服，取吐及下利。

蓖麻子仁　水肿症瘕肿满，研末水服，取吐及下利。

商陆　主水肿胀满，疏五脏水气，泻十种水病，利大小肠。切根，同赤小豆、粳米煮饭，白日食用更有效。或同粟米煮粥食。或取汁和酒饮，利水消肿为妙。或同羊

肉煮食。

大戟　主十二种水病，腹满痛，发汗，利大小便。水肿喘急及水蛊，同干姜末服。或同当归、橘皮煎服。或同木香末，酒服。或同木香、牵牛末，猪肾煨食。或者枣食并取利下水液为神效。

泽漆　去大腹水气，四肢面目浮肿。治十种水气，取汁熬膏，以酒冲服。

甘遂　主治面目浮肿，下五种水气，泄十二种水疾，泻肾经及隧道水湿痰饮，直达水气所结之处，为泄水之圣药。水肿腹满，同牵牛煎水呷服。膜外水气，同荞麦面作饼食，取下利为度。身面浮肿，以末二钱入猪肾煨食，取下利为度。治正水胀急，大小便不利痛胀欲死，半生半炒为末，和面作棋子大小形状煮食，取下利为度。小儿疳水，同青橘皮末服。治水蛊喘胀，同大戟煎水呷服，不过十次即可见效。妊娠肿满，白蜜丸服。

续随子　治肺中水气，日服十粒，下水最速，不可多服。一两去油，分作七次服，治七人，用酒下。阳水肿胀，同大黄丸服。

芫花　主五种水病在五脏皮肤及饮辟。水蛊胀满，同积壳醋煮丸服。

荛花　主十二种水病，肠中留辟。

莨菪子　狼毒　破水癖。

防葵　肿满洪大，为末酒服。

牵牛　利大小便，除虚肿水病，气分湿热。阴水阳水，俱同大黄末，锅焦饭丸服。诸水饮病，同茴香末服。水肿气促，坐卧不得，用二两炒，取末，乌牛尿浸一夜，入葱白一握，平旦煎，分二服，水从小便出。小儿肿病，二便不利，白黑牵牛等分，水丸服。水蛊胀满，同大麦面作饼烧食，降气。

马兜铃　去肺中湿气，水肿腹大喘急，煎汤服。

羊桃根　去五脏五水，大腹，利小便，可作浴汤。水气鼓，大小便涩，同桑白皮、木通、大戟煎汁熬稠服，取利。

紫藤　煎汁熬服，下水癥病。

大豆黄卷　除胃中热，消水病胀满。同大黄醋炒为末服。

荞麦　水肿喘急，同大戟末作饼食，取利。

米醋　散水气。

葱白　水癥病，煮汁服，当下水。病已困者，烂捣坐之，取气，水自下。

老丝瓜　巴豆炒过，入陈仓米同炒，取米去豆，丸服。

巴豆　十种水病。水蛊大腹有声，同杏仁丸服。煮汁，拭身肿。

郁李仁　大腹水肿，面目皆浮，酒服七七粒，能泻结气，利小便。肿满气急，和面作饼食，大便通即愈。

乌桕木　暴水癥结，利大小便。水气虚肿，小便少，同木通、槟榔末服。

鼠李　下水肿腹胀。

接骨木根　下水肿。

楤木　煮服，下水。

针砂　消积平肝。水肿尿短，同猪苓、地龙、葱涎贴脐。

轻粉　粉霜　消积，下水。

银朱　正水病，大便利者，同硫磺丸服。

[调脾胃]

[草部]

白术　逐皮间风水结肿，脾胃湿热。四肢肿满，每用半两，同枣煎服。

苍术　除湿发汗，消痰饮，治水肿胀满。

黄连　湿热水病，蜜丸，每服四五丸，日三服。

黄芪　风肿自汗。

香附子　利三焦，解六郁，消胕肿。酒肿虚肿，醋煮丸服。气虚浮肿，童尿浸焙丸服。

藿香　风水毒肿。

砂仁　遍身肿满，阴肿，同土狗一个等分研末，和老酒服用。

葳蕤　小儿痫后，气血尚虚，热在皮肤，身面俱肿，同葵子、龙胆、茯苓、前胡煎服。

使君子　小儿虚肿，上下皆浮，蜜炙末服。

附子　脾虚湿肿，同小豆煮焙丸服。男女浮肿因积而得，积去肿再次发作，喘满，小便不利，医者到此多束手无策，若中下二焦气不升降，用生附子一个，入生姜十片，煎水入沉香汁冷服，须服数十枚才有效。

乌头　治身体内阴水肿满，同桑白皮煮汁熬膏服。

[菜果]

姜皮　消浮肿腹胀。

萝卜　酒肿及脾虚足肿，同皂荚煮熟，去皂荚，入蒸饼，捣丸服用。

柑皮　产后虚浮，四肢肿，为末以酒服用。

槟榔　逐水消肿。

椰子浆　消水肿。

沙棠果　食之却水病。

吴茱萸　燥脾行水。

苏合香　下水肿，同水银、白粉服。

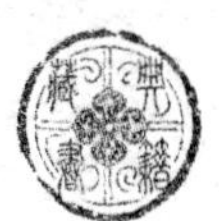

[禽兽]

白雄鸡　黄雌鸡　并同小豆煮食，消肿。

猪肝　肝虚浮肿，同葱、豉、蒜、醋炙食。脊肉亦可。

狗肉　治气水鼓胀，尿少，蒸食。

羊肉　身面浮肿，同当陆煮作肉羹食用。

水牛肉　消水除湿，用头尾肉皆宜。

牛膍　治热气水气。

貒肉　水胀病垂死证，作羹下水大效。

獭肉　治水胀热毒，煮汁服。

鼠肉　治水肿鼓胀石水，身肿腹胀，煮粥食。

[血肿]

[草部]

红蓝花　捣汁服用，不过三次见效。

刘寄奴　下气，治水胀。

泽兰　产后血虚浮肿，同防已末，醋汤服。

紫草　胀满，通水道。

黄　疸

(有五，皆属热湿。有瘀热，脾虚，食积，淤血，阴黄。)

[湿热]

[草部]

茵陈　治通身黄疸，小便不利。阳黄，同大黄用；阴黄，同附子用。湿热黄疸，五苓散加之。酒疸，同栀子、田螺擂烂，酒服。若一身黄疸黄如金色，同白鲜皮煎服。同生姜，擦诸黄病。

白鲜皮　主治黄疸、热黄、急黄、谷黄、劳黄、酒黄。

秦艽　牛乳煎服，利大小便，疗酒黄黄疸，解酒毒，治胃热。以一两酒浸饮汁，治五疸。

大黄　治湿热黄疸。伤寒瘀热发黄者，浸水煎服，取利。

栝楼根　除肠胃痼热，八疸，身面黄，黑疸危疾，捣汁服用，小儿加蜜制。酒疸黄疸，青栝楼焙研煎服，取利。治时疾发黄，黄括楼绞汁，入芒硝服。

胡黄连　小儿黄疸，同黄连末入黄瓜内，面裹煨熟，捣丸服用。

黄连　诸热黄疸。

柴胡　湿热黄疸，同甘草、茅根水煎服。

苦参　主黄疸，除湿热。

贝母　主时行黄疸。　山慈姑　同苍耳擂酒服，治黄疸。

茅根　利小便，解酒毒，治黄疸。五种疸疾，用汁合猪肉作羹食。

葛根　酒疸，煎汤服。

紫草　火黄，身有赤点，午前即热，同吴蓝、黄连、木香煎服。

恶实　治急黄，身热发狂，同黄芩煎服。

苍耳叶　挼碎安于舌下，出涎沫，去目黄。

麦门冬　身重目黄。

龙胆　除胃中伏热，时疾热黄，去目中黄，退肝经邪热。谷疸因食得，劳疸因劳得，用一两，同苦参末二两，牛胆汁丸服亦效。

马蔺　解酒疸。

荆芥　除湿疸。

丽春草　治疗时疾患变成痫证黄疸，采花末服，根杵汁服，取利。

大青　主热病发黄病症。

麻黄　治伤寒发黄表热，煎酒服取汗。

灯芯根　四两，酒水各半量，煎服。

萱草根　治酒疸，捣汁服。

苦耽　治热结发黄，目黄，大小便涩，捣汁服，多效，除湿热。

漆草　主黄疸，杵汁和酒服用。

鬼臼　黑疸不妨食者，捣汁服

翘根　治伤寒瘀热发黄。

萹蓄　治黄疸，利小便，捣汁顿服一斤。多年者，日再服。

紫花地丁　治黄疸内热，酒服末三钱。

大戟　可泄流行黄疸病。

藜芦　黄疸肿疾，为末以水服用，取吐法为效。

芫花　治饮酒所致黄疸尿黄，同椒目烧末，水服。

木鳖子　酒疸脾黄，磨醋服一二盏，取利为度。

土瓜根　利大小便，治黄酒黄病。黄疸变黑及小儿发黄，取汁服，病从小便出即病愈。

百条根　同糯米饭捣，罨脐上，可使黄肿自小便出。

伏鸡子根　主治各种热急黄，天行黄疸。

山豆根　治五种急黄病症，水服末二钱。

茜根　主黄疸。

木通　主脾疸，常欲眠，心烦利小便。

白英　主寒热八疸，煮汁饮。

泽泻　利小便

菰笋　除目黄，利大小便，解酒毒。

莼　治热疸（一种热性黄疸病症）。

地锦　主脾劳黄疸，同皂矾诸药丸服。

乌韭　垣衣　主疸。

[谷部]

胡麻　杀五种黄疸、下三焦热毒气。治伤寒发黄，乌麻油和水，把鸡子白（即蛋白）服之。

麦苗　消酒毒，酒疸目黄，捣汁日饮。

谷颖　主黄疸病，为末酒服。

薏苡根　主黄疸色如金，捣汁和酒服用。

丽春花　治黄病，麻油服三钱。

蔓菁子　利小便，煮汁服。治黄疸色如金，生研水服。急黄便结，生捣，水绞汁服，当鼻中出水及下各种内容物则愈。

莴苣子　肾病疸黄如金色者，水煎服。

翘摇　杵汁服用，主五种黄疾。

芹菜　煮饮。

苦瓠　嗃鼻，去黄水则病愈。

[果部]

桃根　治黄疸色如金，煎水日服。

瓜蒂　嗃鼻取黄水，或揩牙追涎，即愈。

乌芋　消疸。

盐麸子　解酒毒黄疸。根白皮捣，米泔一夜，温服一二升，治酒疸。

[木部]

栀子　解五种黄病。

黄檗　胃中结热黄疸。

黄栌　解酒疸目黄，水煮服。

柳华　治黄疸面黑。

柳根皮　黄疸初起，水煎服。

桦皮　诸疸煮服。

柞木皮　黄疸，烧末水服。

木兰皮　酒疸，利小便，同黄芪末服。

［石部］

滑石　化食毒，除热黄疸。

方解石　热结黄疸。

朴消　积热黄疸。

［介部］

蟹　湿热黄疸，烧研丸服。

田螺　利大小便，去目黄。生擂酒服，治酒疸。

［兽部］

猪脂　五疸，日服取利为度。

牛脂　走精黄，面日俱黄，舌紫面裂，同鼓煎热，绵裹贴舌上。

牛乳　老人黄疸，煮粥食。

牛胆　谷疸食黄，和苦参、龙胆丸服。

牛屎　黄疸，绞汁服。或为末丸服。

豪猪屎　烧服，治疸。

［人部］

发髲　伤寒发黄，烧研水服。女劳黄疸，发热恶寒，小腹满，用一团头发和猪膏煎化服，病即从小便出。

女人月经衣　女劳黄疸，烧灰送酒服。

［脾胃］

［草部］

黄芪　酒疸，心下懊痛，胫肿发斑，此种病症由大醉当风入水所致，同木兰皮末酒服。

白术　主疸，除湿热，消食，利小便。泻血萎黄积年者，土炒，和熟地黄丸服。苍术亦可。

远志　面目黄。

当归　白黄，色枯舌缩，同白术煎服。

［菜果］

老茄　妇人血黄，竹刀切，阴干为末，每服二钱，以酒送下。

椒红　治疸。

［服石］

妇人内衣　治房劳黄疸病症，块起若癖，十死一生，烧灰酒服。

白石英　五色石脂

［禽部］

黄雌鸡　时行黄疾，煮食饮汁。

鸡子　三十六黄，用一个连壳烧研，醋一合温服，鼻中虫出为效，甚者不过三次神效。治时行发黄，以酒、醋浸鸡子一夜，吞白数枚。

［食积］

［谷部］

神曲　麦蘖　黄蒸　食黄黄汗，每夜水浸，平旦绞汁温服。

米醋　黄疸、黄汗。

［菜木］

丝瓜　食黄，连子烧研，随所伤物煎汤，服二钱。

皂荚　食气黄肿，醋炙，同巴豆丸服。

［金石］

针砂　消积，平肝，治黄。脾劳病，醋炒七次，同干漆、香附、平胃散，丸服。湿热黄疸，同百草霜、粳米丸服。

矾石　黄疸水肿，同青矾，白面丸服。女劳黄疸，变成黑疸，腹胀如水，同消石丸服。妇人黄疸，因经水时房劳所致，同橘皮化蜡丸服。

绿矾　消积燥湿，化痰除胀。脾病黄肿，同百草霜、当归丸服。同百草霜、五倍子、木香丸服。同平胃散，丸服。酒黄，同平胃散、顺气散，丸服。食劳黄，枣肉丸服。血证黄肿，同百草霜、炒面丸服，或同小麦、枣肉丸服。

百草霜　消积滞，治黄疸。

[禽部]

白丁香　急黄欲死，汤服立苏。

五灵脂　酒积黄肿，入麝香，丸服。

脚　气

（有风湿，寒湿，湿热，食积。）

[风寒湿气]

[草部]

牛蒡　脚气风毒，浸酒饮。

忍冬　脚气筋骨引痛，热酒服末。

木鳖子　麸炒去油，同桂末，热酒服，取汗。

高良姜　脚气人晚食不消，欲作吐者，煎服即消。

苏子　风湿脚气，同高良姜、橘皮丸服。

丹参　风痹足软，渍酒饮。

胡卢巴　寒湿脚气，酒浸，同破故纸末，入木瓜蒸熟，丸服。

麻黄　羌活　细辛　苍术　白术　天麻　牡蒙　夏枯草　附子　侧子　艾叶　秦艽　白蒿　庵蕳　薇衔　马先蒿　水苏　紫苏　漏卢　飞廉　青葙　苍耳　茵芋　马蔺子　茜根　菊花　旋覆　菖蒲　水萍　草薢　青藤　酒。

石南藤　酒。

菝葜　酒浸服。

土茯苓

[谷菜]

芸薹　并主风寒湿痹脚气。

豉　患脚人常渍酒饮，以渣滓外敷。

薏苡仁　干湿脚气，煮粥食，大验。

莳香　干湿脚气，为末酒服。

葱白

[果木]

杏仁　秦椒　蜀椒　蔓椒　大腹皮　并主风寒湿脚气。

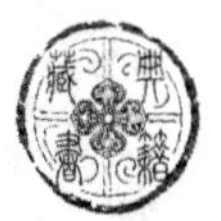

槟榔　风湿脚气冲心，不识人，为末，童尿服。沙牛尿亦可。老人弱人脚气胀满，以豉汁冲服。

吴茱萸　寒湿脚气，利大肠壅气。冲心，同生姜擂汁服。

乌药　脚气掣痛，浸酒服。

五加皮　风湿脚痛五缓，煮酒饮，或酒制作丸服。

扶移　白杨皮　毒风脚气缓弱，浸酒饮。

松节　风虚脚痹痛，酿酒饮。

松叶　治十二种风痹脚气病症，酿酒尽一剂，便能行远。

棉芽　作蔬，去风毒脚气。

乳香　同血竭、木瓜丸服，主新旧脚气。

苏合香　厚朴　皂荚子　官桂　栾荆　干漆　石南叶　海桐皮

[金石]

石亭脂　同川乌、无名异、葱汁丸服。

礜石　浸酒。

硫磺　牛乳煎。

慈石　玄精石　白石英

[虫鳞]

晚蚕沙　浸酒。

青鱼　鳢鱼　鳗鲡　秦龟甲

[禽兽]

乌雄鸡　牛酥　羊脂　麋脂　熊肉　并主风湿脚气。

猪肚　烧研酒服。

羊乳　牛乳　调硫磺末服，取汗。

牛皮胶　炒研酒服，寒湿脚气痛立止。

[湿热流注]

[草部]

木通　防已　泽泻　香薷　荆芥　稀莶　龙常草　车前子　海金沙　海藻　大黄
商陆合小豆、绿豆煮饭食。

甘遂　泻肾脏风湿下注，脚气肿痛生疮，同木鳖子入猪肾煨食，取利。

牵牛　风毒脚气肠秘，蜜丸日服，亦生吞之。

威灵仙　脚气入腹，胀闷喘急，为末，酒服二钱，或为丸服，痛减药亦减。

茺草　湿痹脚气尿少，同小豆煮食。

三白草　脚气风毒，擂酒服。

巴戟天　饮酒人脚气，炒过同大黄炒研，蜜丸服。

香附子

[谷菜]

胡麻　腰脚痛痹，炒末，日服至一年，永瘥。

大麻仁　脚气腹痹，浸酒服。肿渴，研汁煮小豆食。

赤小豆　同鲤鱼煮食，除湿热脚气。

黑大豆　煮汁饮，主风毒脚气冲心，烦闷不识人。

马齿苋　脚气浮肿尿涩，煮食。

百合　竹笋　风热脚气。

紫菜

[果木]

木瓜　湿痹脚气冲心，煎服。枝、叶皆良。

橘皮　脚气冲心同煮仁丸服。

桃仁　脚气腰痛，为末酒服，一夜即消。

枇把叶　脚气恶心。

杨梅核仁　湿热脚气。

枳壳　同甘草末服，疏导脚气。

桑叶及枝　脚气水气，浓煎汁服，利大小肠。

郁李仁　脚气肿喘，大小便不利，同薏苡煮粥食。

紫荆皮　煎酒服。

茯神木　脚气痹痛，为末酒服。

赤茯苓　猪苓

[石部]

滑石

[介部]

淡菜　蛇肉

[兽部]

猪肝、肾、肚　作生食，治老人脚气。

乌特牛尿　热饮，利小便，主风毒脚气肿满，甚妙验。

[洗渫]

水蓼　水荭　毛蓼　甘松　水英　陆英　曼陀罗花　螺厣草　大戟　猫儿眼睛草　苦参　落雁木　黍瓤　同椒目。

生葱　莱菔根　荷心　同藁本。

苏木　同忍冬。

杉材　楠材　樟材　钓樟　枎移　并煎水熏洗。

白矾汤　鳖肉　同苍术、苍耳、寻风藤煮汁洗。

[敷贴]

附子　姜汁调。

天雄　草乌头　姜汁调，或加大黄、木鳖子末。

白芥子　同白芷末。

皂荚　同小豆末。

蓖麻仁　同苏合香丸贴足心，痛即止。

乌桕皮　脚气生疮有虫，末敷追涎。

人中白　脚气成漏孔，煅水滴之。

羊角　烧研酒调外敷，取汗，永不发。

田螺　脚气攻注，同盐杵敷股上，即定。

木瓜　袋盛踏之。

蜀椒　袋盛踏之。

樟脑　柳华　治乌巢　萝卜花并藉鞋靴。

木狗皮　豹皮　鹿皮　并裹足。

[熨熏]

麦麸　醋蒸热熨。

蚕沙　蒸热熨。

蒴藋根　酒、醋蒸热熨。

蓖麻叶　蒸裹频易。

荆叶　蒸热卧之，取汗。烧烟熏涌泉穴。

针砂　同川乌末炒包熨。

食盐　蒸热踏之，或擦腿膝后洗之，良效。

火针

痿

（有湿热，湿痰，淤血。血虚属肝肾，气虚属脾肺。）

[湿热]

[草部]

黄芩　去脾肺湿热，养阴退阳。

秦艽　阳明湿热，养血荣筋。

知母　泻阴火，滋肾水。

生地黄　黄连　连翘　泽泻　威灵仙　防已　木通　并除湿热。

薇衔　治痿辟，去风湿。

卷柏　治痿辟，强阴。

陆英　足膝寒痛，阴痿短气。

升麻　柴胡　引经。

[木部]

黄檗　除湿热，滋肾水。益气药中加之，使膝中气力涌出，痿病即去，为痿病要药。

茯苓　猪苓　并泄湿热。

五加皮　主治肢痿癖，瘫软不用的病症，邪气贼风伤人，脚软无力证。

[痰湿]

[草部]

苍术　除湿，消痰，健脾，治筋骨软弱，为治痿要药，

白术　神曲　香附子　半夏　并除湿消痰。

天南星　筋痿拘缓。

白附子　诸风冷气，足弱无力。

附子　天雄　风痰冷痹，软脚毒风，为引经药。

豨莶　类鼻　并风湿痿痹。

[果木]

橘皮　利气，除湿痰。

松节　酿酒，主脚弱，能燥血中之湿。

桂　引经。酒调，涂足躄筋急。

［虚燥］

［草部］

黄芪　益元气，泻阴火，逐恶血，止自汗，壮筋骨，利阴气，补脾肺。

人参　益元气，泻阴火，益肺胃，生津液，除痿痹，消痰生血。

麦门冬　降心火，定肺气，主痿躄，强阴益精。

知母　泻阴火，滋肾水，润心肺。

甘草　泻火调元。

山药　补虚羸，强筋骨，助肺胃。

石斛　脚膝冷疼痹弱，逐皮肌风，壮筋骨，益气力。

牛膝　痿痹，腰膝软怯冷弱，不可屈伸。或酿酒服。

菟丝子　益精髓，坚筋骨，腰疼膝冷，同牛膝丸服。

何首乌　骨软行步不得，腰膝痛，遍身瘙痒，同牛膝丸服。

萆薢　腰脚痹软，同杜仲丸服。

菝葜　风毒脚弱，煮汁酿酒服。

土茯苓　除风湿，利关节，治拘挛，令人善于行走。

狗脊　男女脚弱腰痛，补肾气。

骨碎补　治痢后远行，或房劳，或外感所致足痿软，或痛或痹，汁和酒服。

菖蒲　酿酒饮用，主骨痿。

芎䓖　芍药　当归　地黄　天门冬　紫菀　紫葳　并主痿躄，养血润燥。

肉苁蓉　琐阳　列当　五味子　覆盆子　巴戟天　淫羊藿

［木部］

山茱萸　枸杞子　杜仲

［兽部］

白胶　鹿茸　鹿角　麋角　腽肭脐　并强阴气，益精血，补肝肾，润澡养筋，治痿弱。

转 筋

（有风寒外束，血热，湿热吐泻等所导致。）

［内治］

［草部］

木香　木瓜汁入酒调服。

桔梗　前胡　艾叶　紫苏　香薷　半夏　附子　五味子　菖蒲　缩砂　高良姜

［菜部］

葱白　薤白　生姜　干姜

［果木］

木瓜　利筋脉，主转筋、痉挛各种病症。枝、叶、皮、根均可用。

棠梨枝、叶　楂子　榠楂　吴茱萸　炒煎酒服，得下利则安。叶，同艾叶，醋泡后用之。

松节　转痉挛急，同乳香炒焦后研末，以木瓜酒冲服。

桂　霍乱上吐下泻伴有转筋。足躄筋脉挛急，同酒精涂之。

沉香　止转筋。

厚朴　栀子

［器水土禽］

厕筹　并霍乱转筋。

故麻鞋底　烧赤，投酒中饮用。

梳篦　烧研成灰，以酒冲服。

败薄席　烧之研末服用。

屠几垢　以酒冲服取吐。

山岩泉水　多服令饱，名洗肠。

釜底墨　酒服。

古文钱　同木瓜、乌梅煎服。

鸡矢白　转筋入腹，为末水服。

羊毛　醋煮裹脚。

[外治]

蓼　洗。

蒜　盐捣敷脐，灸七壮。擦足心，并食用一瓣。

柏叶　捣烂裹用，并煎药汁淋。枝、叶亦可。

楠木　洗。

竹叶　熨。

皂荚末　嗃鼻。

热汤　熨之。

车毂中脂　涂足心。

青布　绵紫　并以酢煮后拍打之。

铜器　灸，熨肾囊。

朱砂　霍乱转筋，若身冷心下温者，蜡丸烧笼中熏透后，取汁外洗。

蜜蜡　脚上转筋，融化后贴之。

喘逆

（古名咳逆上气。有风寒，火郁，痰气，水湿，气虚，阴虚，脚气，齁𪖇等多种。）

[风寒]

[草部]

麻黄　风寒，咳逆上气。

羌活　诸风湿冷，奔喘逆气。

苏叶　散风寒，行气，消痰饮，利肺气。感寒上气，同橘皮煎服。

款冬花　咳逆上气，喘息呼吸，除烦消痰。

南藤　上气咳嗽，煮汁服。

细辛　荩草　破故纸

[果木]

蜀椒　并主治虚寒喘嗽。

松子仁　小儿寒嗽壅喘，同麻黄、百部、杏仁丸服。

桂　咳逆上气，同干姜、皂荚丸服。

皂荚　咳逆上气不得卧，炙研蜜丸，服用一丸。治风痰，同半夏煎服。痰喘咳嗽，

以三挺分夹杏仁、巴豆、半夏，以姜汁、香油、蜜分炙为末，以舌舐之。

巴豆　治寒痰气喘，青皮一片夹一粒巴豆烧研，姜汁、酒服，到口便能止喘。

［鳞部］

鲤鱼　烧灰研末，发汗定喘。咳嗽，入粥中食。

［痰气］

［草部］

半夏　痰喘，同皂夹煎服。失血喘息，姜汁和面煨干研末，捣丸服。

桔梗　痰喘，为末，以童尿煎服。

白前　下胸胁，止逆气，呼吸欲绝。久咳上气不得卧，同紫菀、半夏、大戟渍浸水后饮用。治以口微呷作声不得眠的病症，焙末冲酒服。

蓬莪　茂　上气喘急，五钱煎酒服。气短不接，同金铃子末研，入蓬砂，以酒冲服。

苏子　消痰利气定喘，与橘皮相配为宜。上气咳逆，研药汁煮粥食。

缩砂仁　上气咳逆，同生姜擂烂，冲酒服。

莨菪子　积年上气咳嗽，以羊肺蘸莨菪子末服。

葶苈　肺壅上气喘促。肺湿痰喘，枣肉丸服，亦可浸酒而服。

甘遂　水气喘促，同大戟末研，服用十枣丸、控涎丹。

泽漆　肺咳上气，煮汁，煎半夏诸药服。

大戟　水喘，同荞面作饼食，取其下利作用。

栝楼　痰喘气急，同白矾末，萝卜蘸食。小儿痰喘膈热，去子，以寒食面搅和成饼炙研成末，以水冲服。

贝母　荏子　射干　芫花　莞花　黄环　前胡　蒟酱　荞麦粉　咳逆上气，同茶末混匀，以生蜜水服，下气不止，即愈。

芥子　并能消痰下气，定喘止咳。

白芥子　咳嗽胸胁支满，上气多唾，每次以酒吞下七粒。治老人痰喘，同莱菔子、苏子煎服。

莱菔子　老人气喘，蜜丸服。痰气喘，同皂荚炭，和蜜丸服。久嗽痰喘，同杏仁丸服。

生姜　暴逆上气，嚼之屡效。

茠香　肾气上冲胁痛，喘息不得卧，擂汁和酒服。

［果木］

橘皮　杏仁　咳逆上气喘促，炒研蜜和，含化。上气喘息，同桃仁丸服，取其利

气功能。久患喘急，以童尿浸换橘皮半月，焙研为末，每次服以枣大小为一丸，同薄荷，蜜煎服，甚效。浮肿喘急，煮粥食。

桃仁　治上气咳嗽喘满，研汁煮粥食。

槟榔　治痰喘，为末冲服，如四磨汤。

椒目　治诸喘不止，炒后研末，以汤服用二钱劫喘，如不见效，乃用他药。

崖椒　肺气喘咳，同干姜末，以酒服用一钱。

茗茶　风痰喘嗽不能平卧，同白僵蚕末，下汤服用。其子，同百合丸服用。

银杏　降痰，定喘，温肺，煨食。

瓜蒂　吐痰。

柿蒂　都咸子　马兜铃　肺气喘急，炒干至酥存性，同甘草末煎服。

楸叶　上气咳嗽，腹满瘦弱，煎水熬膏，纳入肛门部。

诃黎勒　桑白皮　厚朴　枳实　茯苓　牡荆

［金石］

青礞石　并泻肺气，消痰定喘。

雌黄　停痰在胃，喘息欲绝，同雄黄作大丸，半夜投糯米粥中食。

硫磺　冷澼在胁，咳逆上气。

轻粉　小儿涎喘，鸡子蒸食，取吐利为度。

金屑　玉屑　白石英　紫石英　石硷

［介虫］

海蛤　文蛤　蛤粉　白僵蚕

［禽兽］

蝙蝠　久咳上气，烧末饮服。

猪蹄甲　久咳痰喘，入半夏、白矾煅研。入麝香服。或同南星煅，丸服。

阿胶　肺风喘促，涎水如潮目上蹿，同紫苏、乌梅煎服。

驴尿　卒喘，和酒服。

［火郁］

［草部］

知母　久嗽气息，同杏仁煎服，次以杏仁、萝卜子丸服。

茅根　肺热喘急，煎水服，名如神汤。

蓝叶　上气咳嗽，呀呷有声，捣汁服，后食杏仁粥

大黄　病人忽喘急闷绝，涎出吐逆，牙齿松动，名伤寒并热霍乱，同人参煎服。

天门冬　麦门冬　黄芩　沙参　前胡　荩草　萹草

［谷菜果服］

丹黍根　煮服，并主肺热喘息。

生山药　痰喘气息，捣烂，入蔗汁趁热服。

砂糖　上气喘嗽，同姜汁煎咽。

桃皮　肺热喘急欲死，邪热往来，同芫花煎汤病气迫下于胸口，数刻即止。

故锦　上气喘急，烧灰饮茶服，神效。

［石鳞］

石膏　痰热喘急，同寒水石末，冲人参汤下。或同甘草末冲服。

龙骨　恚怒气伏在心下，不得喘息，咳逆上气。

［人部］

人溺　久嗽，上气失声。

［虚促］

［草部］

人参　阳虚喘息，自汗，头部眩晕欲绝，为末冲汤服。病甚者，加熟附子同煎。治产后发喘，血入肺窍，此属危证，苏木汤调服五钱。

五味子　咳逆上气，加阿胶为佐，收耗散之气。痰嗽气喘，同白矾末，猪肺蘸食。

马兜铃　肺热喘促，连连不止，清肺补肺。酥炒，同甘草末煎服。

黄芪　紫菀　女菀　款冬花

［菜果木部］

韭汁　治喘息欲绝，饮一升。

大枣　上气咳嗽，煎烂含咽。

胡桃　虚寒喘嗽，润燥化痰，同生姜嚼咽。老人喘嗽，同杏仁、生姜，蜜丸服。产后气喘，同人参煎服。

沉香　上热下寒喘急，四磨汤。

蒲颓叶　肺虚喘咳甚者，焙研，米饮服，三十年者亦愈。

乌药

[金石]

石锺乳　肺虚喘急，蜡丸服。

太乙余粮

[鳞禽]

蛤蚧　虚喘面浮，同人参蜡丸，入糯粥呷之。

鱼鲙　治风病病人，脚气病人，上气喘咳。

篠雉　五脏气喘不得息，臛食。

鸡卵白

[兽部]

阿胶　虚劳喘急，久嗽经年，同人参末，日服。

猪肉　上气咳嗽烦满，切作䭔子（一种包子），猪脂煎食。

猪肪　煮熟切食。

猪胰　肺干胀喘急，浸酒服。

羊肺　青羊角　吐血喘急，同桂末服。

貒骨　炙研酒服，每日三次。

獭肝　虚劳上气。

[齁䶎]

（即带痰咳嗽，喘中带息的病症）

[草部]

石胡荽　治寒齁，擂末以酒冲服。

醉鱼草花　寒齁，同米粉作果炙熟食用。

半边莲　寒齁，同雄黄一同煅末，作丸服。

石苋　同甘草煎服，取吐。

苎根　痰齁，烧煅研末，以豆腐蘸食。

蓖麻仁　炒，取味甜者食用，叶，同白矾，猪肉裹之煨熟食用，年久者，同桑叶、御米壳丸服。

马蹄壳　末。

木鳖子　小儿咸齁，磨水饮用，即吐出痰气，重者三次服即见效。

[谷菜]

芝麻秸灰　小儿盐齁，以淡豆腐蘸食。

淡豉　齁喘痰积，同砒霜、枯矾丸，以水冲服即止。

莱菔子　遇膏粱厚味即香发者，蒸研，蒸饼丸服。

[果木]

银杏　同麻黄、甘草煎服。定喘汤：加半夏、苏子、杏仁、黄芩、桑白皮、款冬花。

茶子　磨米泔汁，滴于鼻取涎为效。喘急咳嗽，同百合蜜丸服。

苦丁香　皂荚　以酥炙制后，制蜜丸服，取其下利。

榆白皮　阴干后研为末煎，每日二服。

柏树皮汁　小儿盐齁，和面作饼烙食，取其吐下之功。

白瓷器　为末蘸食。

[鳞介禽兽]

鲫鱼　人屎浸死，煨食，主治小儿齁（一种喘息证）。

海螵蛸　小儿痰齁，米饮服一钱。

烂螺壳　小儿喘齁，为末，日落时服用。

鸡子　尿内浸三日，煮食，主积年深购。

蝙蝠　一二十年咳逆上气，烧研服。

猫屎灰　痰饮喘齁，砂糖水服用。

咳嗽

（有风寒、痰湿，火热，燥郁四种。）

[草菜]

麻黄　发散风寒，解肺经火郁。

细辛　去风湿，泄肺气破痰饮。

白前　风寒上气，能保定肺气，多以温药为佐使。久咳唾血，同桔梗、桑白皮、甘草煎服。

百部　止暴嗽，百部浸酒服用。治三十年咳嗽，煎膏服。小儿寒咳，同麻黄、杏仁丸服。

款冬花　为温肺治嗽要药。

牛蒡根　治风寒伤肺壅咳喘。

飞廉　风邪咳嗽。

佛耳草　除寒嗽。同款冬花、地黄、烧烟吸，治久近咳嗽。

缩砂　紫苏　芥子　并主寒嗽。

生姜　寒湿嗽，烧末含化。久嗽，以白饧或蜜煮食。小儿寒嗽，煎汤浴之。

干姜

［果木］

蜀椒　桂心　并主寒嗽。

［土石］

釜月下土　治卒然咳嗽，同豉丸同服。

车缸　妊娠咳嗽，烧红投酒中，冷饮。

石灰　老小暴嗽，同蛤粉丸服。

锺乳石　治肺虚寒嗽。

［虫鱼］

蜂房　小儿咳嗽，烧灰服用。

鲫鱼　烧服，止咳嗽。

［禽兽］

白鸡　卒嗽，煮苦酒即醋服。

鸡子白及　久咳，同麻黄末服。

羊胰　远年咳嗽，同大枣浸酒。

痰湿

［草部］

半夏　湿痰咳嗽，同南星、白术丸服。气痰咳嗽，同南星、官桂丸服。热痰咳嗽，同南星、黄芩丸服。肺热痰嗽，同栝楼仁丸服。

天南星　气痰咳嗽，同半夏、橘皮丸服，炮研煎服。

莨菪子　久嗽不止，煮炒研末，同酥煮枣食。三十年呷嗽，同木香、熏黄烧烟吸。

葶苈　肺壅痰嗽，同知母、贝母、枣肉丸服。

芫花　卒得痰嗽，煎水煮枣食。有痰，入白糖，稍稍服。

玄胡索　老少痰嗽，同枯矾和饧糖食。

旋覆花　白药子　千金藤　黄环　荛花　大戟　甘遂　草犀　苏子　荏子

［菜谷］

白芥子　蔓菁子　并主痰气咳嗽。

莱菔子　痰气咳嗽，炒研和糖含。上气痰嗽，唾脓血，煎汤服用。

莱菔　痨瘦咳嗽，煮食之。

丝瓜　化痰止嗽，烧研，枣肉丸服。

烧酒　寒痰咳嗽，同猪脂、茶末、香油、蜜浸服。

［果木］

白果　榧子　海枣　楪子　都念子　盐麸子　并主治痰嗽。

香橼　煮酒，止痰嗽。

橘皮　痰嗽，同甘草丸服。经年久气喘咳嗽，同神曲、生姜、蒸饼丸服。

枳壳　咳嗽痰滞。

皂荚　咳嗽囊结。卒寒嗽，烧研，豉汤服。咳嗽上气，蜜炙丸服。又同桂心、干姜丸服。

淮木　久嗽上气。

楮白皮　水气咳嗽。

桑白皮　去肺中水气。咳血，同糯米末服。

厚朴

［金石］

矾石　化痰止嗽，醋糊丸服，或加人参，或加建茶。或同炒栀子丸服。

浮石　清金，化老痰。咳嗽不止，作末服或丸服。

雌黄　久嗽，煅过作丸服。

雄黄　冷痰劳嗽。

密陀僧　礞石　硇砂

［介虫］马刀　蛤蜊粉　并主痰嗽。

鲎鱼壳　积年咳嗽，同贝母、桔梗、牙皂丸服。

蚌粉　痰嗽面浮，炒红，以齑水入油服。

鬼眼睛　白蚬壳　治卒咳不止，为末冲酒服。

海蛤　白僵蚕　酒后痰嗽，焙研茶服。

痰火

［草部］

黄芩　桔梗　荠苨　前胡　百合　天门冬　山豆根　白鲜皮　马兜铃　并清肺热，除痰咳。

甘草　除火伤肺咳。猪胆汁浸炙，蜜丸服。

沙参　益肺气，水煎服。

麦门冬　心肺虚热，火嗽，嚼食甚妙，寒多人禁服。

百部　热咳上气，火炙，酒浸服。暴咳嗽，同姜汁煎服。三十年嗽，汁和蜜炼服。小儿寒嗽，同麻黄、杏仁丸服。

天花粉　虚热咳嗽，同人参末服。

栝楼　润肺，降火，涤痰，为咳嗽要药。干咳，汁和蜜炼含。痰嗽，和明矾丸服。痰咳不止，同五倍子丸噙。热咳不止，同姜、蜜蒸含。肺热痰嗽，同半夏丸服。酒痰咳嗽，同青黛丸服。妇人夜咳，同香附、青黛末服。

灯笼草　肺热咳嗽喉痛，为末汤服，仍敷喉外。

贝母　清肺消痰止咳，砂糖丸食。又治孕嗽。小儿晬嗽，同甘草丸服。

知母　消痰润肺，滋阴降火。久近痰嗽，同贝母末，姜片蘸食。

石韦　气热嗽，同槟榔，姜汤服。

射干　老血在心脾间，咳唾气臭。能散胸中热气。

马勃　肺热久嗽，蜜丸服。

桑花。

[谷菜]

丹黍米　并止热咳。

百合　肺热咳嗽，蜜蒸含之。

土芋

[果木]

枇杷叶　并止热咳。

杏仁　除肺中寒热咳嗽，童尿浸，研汁熬丸，酒服。

巴旦杏　梨汁　消痰降火，食之良。卒咳，以一碗入椒四十粒，煎沸入黑饧一块，细服。

又以一枚刺孔，纳椒煨食。又切片酥煎冷食。又汁和酥、蜜、地黄汁熬稠含。

干柿　润心肺，止热咳，嗽血，蒸熟，掺青黛食。

柿霜　余甘子　丹石伤肺咳嗽。

甘蔗汁　虚热咳嗽涕唾，入青粱米煮粥食。

大枣　石蜜　刺蜜　桑叶　并主热咳。

[金石]

金屑　风热咳嗽。

石膏　热盛喘咳，同甘草末服。热嗽痰涌如泉，煅过，醋糊丸服。

浮石　热咳，丸服。

不灰木　肺热，同玄精石诸药末服。

玄精石　硼砂　消痰止咳。

五倍子　敛肺降火，止嗽。

百药煎　清肺化痰。敛肺劫嗽。同诃子、荆芥丸合。化痰，同黄芩、橘皮、甘草丸咽。

虚劳

[草]

[内治]

黄芪　补肺泻火，止痰嗽，自汗及咳脓血。

人参　补肺气。肺虚久嗽，同鹿角胶末煎服。化痰止咳，同明矾丸服。喘嗽有血，鸡子清五更调服。小儿喘嗽，发热自汗，有血，同天花粉服。

五味子　收肺气，止咳嗽，乃火热必用之药。久咳肺胀，同粟壳丸服。久嗽不止，同甘草、五倍子、风化消末噙。又同甘草、细茶末噙。

紫菀　止咳脓血，消痰益肺。肺伤咳嗽，水煎服。吐血咳嗽，同五味子丸服。久嗽，同款冬花、百部末服。小儿咳嗽，同杏仁丸服。

款冬花　肺热劳咳，连连不绝，涕唾稠粘，为温肺治嗽之最。痰嗽带血，同百合丸服。以三两烧烟，筒吸之。

仙灵脾　劳气，三焦咳嗽，腹满不食，同五味子，覆盆子丸服。

地黄　咳嗽吐血，为末酒服。

柴胡　除劳热胸胁痛，消痰止嗽。

牛蒡子　咳嗽伤肺。

鬼臼　咳劳。

[谷果]

罂粟壳　久咳多汗，醋炒，同乌梅末服。

阿芙蓉　久劳咳，同牛黄，乌梅诸药丸服。同粟壳末服。

寒具　清痰润脾止咳。

桃仁　急劳咳嗽，同猪肚，童尿煮，丸服。

胡桃　润燥化痰。久咳不止，同人参、杏仁丸服。

金果　补虚，除痰嗽。
仲思枣　乌梅。

[木石]

干漆　并主劳嗽。
诃梨勒　敛肺降火，下气消痰。久咳，含之咽汁。
锺乳粉　虚劳咳嗽。
赤石脂　咳则遗尿，同禹余粮煎服。

[诸虫鳞介]

蜜蜡　虚咳，发热声嘶，浆水煮，丸服。
蛇含蛙　久劳咳嗽，吐臭痰，连蛇煅末，酒服。
鲫鱼头　烧研服。
鳖　骨蒸咳嗽，同柴胡诸药煮食。
生龟　一二十年咳嗽，煮汁酿酒服。
龟甲　蛤蚧。

[禽兽]

篨鸰　鹦鹉　并主劳咳。
慈乌　骨蒸劳咳，酒煮食。
乌鸦　骨蒸劳咳嗽，煅末酒服。心，炙食。
五灵脂　咳肺胀，同胡桃仁丸服，名敛肺丸。
猪肾　同椒煮食。卒嗽，同干姜煮食，取汗。
猪胰　二十年嗽，麻油炒食。
猪胆　瘦病咳嗽，同人尿、姜汁、橘皮、诃子煮汁服。
羊胰　久嗽，温肺润燥，同大枣浸酒服。
羊肺　羊肉　猯骨　獭肝　阿胶　并主劳咳。
黄明胶　久嗽，同人参末，豉汤日服。
人尿　虚劳咳嗽。

[外治]

木鳖子　肺虚久嗽，同款冬花烧烟，筒吸之。
榆皮　久嗽欲死，以尺许出入喉中，吐脓血愈。
熏黄　三十年呷嗽，同木通、莨菪子烧烟，筒熏之。
锺乳粉　一切劳嗽，同雄黄、款冬花、佛耳草烧烟，吸之。

故茅屋上尘　老嗽不止，同石黄诸药烧烟吸。

肺痿肺痈

（有火郁。分气虚，血虚。）

[排逐]

[草谷]

鸡苏　肺痿吐血咳嗽，研末米饮服。

防己　肺痿咯血，同葶苈末，糯米汤服。肺痿喘咳，浆水煎呷茶喝用。

桔梗　肺痈，排脓养血，补内漏。仲景治胸满振寒，治咽干吐浊痰唾沫，久久吐脓血，同甘草煎服，吐尽脓血愈。

苇茎　肺痈，咳嗽烦满，心胸甲错，同桃仁、瓜瓣、薏苡煎服，吐脓血愈。

芦根　骨蒸肺痿，不能食，同麦门冬、地骨皮、茯苓、橘皮、生姜煎服。

甘草　去肺痿病脓血。久咳肺痿，寒热烦闷，多唾，每以童尿调服一钱。肺痿吐涎沫，头眩，小便数而不咳，此为肺中寒冷，同干姜煎服。

王瓜子　肺痿吐血，炒研服。

升麻　紫菀　贝母　败酱　并主肺痈，排脓破血。

知母　黄芩　并主肺痿，（一种以咳嗽吐虚痰为主肺病症），主咳嗽喉腥。

薏苡仁　肺痈，咳脓血，水煎入酒服。煮醋服，可使吐血尽出。

[果木]

橘叶　肺痈，捣汁一盏服，吐出脓血愈。

柘黄　肺痈不问已成末成，以一两，同百草霜二钱，糊丸，米饮服三十丸，甚为效捷。

夜合皮　肺痈唾浊水，煎服。

竹沥　老小肿痿，咳臭脓，日服三五次。

淡竹茹　茯苓

[人部]

人尿　肺痿寒热，气息面赤，调甘草服。

人中白　天灵盖，热劳肺痿。

[补益]

[草部]

人参　消痰，治肺痿，鸡子清调服。

天门冬　肺痿，咳涎不渴，捣汁入饴、酒，紫菀末丸含。

栝楼　肺痿咳血，同乌梅、杏仁末，猪肺蘸食。

款冬花　劳咳肺痿，同百合末服。

麦门冬　肺痿肺痈，咳唾脓血。

蒺藜子　肺痿唾脓。

五味子　女菀　沙参

[果石]

白柿　并润肺止咳。

白石英　肺痿唾脓。

[鳞兽]

鲫鱼　肺痿咳血，同羊肉、莱菔煮服。

蛤蚧　久咳，肺痿，肺痈，咯血。

羊肺　久咳肺病，同杏仁、柿霜、豆粉、真酥、以白蜜炙后食。

羊脂髓　肺痿阴亏　骨蒸虚热，同生苄汁、姜汁、白蜜炼服。

猪肺　肺痿嗽血，蘸薏苡食用。

猪胰　和枣浸酒服用。

鹿血　酒服。

阿胶　醍醐　鹿角胶　黄明胶　肺痿唾血，同花桑叶末服。

虚　损

（有气虚，血虚，精虚，五脏虚，虚热，虚寒。）

[气虚]

[草部]

甘草　五劳七伤，一切虚损，补益五脏。大人羸瘦，童尿煮服。小儿羸瘦，炙焦蜜丸服。

人参　五劳七损，虚而多梦者加之，补中养营。虚劳发热，同柴胡煎服。房劳吐血，独参汤煎服。

黄芪　五劳羸瘦，寒热自汗，补气实表。

黄精　五劳七伤，益脾胃，润心肺，九蒸九晒食。

青蒿　劳热在骨节间作寒热，童尿熬膏，或为末服，或入人参、麦门冬丸服。

石斛　五脏虚劳羸瘦，长肌肉，壮筋骨，锁虚涎。涩男子元气，酒浸酥蒸服满镒，永不骨痛。

骨碎补　五劳六极，手足驰软，上热下寒，肾虚。

五味子　壮水锁阳，收耗散之气。

忍冬藤　久服轻身长年益寿，煮汁酿酒饮。

补骨脂　五劳七损，通命门，暖丹田，芝麻炒过丸服。同茯苓、没药丸服，补肾养心养血。

附子　补下焦阳虚。

天雄　补上焦阳虚。

蛇床子　暖男子阳气，女子阴气。

仙茅　丸服。

淫羊藿　狗脊　并主冷风虚劳。

柴胡　秦艽　薄荷　并解五劳七伤虚热。

羌活　五劳七伤酸痛。

苏子　补虚劳，肥健人。

青木香　气劣不足。同补药则补，同泻药则泻。

天门冬　沙参　葳蕤　白茅根　白英　地肤子　黄连　术　薰草　石蕊　玉柏　千岁藻

[菜谷]

五芝　石耳　韭白　薤白　山药　甘薯　并补中益气。

大麻子　虚劳内热，大小便不利，水煎服。

胡麻

[果木]

柿霜　藉　并补中益元气，厚肠。

莲实　补虚损，交心肾，固精气，利耳目，厚肠胃，酒浸入猪肚煮丸服。或蒸熟蜜丸服，此为仙传古方。

柏子仁　治恍惚虚损，吸吸短气。

枸杞叶　五劳七伤，煮粥食。

地骨皮　去下焦肝肾虚热。虚劳客热，末服。热劳如燎，同柴胡煎服。虚劳寒热苦渴，同麦门冬煎服。

五加皮　五劳七伤，采茎叶末服。

冬青　风热，浸酒服。

女贞实　虚损百病，同旱莲、桑椹丸服。

柘白皮　酿酒，补虚损。

厚朴　虚而尿色白者加用厚朴。

沉香　补脾胃命门。

桂　补命门营卫。

松根白皮　茯苓　白棘　桑白皮

［石虫］

云母粉　并主五劳七伤虚损。

五色石脂　补五脏。

白石英　紫石英　补心气下焦。

枸杞虫　起阳益精，同地黄丸服。

蚕蛹　炒食，治劳瘦，杀虫。

海蚕　虚劳冷气，久服延年。

［鳞介禽兽］

鲫鱼　鲥鱼　嘉鱼　石首鱼　鳜鱼　鳖肉　淡菜　海蛇　鸡肉　白鹭　炙食。

桑鳸　鸠　雀　并补虚羸。

犬肉　牛肉　牛肚　狐肉　作脍生食。

狢肉　貒肉　并主虚劳。

狗肾　产后肾劳，如疟证体冷。

猪肚　同人参、粳米、姜、椒煮食，补虚。

猴肉　风劳，酿酒。

山獭　紫河车　一切男女虚劳。

［血虚］

［草木］

地黄　男子五劳七伤，女子伤中失血。同人参、茯苓熬，琼玉膏。酿酒、煮粥皆良。面炒末酒服，治男女诸虚积冷。同菟丝子丸服。

麦门冬　五劳七伤邪热。男女血虚，同地黄熬膏服。

泽兰　妇人频产劳瘦，丈夫面黄，丸服。

黄檗　下焦阴虚，同知母丸服，或同糯米丸服。

当归　芎䓖　白芍药　丹参　玄参　续断　牛膝　杜仲　牡丹皮

[介兽]

龟板　绿毛龟　鳖甲　阿胶　醍醐　酥酪　驼脂　牛骨髓　牛乳　并补一切虚，一切血。

羊肉　益产妇。

羊脂　产后虚羸，地黄汁、姜汁、白蜜煎服。

羊肝　同枸杞根汁作羹食。

羊胃　久病虚羸，同白术煮饮。

精虚

[草木]

肉苁蓉　五劳七伤，茎中寒热痛，强阴益精髓。同羊肉煮食。

列当　锁阳　同上。

菟丝子　五劳七伤，益精补阳，同杜仲丸服。

覆盆子　益精强阴，补肝明目。每日水服三钱，益男子精，女人有子。

何首乌　益精血气，久服有子，服食有方。

萝藦子　益精气，同枸杞、五味、地黄诸药末服，极益房室。

巴戟天　车前子　远志　蓬藻　百脉根　决明子　蒺藜子　五味子　旋花根　萆薢　菝葜　土茯苓　杜仲皮

[石虫]

石锺乳　阳起石　石脑　石髓　并补益精气，五劳七伤。

慈石　养胃养精，补五脏，同白石英浸水煮粥，日食。

石硫磺　桑螵蛸　青蚨　九香虫　牡蛎　羊脊髓　猪脊髓　并补虚劳　益精气。

羊肾　虚劳精竭，作羹食。五劳七伤，同肉苁蓉煮羹食。虚损劳伤，同白术者饮。

鹿茸　虚劳洒洒如疟。四肢酸痛，腰脊痛，小便数，同当归丸服。同牛膝丸服。

白胶　同茯苓丸服。

麋茸　研末，同酒熬膏服。

麋角　鹿髓　鹿血　肾　獐肉　骨　酿酒。

腽肭脐　并补精血。

瘵 疰

（有虫积，尸气。）

[除邪]

[草部]

青蒿 骨蒸鬼气（一种看不见的空气传染病），熬膏，入猪胆，甘草末丸服。子，功同。

王瓜子 传尸（一种空气传染的虚劳病，古人认为尸体传导故称传染注，以下同）劳瘵，焙研酒服一钱。

玄参 传尸邪气，作香烧。

甘松 同玄参，熏治劳瘵虚弱病人。

茅香花 冷劳久病，同艾叶烧，丸服。

苦耽（即胆） 传尸伏连鬼气。

鬼臼 尸痓券𥕢，传尸劳瘵。

天麻 鸢尾 海根 并主飞尸鬼气殗𥕢，传尸劳瘵。

知母 秦艽 胡黄连 芦根 酸浆子 百部 紫菀 甘草 桔梗 人参 黄芪

[谷菜]

浮麦 并主传尸，骨蒸劳热，自汗。

阿芙蓉 鹿角菜 小儿骨蒸热劳。

茄子 传尸劳气。

[果木]

李 去骨节间劳热。

杏核仁 男女五劳七伤，童尿煮七次，蜜蒸食。

乌梅 虚劳骨蒸。

冬桃 解劳热。

桃核仁 主骨蒸作热，一百二十颗杵为丸，平日井水下，饮酒冷醉，任意吃水，隔日一作，急劳咳嗽，同猪肝、童尿煮丸服。冷劳减食，茱萸炒收，日食二十粒，酒下，重者服五百粒愈。传尸鬼气，咳嗽痃癖，煮汁作粥食。五尸鬼疰，九十九种，传及傍人，急以桃仁五十枚研泥，水四升煮服，取吐，不尽再吐。

蜀椒 丸服。

槟榔　安息香　苏合香　并杀传尸劳瘵虫。

樟木节　风劳有虫，同天灵盖诸药服。

干漆　传尸劳瘵，五劳七伤，同柏子仁，酸枣、山茱萸丸服。

皂荚　卒热劳疾，酥炙丸服。急劳烦热，同刺及木皮烧灰淋煎凝，入麝香，以童尿浸，蒸饼丸服。

桑柴灰　尸疰鬼疰，三十六种，变动九十九种，死复传人，淋汁煮赤小豆，同羊肉作羹食。

樗白皮　鬼疰传尸，童尿，豆豉煎服。

地骨皮　骨蒸烦热，同防风、甘草煎服。

酸枣仁　骨蒸劳热，擂汁煮粥食。

阿魏　传尸冷气。

无患子皮　飞尸。

柳叶　阿勒勃　黄檗

［金石］

金薄　并主骨蒸劳热。

石膏　骨蒸劳热，研粉服。

雄黄　五尸劳病，同大蒜丸服。骨蒸发热，小便研，烧石熏之。

鹅管石　熏劳嗽。

白矾　冷劳泻痢，同羊肝丸服。

禹余粮　冷劳肠泄，同乌头丸服。

阳起石　慈石　并主五劳七伤之虚。

霹雳砧

［诸虫鳞介］

虫白蜡　并杀余虫。

石决明　骨蒸劳极。

纳鳖　传尸劳。

鳖甲　冷痛劳瘦，除骨节间劳热结实，补阴补气。

鳖肉　益气补不足，去血热。骨蒸潮热咳嗽，同前胡、贝母等药煮食，丸服。

蛤蚧　治肺痨传尸，咳嗽咯血。

蛇吞蛙　劳嗽吐臭痰，煅研酒服。

鳗鲡鱼　传尸疰气劳损。骨蒸劳瘦，酒煮服。

［禽兽］

啄木鸟　取虫，煅研酒服。

慈乌　补劳治瘦，止咳嗽骨蒸，五味淹食。

乌鸦　瘦病咳嗽，骨蒸劳痰，煅研酒服。五劳七伤，吐血咳嗽，酿括楼根，日煮食。

鹰矢白　杀劳虫。

猪脊髓　骨蒸劳伤，同猪胆、童尿、柴胡等煎服。

猪肝　急劳瘦悴寒热，同甘草丸服。

猪肾　传尸劳瘵，童尿，酒煮服。

猪肚　骨蒸热劳，四时宜食。

猪胆　骨蒸劳极。

羊肉　骨蒸久冷，同山药作粥食。治骨蒸传尸痨病，同皂荚、酒煮食，可吐虫出。

白羊头蹄　治五劳七伤，同胡椒、荜茇、干姜煮食。

诸朽骨　骨蒸劳热，煮汁淋之，取汁为效。

猫肝　杀劳瘵虫，生晒研，每月朔望五更时酒服。

獭肝　传尸伏连殗殜，劳瘵虚汗，咳嗽发热，杀虫，阴干为末，水服，每日三次。

鹿茸　腽肭脐　虚劳。

熊脂　酒服，杀劳虫，补虚损。

象牙　骨蒸。

獭肉　狸骨　虎牙　鼠肉　并杀劳虫。

［人部］

人屎　骨蒸劳极，又名伏连传尸，同小便各一升，入新粟米饭五升，曲半饼，蜜封二七日，每旦服一合，午再服，并去恶气。人屎浸水早服之，晚服童尿。

人尿　滋阴降火。男女劳证，日服二次。骨蒸发热，以五升煎一升，入蜜三匙，每服一碗，日二服。

人中白　传尸热劳，肺痿消瘦，降火，消淤血。

秋石　虚劳冷疾，有服法。

人乳　补五脏，治瘦悴。虚损劳瘵，同麝香、木香服，或同胞衣末服。

人牙　烧用，治劳。

天灵盖　传尸尸疰，鬼疰伏连。肺痿，骨蒸盗汗，退邪气，追劳虫，炙黄，水煎服。同麝香丸服。小儿骨蒸，加黄连，末服。追虫，有天灵盖散。

人胞　男女一切虚劳极，洗煎，入茯神丸服。河车大造丸。

人胆　尸疰伏连。

人肉　瘵疾。

邪祟

（邪气乘虚，有痰、血、火、郁。）

[除辟]

[草部]

升麻　杀百精老物（泛指一切外来不正邪气），殃鬼邪气。中恶腹痛，如鬼附啼泣。

徐长卿　鬼疰精物邪恶气，百精老魅注易，亡走啼哭恍惚。

鬼督邮　马目毒公　鬼臼　杀鬼疰精物，辟恶气不祥，如尸疰传尸。

忍冬　飞尸、遁尸、风尸、沉尸、尸疰、鬼击（泛指一切无形外邪伤人所致的精神失常，形如尸走鬼击的病症），并煮汁服，或煎膏化酒服。

丹参　中恶，如百邪鬼魅，腹痛气作，声音鸣吼，定精。

防葵　狂邪，如鬼魅精怪。

白鲜皮　大热饮水，狂走大呼。

白蒺藜　卒中五尸，丸服。

女青　赤箭　天麻　野葛　海根　雷丸　蓝实　败芒箔　卷柏　桔梗　知母　小草　远志　甘松　藁本　迷迭香　白微　人参　苦参　沙参　紫菀　狼毒　草犀　白茅香　茅香　白及　商陆　木香　缩砂　藿香　瓶香　藒车香　兰草　山柰　山姜　蒟酱　蕙草　姜黄　莪茂　郁金香　鸡苏　菖蒲　艾叶　苦耽　云实　蓖麻　蜀漆　艾纳香　射罔　射干　鸢尾　芫花　荛花　水堇　钩吻　羊踯躅　海藻　蘼芜　青蒿　石长生　独行根　白兔藿　续随子　蜘蛛香　屋四角茅　赤车使者

[谷菜]

豌豆　煮汁。

白豆　大豆　并主鬼毒邪气疰忤。

酒醋　陈粟米　并主如鬼击。

粳米　五种尸病，日煮汁服。

芥子　邪恶如鬼疰气，浸酒服。

白芥子　御恶气，飞尸遁尸，邪魅。

大蒜　杀鬼去痛，同香墨、酱汁服。鬼毒风气，同杏仁、雄黄服。

百合　如百邪鬼魅，啼泣不止。

胡荽　罗勒　旱芹

[果木器服]

桃枭　桃花　桃白皮　桃胶　桃毛　并主邪恶鬼疰精气。

桃仁　如鬼疰寒热疼痛，研服。

陈枣核中仁　疰忤恶气。常服，百邪不干。

榧子　蜀椒　毕澄茄　吴茱萸　柏实　鬼箭　沉香　蜜香　丁香　檀香　乌药　必栗香竹叶　鬼齿　并主中恶邪鬼疰气。

降真香　带之辟邪恶气，宅舍怪异。

安息香　心腹恶气，鬼疰，魍魉，鬼胎，中恶魘寐。常烧之，去鬼来神。妇人夜梦鬼交，烧熏永断。

苏合香　辟恶，杀鬼精物。

詹糖香　樟脑　乳香　阿魏　桦皮脂　樗白皮　干漆　皂荚　桑柴灰　无患子　巴豆琥珀　并杀鬼精尸疰。

栀子　五尸注病，烧研水服。

乌臼根皮　尸疰中恶，煎入朱砂服。

古厕木　如鬼魅传尸，魍魉神祟，烧之。

古榇板　如鬼气疰忤，中恶心腹痛，梦悸，常为鬼神所扰，和桃枝煎酒服。取吐下。

死人枕　桃橛　甑带　煮汁。

铳楔　败芒箔

[水土金石]

粮罂水　并主中尸疰鬼气。

半天河水　如中鬼疰，狂邪气，恍惚妄言。

铸钟黄土　鼢鼠壤土　伏龙肝　釜脐墨　京墨　黑铅　铅丹　并主疰忤邪气。

古镜　铜镜鼻　铁落　朱砂　水银　硫磺　石膏　生银　雄黄　代赭　金牙石　金刚石　砺石　蛇黄　食盐　霹雳砧

[诸虫鳞介]

露蜂房　芫青　龙骨　龙齿　鼍甲　并主疰病鬼邪。

鲮鲤　五邪惊啼悲伤，妇人鬼魅哭泣。

蛤蚧　鳗鲡　鲛鱼皮　海虾　蟹爪　贝子　牡蛎

[禽兽]

丹雄鸡　黑雌鸡　乌骨鸡　鸡冠血　东门鸡头　并主邪气鬼物疰忤。

鸡卵白　如中五遁尸气冲心，或牵腰脊，顿吞七枚。

胡燕卵黄　乌鸦　鹊巢　烧服。

白鸭血　并主如中鬼魅邪气。

鹰肉　食之，去野狐邪魅。觜、爪烧灰，水服。屎白烧灰，酒服。

牛黄　野猪黄　羊脂　猪脂　白犬血　猪心血　尾血　猪乳　豚卵　羖羊角　烧。

羚羊角及鼻　犀角　鹿角及茸　鹿头　麂头骨　猴头骨　狐头、尾　及屎烧灰，辟邪恶。五脏，主如中狐魅及人见鬼，作羹食。

兔头及皮　猫头骨　猫肉　狸肉及骨　豹肉及鼻　虎肉及骨　取二十六种魅。爪、牙、皮、屎同。

象牙　狼牙　熊胆　麝香　灵猫阴　獭肝　治如中鬼疰邪魅等神志异常病变，烧末服。

腽肭脐　鬼气尸疰狐魅。

六畜毛　蹄甲　马悬蹄　马屎　狮屎　底野迦　鼠屎　彭侯

［人部］

乱发　尸疰，烧灰服。

头垢　人尿　鬼气疰病，日日服之。

天灵盖　尸疰鬼气。

人胆

寒　热

（有外感，内伤，火郁，虚劳，疟，疮。瘰疬。）

［和解］

［草部］

甘草　五脏六腑寒热邪气，凡虚而多热者加之。

知母　肾劳，怕寒烦热。

丹参　虚劳寒热。

白头翁　狂惊寒热。

胡黄连　小儿寒热。

黄芩　寒热往来，及骨蒸热毒。

柴胡　寒热邪气，推陈致新，去早晨潮热，寒热往来，妇人热入血室。

前胡　伤寒寒热，推陈致新。

白鲜皮　主壮热恶寒。

茅根　大黄　并主血闭寒热。

旋覆花　五脏间寒热。

茵预　寒热如疟。

屋游　浮热在皮肤，往来寒热。

乌韭　龙胆　骨间寒热。

白微　寒热酸痛。

秦艽　当归　芎䓖　芍药　并主虚劳寒热。

荆芥　积雪草　紫草　夏枯草　蠡实　芦根　云实　木通　蒲黄　吴蓝　连翘　蛇含鸭跖草　凌霄花　土瓜根

[菜果]

冬瓜　泡汁饮。

茄子　马齿苋　苋实　薤白　杏花　女子伤中寒热痹。

桃毛　血瘕寒热。

[木石]

厚朴　解利风寒寒热。

牡荆　蔓荆　并除骨间寒热。

冷水　服丹石，病发恶寒，冬月淋至百斛，取汗乃愈。

松萝　枳实　竹茹　雄黄　肝病寒热。

石膏　中风寒热。

滑石　胃热寒热。

曾青　养肝胆，除寒热。

石青　石胆　食盐　朴消　矾石

[虫介兽人]

雀瓮　龟甲　骨中寒热，或肌体寒热欲死，作汤良。

海蛤　胸痛寒热。

蛤蜊　胸中顽癖为寒热。

贝子　温疰寒热，解肌，散结热。

龙齿　大人骨间寒热。

鼍甲　内邪伏坚寒热。

猪悬蹄甲　小儿寒热，烧末乳服。

牛黄　人尿

[补中清肺]

[草谷]

黄芪　虚疾寒热。

沙参　黄精　葳蕤　术　并除寒热，益气和中。

桔梗　除寒热，利肺。

灯笼草　麦门冬　紫菀　旋花根　黄环　天门冬　白英　忍冬　豌豆　绿豆　赤小豆秫　百合　山药

[果木]

吴茱萸　椒红　桂　利肝肺气，治心腹寒热。

辛夷　五脏身体寒热。

沉香　诸虚寒热冷痰，同附子煎服。

乌药　解冷热。

桑叶　除寒热，出汗。

茯苓　酸枣　山茱萸

[石部]

殷蘖　淤血寒热。

阳起石　禹余粮

[禽兽]

鸳肪　风虚寒热。

貑猪头肉　寒热。

熊脂　鹿角　麋脂

吐血衄血

（有阳乘阴者，血热妄行，阴乘阳者，血不归经。血行清道出于鼻，血行浊道出于口。呕血出于肝，吐血出于胃，衄血出于肺。耳血称为衈，眼血称为血汗，口鼻并出称为脑衄；九窍俱出称为大衄。）

［逐瘀散滞］

［草部］

大黄　下淤血血闭。心气不足，吐血衄血，胸胁刺胀，同芩，连煎服。亦可单为散，水煎服。

甘遂　芫花　大戟　吐血痰涎，血不止者，服此下行即止。

杜衡　吐血有瘀，用此吐之。

红蓝花　郁金　破血。为末，井水服，止吐血。

茜根　活血行血。为末，水煎服，止吐衄诸血。或加黑豆、甘草丸服。同艾叶、乌梅丸服。

剪草　一切失血，为末和蜜，九蒸九晒服。

三七　吐衄诸血，米泔服三钱。

蓖麻叶　涂油炙，熨囟门上，止衄。

三棱　末，醋调涂五椎上，止衄。

［谷菜］

麻油　衄血，注鼻，能散血。

醋　衄血，和胡粉服，仍和土敷阴囊上。

韭汁　止吐血。和童尿服，消胃脘淤血。

葱汁　散血。塞鼻，止衄。

蔓菁汁　止吐血。

莱菔汁　止吐血大衄，仍注鼻中。

桑耳　塞鼻，止衄。

［果木］

栗楔　破血。烧服，止吐衄。壳亦可。

荷叶　破恶血，留好血。口鼻诸血，生者擂汁服，干者末服，或烧服，或加蒲黄。

藕汁　散淤血，止口鼻诸血，亦注鼻止衄。

桃仁　破淤血血闭。

桃枭　破血。止吐血，诸药不效，烧服。

榴花　散血。为末服，止吐衄，同黄葵花煎服，亦塞鼻止衄。

干柿　脾之果，消宿血，治吐血咯血。

棕灰　消淤血。止吐衄诸血，水服。

血竭　吹鼻，止衄。

山茶　吐衄，为末，酒入童尿服。

胡颓子根　吐血，煎水服。

蕤核　衄血。

枫香　吐衄，为末水服，或加蛤粉，或加绵灰。

椰子皮　止衄。

苏木

［服器］

红绵灰　水服。

黄丝绢灰　水服。

白纸灰　水服，止吐衄，效不可言。

麻纸灰　藤纸灰　入麝香，酒服，止衄血。

屏风故纸灰　酒服，止衄。

败船茹　止吐血。

［土石］

白垩土　衄血，水服二钱。除根。

伏龙肝　水淘汁，入蜜服，止吐血。

金墨　吐衄，磨汗服。

铛墨　炒过，水服二钱，止吐衄诸血。

百草霜　水服，并吹鼻止衄。

白瓷器末　吐血，皂角仁汤服二钱。衄血，吹鼻。

地龙粪　吐血，水服二钱。

花乳石　能化血为水，主诸血。凡喷血出升斗者，煅研，童尿入酒服三、五钱。

金星石　主肺损吐血嗽血。

石灰　散淤血。凡卒吐血者，刀头上烧研，水服三钱。

白矾　吹鼻，止衄。

硇砂　衄血不止，水服二钱。

食盐　散血。

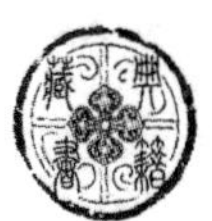

戎盐　主吐血。
芒消　下淤血。
珊瑚　吹鼻，止衄。

[虫鳞]

蚕退纸灰　吐血不止，蜜丸含咽。
蛴螬　主吐血在胸腹不出。
蜘蛛网　卒吐血者，米饮吞一团。
露蜂房　主吐衄血。
蜗牛　焙研，同乌贼骨吹鼻，止衄。
虻虫　水蛭　五倍子末　水服，并吹鼻，止衄。
壁钱窠　塞鼻，止衄。
龙骨　服，止吐血；吹鼻，止衄；吹耳，止衈。
鲤鱼鳞灰　散血。衄不止，水服二钱。
乌贼骨　末服，治卒吐血，吹鼻，止衄。
鳔胶　散淤血，止呕血。
鳝血　滴鼻，止衄。
胆　滴耳，止衈。

[禽兽]

五灵脂　吐血，同卢会丸服。同黄芪末，水服。
鸡屎白　老鸱骨　驼屎灰　骡屎灰　马悬　蹄灰　牛骨灰　猬皮灰　并吹鼻止衄。
白马通　服汁，塞鼻，并止吐衄。
牛耳垢　塞鼻，止衄。
黄明胶　贴山根，炙研，同新绵灰饮服，止吐血。

[人部]

发灰　散淤血。止上下诸血，并水服二分，日三。吹鼻，止衄。
人尿　止吐衄，姜汁和服，降火散淤血，服此者十无一死。
吐出血　炒黑研末，麦门冬汤服三分，以导血归源。
衄血　接取点目角，并烧灰水服一钱。
人爪甲　刮末吹鼻，止衄功效极妙。

[滋阴抑阳]

[草部]

生地黄　凉血生血。治心肺损，吐血衄血，取汁和童尿煎，入白胶服。心热吐衄，取汁和大黄末丸服。同地龙、薄荷末，服之。

紫参　唾血衄衄。同人参、阿胶末服，止吐血。

丹参　破宿血，生新血。

地榆　止吐衄，米醋煎服。

牡丹皮　和血，生血，凉血。

当归　头止血，身和血，尾破血。衄血不止，末服一钱。

芎䓖　破宿血，养新血，治吐衄诸血。

芍药　散恶血，逐贼血，平肝助脾。太阳衄衄不止，赤芍药为宋，服二钱。咯血，入犀角汁。

黄芩　诸失血。积热吐衄，为末水煎服。

黄连　吐衄不止，水煎服。

胡黄连　吐衄，同生地黄、猪胆汁丸服。

黄药子　凉血降火。吐血，水煎服。衄血，磨汁服，或末服。

白药子　烧服。

蒲黄　青黛　水服。

蓝汁　车前汁　大小蓟　汁。

马兰　泽兰　水苏　煎或末。

紫苏　熬膏。

薄荷　青蒿　汁。

青葙汁。

马蔺子　阴地厥

鳢肠　汁

蘘荷根　汁

生葛　汁

浮萍　末

桑花　末

船底苔　煎

土马鬃　并止吐血衄血。

荆芥　吐血，末服。口鼻出血，烧服。九窍出血，酒服。

茅根　汁或末。

茅针　茅花　金丝草　白鸡冠花　并主吐血衄血。
屋上败茅　浸酒。
地菘　末。
龙葵　同人参末。
螺厣草　擂酒，并止吐血。
苍耳　汁。
贯众　末。
黄葵子　末。
王不留行　煎。
萱根　汁。
决明　末。
龙鳞薜荔　末。
垣衣　汁。
屋游末服，并止衄血。
地肤　九窍出血，同栀子、甘草、生姜、大枣、灯草、水煎服。
麦门冬　吐衄不止，杵汁和蜜服，或同地黄煎服，即止。
马勃　积热吐血，砂糖丸服。妊娠吐血，米饮和服。

[谷菜]

小麦　止唾血。
淅泔　饮，止吐血。
麦面　水服，止吐衄。
粟米粉　绞汁，止衄。
翻白草　吐血，煎服。

[果木]

莲花　酒服末，止损血。
柏叶　煎、丸、汁，止吐衄诸血。
栀子　清胃脘血，止衄。
桑叶　末。
地骨皮　煎服，并主吐血。
柳絮　末服，止吐咯血。
槐花　末服，主吐、唾、咯血。同乌贼骨，吹衄血。
楮叶　汁。

黄檗　末。
槲若　末。
竹叶　竹茹　并主吐血衄血。
荆叶　九窍出血，杵汁入酒服。

[金石]

朱砂　同蛤粉酒服，主各种吐血。
滑石　水服。
铅霜　水服。
胡粉　炒醋。
黄丹　水服。
玄明粉　水服。
水银　并主热衄。

[介兽]

螺蛳　服汁，主黄疸吐血。
蛤粉　同槐花末，水服。
犬胆　并止衄血。
犀角　汁，止积热吐衄。

[人部]

人中白　入麝，酒服，止衄。
人中黄　末服，主呕血。烧灰，吹鼻衄。

[理气导血]

[草木]

香附　童尿调末服，或同乌药、甘草煎服。
桔梗　末。
箬叶　灰。
乌药　沉香　并止吐血衄血。
防风　上部见血须用。
白芷　破宿血，补新血。涂山根，止衄。
半夏　散淤血。
天南星　散血，末服。

贝母　末。
芦荻皮　灰。
栝楼　灰。
榧子　末服，并主吐血。
石菖蒲　肺损吐血，同面，水服。
芎䓖　同香附末服，主头风及衄。
灯芯草　末。
香薷　末。
谷精草　末。
枇杷叶　末。
玄胡索　塞耳。并止衄。
折弓弦　口鼻大衄，烧灰同白矾吹之。

[调中补虚]

[草谷]

人参　补气生血，吐血后煎服一两。血出如涌泉，同荆芥灰、蒸柏叶、白面水服。
黄芪　逐五脏恶血。同紫萍末服，止吐血。
甘草　养血补血，主唾脓血。
白芨　羊肺蘸食，主肺损吐血。水服，止衄。
百合　汁，和蜜蒸食，主肺病吐血。
稻米　末服，止吐衄。
萆薢叶　香油炒食。
饴糖　白扁豆　白术

[石虫]

锺乳粉　五色石脂　代赭石　并主虚劳吐血。
灵砂　暴惊九窍出血，人参汤服三十粒。
鳖甲　蛤蚧　淡菜　阿胶　白狗血　热饮。
鹿角胶　并主虚损吐血。
水牛脑　劳伤吐血，同杏仁、胡桃、白蜜、麻油熬干，末服。
羊血　热饮，主衄血经月。
酥酪　醍醐　灌鼻，止涕血。

[从治]

附子　阳虚吐血，同地黄、山药丸服。

益智子　热伤心系吐血，同丹砂、春皮、麝香末服。
桂心　水服。
干姜　童尿服。并主阴乘阳吐血衄血。
艾叶　服汁，止吐衄。
姜汁　服汁，仍滴鼻。
芥子　涂囟。
葫蒜　贴足心。并主衄血。又服蒜汁，止吐血。

［外迎］

冷水　耳目鼻血不止，以水浸足、贴卤、贴顶、噀面、薄胸皆宜。

齿　衄

（有阳明风热，湿热，肾虚。）

［除热］

防风　羌活　生苄　黄连

［清补］

人参　齿缝出血成条，同茯苓、麦门冬煎服，奇效。上盛下虚，服凉药益甚者，六味地黄丸，黑锡丹。

［外治］

香附　姜汁炒研，或同青盐、百草霜。
蒲黄　炒焦。
苦参　同枯矾。
骨碎补　炒焦。
丝瓜藤　灰。
寒水石　同朱砂、甘草、片脑。
五倍子　烧。
地龙　同矾、麝。
紫矿　枯矾　百草霜　并揩掺。
麦门冬　屋游　地骨皮　苦竹叶　盐　并煎水漱。
童尿　热漱。

蜀椒　苦竹茹　并煎醋漱。

蟾酥　按。

铁钉　烧烙。

血　汗

（即肌衄，又名脉溢，血自毛孔出。心主血，又主汗，极虚有火也。）

[内治]

人参　气散血虚，红汗污衣，同归、芪诸药煎服。又建中汤、辰砂炒香散皆宜。抓伤血络，血出不止，以一两煎服。

葎草　产妇大喜，汗出赤色污衣，喜则气出也。捣汁一升，入醋一合，时服一杯。

黄芩　灸疮血出不止，酒炒末下。

生姜汁　毛窍节次血出，不出则皮胀如鼓，须臾口目皆胀合，名脉溢，以水和汁各半服。

郁李仁　鹅梨汁调末服，止血汗。

朱砂　血汗，入麝，水服。

人中白　血从肤腠出，入麝，酒服二钱。

水银　毛孔出血，同朱砂，麝香服。

黄犊脐中屎　九窍四肢指歧间血出，乃暴怒所致，烧末水服二钱，日五次。

[外治]

旱莲　敷灸疮上治疗血出不止。

蜣螂灰　同上。

粪桶箍　烧敷搔痒血出不止。

五灵脂　掺抓痣血不止。

男子胎发　医毛孔出血。

煮酒瓶上纸　同上。

咳嗽血

（咳血出于肺，嗽血出于脾，咯血出于心，
唾血出于肾。有火郁，有虚劳。）

[火郁]

麦门冬　片黄芩　桔梗　生地黄　金丝草　茅根　贝母　姜黄　牡丹皮　芎䓖

白芍药大青　香附子　茜根　丹参　知母　荷叶　末。

藕汁　桃仁　柿霜　干柿　入脾肺，消宿血、咯血、痰涎血。

杏仁　肺热咳血，同青黛、黄蜡作饼，干柿夹煨，日食。

水苏　研末饮服。

紫菀　同五味子蜜丸服。并治吐血后咳。

白前　久咳唾血，同桔梗、甘草、桑白皮煎服。

荆芥穗　喉脘痰血，同甘，桔煎服。

蒲黄　桑白皮　茯神　柳絮　末服。

韭　汁，和童尿。

生姜　蘸百草霜。

黄檗　槐花　末服。

槲若　水煎。

发灰　童尿　并主咳咯唾血。

栀子　炒焦，清胃脘血。

诃子　火郁嗽血。

乌鸦　劳嗽吐血。

[虚劳]

人参　地黄　百合　紫菀　白及　黄芪　五味子　阿胶　白胶　酥酪　黄明胶　肺损嗽血，炙研汤服。

猪胰　一切肺病，咳唾脓血。

猪肺　肺虚咳血，蘸薏苡仁末食。

猪心　心虚咯血，包沉香、半夏末，煨食。

乌贼骨　女子血枯伤肝唾血。

诸　汗

（有气虚，血虚，风热，湿热。）

[气虚]

黄芪　泄邪火，益元气，实皮毛。

人参　一切虚汗。同当归，猪肾煮食，止怔忡自汗。

白术　末服，或同小麦煎服，止自汗。同黄芪、石斛、牡蛎末来，主脾虚自汗。

麻黄根　止诸汗必用，或末，或煎，或外扑。

葳蕤　知母　地榆　并止自汗。

附子　亡阳自汗。

艾叶　盗汗，同茯神，乌梅煎服。

何首乌　贴脐。

郁金　涂乳。

粳米粉　外扑。

麻勃　中风汗出。

糯米　同麦麸炒，末服。

韭根　四十九煎服，止盗汗。

［果木］

酸枣仁　睡中汗出，同参、苓末服。

茯神　虚汗盗汗，乌梅汤服。血虚心头出汗，艾汤调服。

柏实　养心止汗。

桂　主表虚自汗。

杜仲　产后虚汗，同牡蛎服。

吴茱萸　产后盗汗恶寒。

雷丸　同胡粉扑。

［虫兽］

五倍子　同荞麦粉作饼，煨食，仍以唾和填脐中。

牡蛎粉　气虚盗汗，同杜仲酒服。虚劳盗汗，同黄芪、麻黄根煎服。产后盗汗，麸炒研，猪肉汁服。阴汗，同蛇床子、干姜、麻黄根扑之。

龙骨　止夜卧惊汗。

黄雌鸡　伤寒后虚汗，同麻黄根煮汁，入肉苁蓉、牡蛎粉煎服。

猪肝　脾虚，食即汗出，为丸服。

羊胃　作羹食。

牛羊脂　酒服，止卒汗。

［血虚］

［草兽］

当归　地黄　白芍药　猪膏　产后虚汗，同姜汁、蜜、酒煎服。

猪心　心虚自汗，同参、归煮食。

肾　产后汗蓐劳，煮粥臛食。

[风热]

[草部]

防风　止盗汗，同人参、芎䓖末服。自汗，为末，麦汤服。
白芷　盗汗，同朱砂服。
荆芥　冷风出汗，煮汁服。
龙胆　男女小儿及伤寒一切盗汗，为末酒服，或加防风。
黄连　降心火，止汗。
胡黄连　小儿自汗。
麦门冬

[谷菜]

小麦　浮麦　麦面　盗汗，作丸煮食。
豉　盗汗，熬末酒服。
蒸饼　每夜食一枚，止自汗盗汗。
黄蒸米醋　并止黄汗。
胡瓜　小儿出汗，同黄连、胡黄连、黄檗、大黄诸药，丸服。

[果木]

桃枭　止盗汗，同霜梅，葱白，灯芯等，煎服。
椒目　盗汗，炒研，猪唇汤服。
盐麸子　收汗。
经霜桑叶　除寒热盗汗末服。
竹沥　产后虚汗，热服。

[服器]

败蒲扇灰　水服并扑。
甑蔽灰　水服。
死人席灰　煮浴。
五色帛　拭盗汗，后弃之。

怔忡

（血虚，有火，有痰。）

[养血清神]

[草木]

人参　同当归末，猪肾煮食。

当归　地黄　黄芪　远志　黄芩　黄连　泻心火，去心窍恶血。

巴戟天　益气，去心痰。

香附　忧愁心松，少气疲瘦。

牡丹皮　主神不足，泻包络火。

麦门冬　茯神　茯苓　酸枣　柏实　安魂定魄，益智宁神。

健　忘

（心虚，兼痰，兼火。）

[补虚]

[草木]

甘草　安魂魄，泻火盖血，主健忘。

人参　开心益智，令人不忘，同猪肪炼过，酒服。

远志　定心肾气，益智慧不忘，为末，酒服。

石菖蒲　开心孔，通九窍，久服不忘不惑，为末，酒下。

仙茅　久服通神，强记聪明。

淫羊藿　益气强志，老人昏耄，中年健忘。

丹参　当归　地黄　并养血安神定志。

预知子　心气不足，恍惚错忘，松悸烦郁，同人参、菖蒲、山药、黄精等，为丸服。

[谷菜果木]

麻勃　主健忘。七夕日收一升，同人参二两为末，蒸熟，每卧服一匣，能尽知四方事。

山药　镇心神，安魂魄，主健忘，开达心孔，多记事。

龙眼　安志强魂　主思虑伤脾，健忘怔忡，自汗惊悸，归脾汤用之。

莲实　清心宁神，末服。

乳香　心神不足，水火不济，健忘惊悸，同沉香，获神丸服。

茯神　茯苓　柏实　酸枣

［鳞兽］

白龙骨　健忘，同远志末，汤服。

虎骨　同龙骨、远志，末服。

六畜心　心昏多忘，研末酒服。

［痰热］

［草果］

黄连　降心火　令人不忘。

玄参　补肾止忘。

麦门冬　牡丹皮　柴胡　木通　通利诸经脉壅寒热之气，令人不忘。

商陆花　人心昏塞，多忘喜误，为末，夜服，梦中亦醒悟也。

桃枝　作枕及刻人佩之，主健忘。

［金石兽］

旧铁铧　心虚恍惚健忘，火烧淬酒浸水，日服。

铁华粉　金薄　银薄　银膏　朱砂　空青　白石英　心脏风热，惊悸善忘，化痰安神，同朱砂为末服。

牛黄　除痰热健忘。

惊　悸

（有火，有痰，兼虚。）

［清镇］

［草谷］

黄连　泻心肝火，去心窍恶血，止惊悸。

麦门冬　远志　丹参　牡丹皮　玄参　知母　并定心，安魂魄，止惊悸。

甘草　惊悸烦闷，安魂魄。伤寒心悸脉代，煎服。

半夏　心下悸松，同麻黄丸服。

天南星　心胆被惊，神不守舍，恍惚健忘，妄言妄见，同朱砂、琥珀丸服。

柴胡　除烦止惊，平肝胆包络相火。

龙胆　退肝胆邪热，止惊悸。

芍药　泻肝，除烦热惊狂。

人参　黄芪　白芨　胡麻　山药　淡竹沥　黄檗　柏实　茯神　茯苓　乳香　没药　血竭　酸枣仁　厚朴　震烧木　火惊失志，煮汁服。

［金石］

霹雳砧　大惊失心恍惚，安神定志。

天子籍田犁下土　惊悸颠邪，水服。

金屑　银屑　生银　朱砂银　朱砂银膏　自然铜　铅霜　黄丹　铁精　铁粉　紫石英煮汁。

雄黄　玻璃　白石英　五色石脂

［鳞介禽兽］

龙骨　龙齿　夜明沙　鼍甲　牛黄　羚羊角　虎睛、骨、胆　羖羊角　象牙　麝脐香犀角　醍醐　并镇心平肝，除惊悸。

猪心　除惊补血，产后惊悸，煮食。

猪心血　同青黛、朱砂丸服，治心病邪热。

猪肾　心肾虚损，同参、归煮食。

六畜心　心虚作痛，惊悸恐惑。

震肉　因惊失心，作脯食。

人魄　磨水服，定惊悸狂走。

狂　惑

（有火，有痰，及畜血。）

［清镇］

［草部］

黄连　蓝汁　麦门冬　荠苨　茵陈　海金沙　并主伤寒发狂。

葳蕤　紫参　白头翁　并主狂痓。

白微　暴中风热，忽忽不知人，狂惑邪气。
白鲜皮　腹中大热饮水，欲走发狂。
龙胆　伤寒发狂，为末，入鸡子清、生蜜，凉水服。
撒法即　即番红花，水浸服，主伤寒发狂。
葛根　栝楼根　大黄　热病谵狂，为散服。
攀倒甑汁　主风热狂躁，服。
苦参　热病发狂，不避水火，蜜丸服。
麦门冬　芍药　景天　鸭跖草　并主热狂。
葶苈　卒发狂，白犬血丸服。
郁金　失血癫狂，同明矾丸服。
莨菪子　防葵　并主癫狂，多服令人狂走。

［谷菜］

麦苗　汁、主时疾狂热。
麦奴　阳毒热狂大渴。
葱白　天行热狂。
百合　颠邪狂叫涕泣。
淡竹笋　热狂有痰。

［果木］

瓜蒂　热水服，取吐。
甘蔗　天行热狂，腊月瓶封粪坑中，绞汁服。
苦枣　桃花　楝实　淡竹叶　并主热狂。
竹沥　痰在胸膈，使人癫狂。小儿狂语，夜后便发，每服二合。
栀子　蓄热狂躁，同豉煎服，取吐。
桐木皮　吐下。
雷丸　癫痫狂走。
栾花　诸风狂痉。
经死绳灰　卒发狂，水服。

［水土金石］

半天河　鬼狂。
腊雪　热狂。
伏龙肝　狂颠风邪，水服。
釜墨　百草霜　并阳毒发狂。

车脂　中风发狂，醋服一团。

朱砂　癫痫狂乱，猪心煮过，同茯神丸服。产后败血入心，狂颠如见鬼祟，为末，地龙滚过，酒服。

寒水石　伤寒发狂，逾垣上屋，同黄连末服。

玄明粉　伤寒发狂，同朱砂服。

粉霜　伤寒积热，及风热生惊如狂，同铅霜、轻粉，白面，作丸服。

玄精石　菩萨石　雄黄　并热狂。

铁落　平肝去怯，善怒发狂，为饮服，下痰气。

铁甲　忧结善怒，狂易。

铁浆　发热狂走。

银屑　银膏　金屑

［鳞介］

龙齿　并镇神，定狂热。

文鳐　食之已狂。

贝子　玳瑁　并主伤寒热狂。

［虫禽］

蚕退纸灰　癫狂邪祟。狂走悲泣自高，酒服一分。

白雄鸡　癫狂邪妄，自贤自圣，作羹粥食。惊愤邪僻，志气错越，入珍珠，薤白煮食。

鸡子　天行热疾狂走，生吞一枚。

鸥　燥渴狂邪，五味腌食。

鹊巢灰　服，主癫狂。

凤凰台　磨水服，主热狂。

［兽人］

羚羊角　惊梦狂越怪僻荒谬，平肝安魂。

犀角　时疾热毒入心，狂言妄语，镇肝退热，消痰解毒。

牛黄　犛牛黄　并惊。

驴脂　狂颠，和乌梅丸服。

驴肉　风狂忧愁不乐，安心止烦，煮食，或作粥食之。

六畜毛、蹄甲　癫狂妄走。

豭猪肉　狂病久久不愈。

白犬血　热病发狂，见鬼垂死，热贴胸上。

狗肝　心风发狂，擦消石、黄丹、煮嚼。

灵猫阴　狂邪鬼神，镇心安神。

人中黄　热病发狂如见鬼，久不得汗，及不知人，煅研水服。

人屎　时行大热狂走，水服。

人尿　血闷热狂。

人魄　磨水服，定惊悸癫狂。

胞衣水　诸热毒狂言。

紫河车　煮食，主失心疯。

耳塞　癫狂鬼神。

烦　躁

（肺主烦，肾主躁。有痰，有火，有虫厥。）

［清镇］

［草部］

黄连　黄芩　麦门冬　知母　贝母　车前子　丹参　玄参　甘草　柴胡　甘蕉根　白前　葳蕤　龙胆草　防风　蠡实　芍药　地黄　五味子　酸浆　青黛　括楼子　葛根　菖蒲　菰笋　萱根　土瓜根　王不留行　并主热烦。

海苔　研饮，止烦闷。

胡黄连　主心烦热，米饮末服。

牛蒡根　服汁，止热攻心烦。

款冬花　润心肺，除烦。

白术　烦闷，煎服。

苎麻　蒲黄　并主产后心烦。

［谷菜］

小麦　糯米泔　淅二泔　赤小豆　豉麸　蘖米　酱汁　米醋　芋　堇　水芹菜　白菘菜　淡竹笋　壶卢　冬瓜　越瓜

［果木］

西瓜　甜瓜　乌梅及核仁　李根白皮　杏仁　大枣　榅桲　椑柿　荔枝　巴旦杏　橄榄　波罗蜜　梨汁　枳椇　葡萄　甘蔗　刺蜜　都咸子　都桷子　藕　荷叶　茯苓　猴桃　竹沥　竹叶　淡竹叶　楝实　厚朴　黄栌　卢荟　栀子　荆沥　猪苓　酸

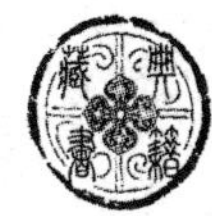

枣仁　胡桐泪　茯神　茯苓　槐子　大热心烦，烧研酒服。
黄檗

[金石]

铅霜　不灰木　真玉　禹余粮　滑石　煎汁煮粥。
五色石脂　朱砂　理石　凝水石　石膏　玄明粉　石硷　甜消

[鳞介]

龙骨　文蛤　珍珠　合知母服。
蛏肉

[禽兽]

抱出鸡子壳　小儿烦满欲死，烧末酒服。
鸡子白　诸畜血　驴肉　羚羊角　并主热烦。
犀角　磨汁服，镇心，解大热，风毒攻心，毷氉热闷。
水羊角灰　气逆烦满，以水服。
白犬骨灰　产后烦懑，以水服。

不　眠

(有心虚，胆虚，兼火。)

[清热]

[草部]

灯芯草　夜不合眼，煎汤代茶。
半夏　阳盛阴虚，目不得瞑，同秫米，煎以千里流水，炊以苇火，饮之即得卧。
地黄　助心胆气。
麦门冬　除心肺热，安魂魄。

[谷菜]

秫米　大豆　日夜不眠，以新布火炙熨目，并蒸豆枕之。
干姜　虚劳不眠，研末二钱，汤服取汗。
苦竹笋　睡菜　蕨菜　马蕲子

[果木]

乌梅　榔榆　并令人得睡。

榆荚仁　作糜羹食，令人多睡。

蕤核　熟用。

酸枣　胆虚烦心不得眠，炒熟为末，竹叶汤下，或加人参、茯苓、白术、甘草、煎服。或加人参、辰砂、乳香，丸服。

大枣　烦闷不眠，同葱白煎服。

木槿叶　炒煎饮服，令人得眠。

郁李仁　因悸不得眠，为末酒服。

松萝　去痰热，令人得睡。

乳香　治不眠，入心活血。

茯神　知母　牡丹皮。

[金石]

生银　紫石英　朱砂

[虫兽]

蜂蜜　白鸭　煮汁。

马头骨灰　胆虚不眠，同乳香、酸枣，末服。

多　眠

（脾虚，兼湿热，风热。）

[脾湿]

[草木]

木通　脾病，常欲眠。

术　葳蕤　黄芪　人参　沙参　土茯苓　茯苓　荆沥　南烛　并主好睡病症。

蕤核　生用可治足睡。

花构叶　治人嗜睡，晒研汤服，每日二次。

[鳞禽]

龙骨　主多寐泄精。

鸤鸠　安神定志，令人少睡不寐。

风热

[草部]

苦参　营实　并除有热好眠。

甘蓝及子　久食益心力，治人多睡。

龙葵　酸浆　并令人少睡。

当归　地黄　并主脾气痿躄嗜卧。

苍耳　白微　风温灼热多眠。

白苣　苦苣

[果木]

茶　治风热昏瞶，多睡不醒。

皋卢　陈烦消痰，令人不睡。

酸枣　胆热好眠，生研汤服。

枣叶　生煎饮。

[兽部]

马头骨灰　胆热多眠，烧灰水服，日三夜一。亦作枕。又同朱砂、铁粉、龙胆，丸服。

消　渴

（上消少食，中消多食，下消小便如膏油。）

[生津润澡]

[草部]

栝楼根　为消渴要药，煎汤、作粉、熬膏皆良。

黄栝楼　酒洗熬膏，白矾丸服。

王瓜子　食后嚼二三两。

王瓜根　生葛根　煮服。

白芍药　同甘草煎服，日三次，消渴十年者亦愈。

兰叶　生津止渴，除陈气。

芭蕉根汁　日饮。

牛蒡子　葵根　消渴，小便不利，煎服；消中尿多，亦煎服。

甘藤汁　大瓠藤汁。

[谷菜]

菰米　煮汁。

青粱米　粟米　麻子仁　煮汁。

沤麻汁　波棱根　同鸡内金末，米饮日服，治日饮水一石者。

出了子萝卜　杵汁饮，或为末，日服，止渴润燥。

蔓菁根　竹笋　生姜　鲫鱼胆和丸服。

[果木]

乌梅　止渴生津，微研水煎，入鼓再煎服。

椑柿　止烦渴。

君迁子　李根白皮　山矾

[石虫]

矾石　五倍子　生津止渴，为末，水服，每日三次。

百药煎　海蛤　魁蛤　蛤蜊　珍珠　牡蛎　煅研，鲫鱼汤服，二至三服即止。

[禽兽]

苧鸡汤　澄清饮，不过三只。

苧猪汤　澄清日饮。

酥酪　牛羊乳　驴马乳

[降火清金]

[草部]

麦门冬　心肺有热，同黄连丸服。

天门冬　黄连　治上、中、下三消，或酒煮，或猪肚蒸，或冬瓜浸，为丸服。小便如油者，同栝楼根丸服。

浮萍　捣汁服。同栝楼根丸服。

葎草　虚热渴，杵汁服。

紫葛　产后烦渴，煎水服。

凌雪花　水煎。

泽泻　白药　贝母　白英　沙参　荠苨　茅根　煎水。

茅针　芦根　菰根　凫葵　水蘋　水莼　水藻　陟厘　菝草　灯芯草　苎根　苦杖　紫菀　荭草　白芷　风邪久渴。

款冬花　消渴喘息。

苏子　消渴变水，同萝卜子末，桑白皮汤，日三服，水从小便出。

燕蓐草　烧灰，同牡蛎、羊肺为末服。

[谷菜]

小麦　作粥饭食。

麦麸　止烦渴。

薏苡仁　煮汁。

乌豆　置牛胆百日，吞之。

大豆苗　酥炙末服。

赤小豆　煮汁。

腐婢　绿豆　煮汁。

豌豆　淡煮。

冬瓜　利小便，止消渴，杵汁饮。干瓤煎汁。苗、叶、子俱良。

[果木]

梨汁　庵罗果　煎饮。

林檎　芰实　西瓜　甘蔗　乌芋　黄檗　止消渴，尿多能食，煮汁服。

桑白皮　煮汁。

地骨皮　荆沥　竹沥　日饮。

竹叶　茯苓　上盛下虚，火炎水涸，消渴，同黄连等分，天花粉糊丸服。

猪苓

[衣服]

故麻鞋底　煮汁服。

井索头灰　水服。

黄绢　煮汁。

[水石]

新汲水　腊雪水，夏冰　甘露　醴泉　乌古瓦　煮汁。

黑铅　同水银结如泥，含豆许咽汁。

铅白霜　同枯矾丸噙。

黄丹　新水服一钱。

密陀僧　同黄连丸服。

锡吝脂　主三焦消渴。

滑石　石膏　长石　无名异　同黄连丸服。

朱砂　主烦渴。

凝水石　卤硷　汤瓶硷　粟米和丸，人参汤，每服二十丸。同葛根、水萍煎服。同菝葜、乌梅末煎服。

浮石　煮汁服。同青黛、麝香服。同蛤粉、蝉蜕末，鲫鱼胆调服。

[虫兽]

石燕　煮汁服，治久患消渴。

蚕茧　煮汁饮。

蚕蛹　煎酒服。

晚蚕沙　焙研，冷水服二钱，不过数服。

缲丝汤　雪蚕　蜗牛　浸水饮，亦生研汁。

田螺　浸水饮。

蜗螺　蚬　浸水饮。

海月　猪脬　烧研，酒服。

雄猪胆　同定粉丸服。

牛胆　除心腹热渴。

[补虚滋阴]

[草部]

地黄　知母　葳蕤　止烦渴，煎汁饮。

人参　生津液，止消渴，为末，鸡子清调服。同栝楼根，丸服。同粉草、猪胆汁，丸服。同葛粉，蜜，熬膏服。

黄芪　诸虚发渴，生痈或痈后作渴，同粉草半生半炙末服。

香附　消渴累年，同茯苓末，日服。

牛膝　下虚消渴，地黄汁浸曝，为丸服。

五味子　生津补肾。

菟丝子　煎饮。

蔷薇根　水煎。

菝葜　同乌梅煎服。

覆盆子　悬钩子

[谷菜果木]

糯米粉　作粥糜一斗食，或绞汁和蜜服。

糯谷　炒取花，同桑白皮煎饮，治三消。

稻穰心灰　浸汁服。

白扁豆　括楼根汁和丸服。

韭菜　淡煮，吃至十斤效。

藕汁　椰子浆　粟壳　煮汁服。

枸杞　桑椹　单食。

松脂

[石鳞禽兽]

礜石　石锺乳，蛤蚧　鲤鱼　嘉鱼　鲫鱼　酿茶煨食，不过数枚。

鹅　煮汁。

白雄鸡　黄雌鸡　煮汁。

野鸡　煮汁。

白鸽　切片，同土苏煎汁，咽下。

雄鹊肉　白鸥肉　主躁渴狂邪。

雄猪肚　煮汁饮。仲景方：黄连、知母、麦门冬、栝楼根、粱米同蒸，丸服。

猪脊骨　同甘草、木香、石莲、大枣，煎服。

猪肾　羊肾下虚消渴。

羊肚　胃虚消渴。

羊肺　羊肉　同瓠子、姜汁、白面、煮食。

牛胃　牛髓　牛脂　同栝楼汁，熬膏服。

牛脑　水牛肉　牛鼻　同石燕，煮汁服。

兔及头骨　煮汁服。

鹿头　煮汁服。

[杀虫]

[木石]

苦楝根皮　消渴有虫，煎水入麝香服，人所不知。研末，同茴香末服。

烟胶　同生姜浸水，日饮。

水银　主消渴烦热，同铅结砂，入酥炙皂角、麝香，末服。

雌黄　肾消尿数，同盐炒干姜，丸服。

[鳞禽]

鳝头　鳅鱼　烧研，同薄荷叶，新水服二钱。

鲫鱼胆　鸡肠　鸡内金　膈消饮水，同栝楼根炒为末，糊丸服。

五灵脂　同黑豆末，每服三钱，冬瓜皮汤下。

[兽人]

犬胆　止渴杀虫。

牛粪　绞汁服。

麝香　饮酒食果物成渴者，研末酒丸，以枳椇子汤下。

牛鼻拳　煮汁饮，或烧灰酒服。

众人溺坑水　服之。

遗精梦泄

（有心虚，肾虚，湿热，脱精。）

[心虚]

[草木果石]

远志　小草　益智　石菖蒲　柏子仁　人参　菟丝子　思虑伤心，遗沥梦遗，同茯苓、石莲丸服。又主茎寒精自出，溺有余沥。

茯苓　阳虚有余沥，梦遗，黄蜡丸服。心肾不交，同赤茯苓熬膏，丸服。

莲须　清心，通肾，固精。

莲子心　止遗精，入辰砂末服。

石莲肉　同龙骨、益智等分末服。酒浸，猪肚丸，名水芝丹。

厚朴　心脾不调，遗沥，同茯苓，酒、水煎服。

朱砂　心虚遗精，入猪心煮食。

紫石英

[肾虚]

[草菜]

巴戟天　夜梦鬼交精泄。

肉苁蓉　茎中寒热痛，泄精遗沥。

山药　益肾气，止泄精，为末酒服。

补骨脂　主骨髓伤败，肾冷精流，同青盐末服。

五味子　肾虚遗精，熬膏日服。

石龙芮　补阴气不足，治失精阴茎冷。

葳蕤　蒺藜　狗脊　固精强骨，益男子，同远志、茯神、当归丸服。

益智仁　梦池，同乌药，山药丸服。

木莲　惊悸遗精，同白牵牛末服。

覆盆子　韭子　宜肾壮阳，止泄精。为末酒服，止虚劳梦泄（一种男子在梦中与女子交合而泄精的症证），亦醋煮丸服。

茗葱子　葱实

[果木]

胡桃　房劳伤肾，口渴精溢自出，大便燥，小便或赤或利，同附子、茯苓丸服。

芡实　益肾固精，同茯苓、石莲、秋石丸服。

樱桃　金樱子　固精，熬膏服，或加芡实丸，或加缩砂丸服。

拓白皮　劳损梦交泄精，同桑白皮煮酒服。

乳香　卧时含枣许嚼咽，止梦遗。

棘刺　阴痿精自出，补肾益精。

沉香　男子精冷遗泄，补命门。

安息香　男子夜梦鬼交下遗泄。

杜仲　枸杞子　山茱萸

[金石]

石硫磺　五石脂　赤石脂　小便精出，大便寒滑，干姜、胡椒丸服。

石鍾乳　止精壮阳，浸酒日饮。

阳起石　精滑不禁，大便溏泄，同鍾乳、附子丸服。

[虫鳞]

桑螵蛸　男子虚损，昼寐泄精，同龙骨末服。

晚蚕蛾　止遗精白浊，焙研丸服。

九肋鳖甲　阴虚梦泄，烧末酒服。

龙骨　多寐泄精，小便泄精，同远志丸服，亦同韭子末服。

紫稍花

[禽兽]

鸡膍藿　黄雌鸡　乌骨鸡　遗精白浊，同白果、莲肉、胡椒煮食。

鹿茸　男子腰肾虚冷，夜梦鬼交，精溢自出，空心酒服一分，亦煮酒饮。

鹿角　水磨服，止脱精梦遗。酒服，主妇人梦与鬼交，鬼精自出。

白胶　虚遗，酒服。

阿胶　肾虚失精，酒服。

猪肾　肾虚遗精，入附子末，煨食。

狗头骨皮　梦遗，酒服。

獐肉　秋石

[湿热]

[草木]

半夏　肾气闭，精液管摄妄遗，与下虚不同，用猪苓炒过，同牡蛎丸服。

薰草　梦遗，同参、术等药煎服。

车前草　服汁。

续断　漏卢　泽泻　苏子　梦中失精，炒研服。

黄檗　积热心忪梦遗，入片脑丸服。

龙脑　五加皮。

[金介]

铁锈　内热遗精，冷水服用一钱。

牡蛎粉　梦遗便溏，醋糊丸服。

蛤蜊粉　烂蚬壳　田螺壳　珍珠　并止遗精。

赤白浊

（赤属血，白属气。有湿热，有虚损。）

[湿热]

[草谷菜]

猪苓　行湿热，同半夏末酒煮，羊睾丸服。

半夏　猪苓炒过，同牡蛎丸服。

黄连　思想无穷，发为遗精白淫，同茯苓丸服。

知母　赤白浊及梦遗，同黄檗、蛤粉、山药、牡蛎丸服。

茶茗叶　尿白如注，小腹气痛，烧入麝香服。

生地黄　心虚热赤浊，同木通、甘草煎服。
大黄　赤白浊，以末入鸡子内蒸食。
苍术　脾湿下流，白浊淋沥。
荞麦粉　炒焦，鸡子白丸服。
稻草　煎浓汁，露一夜服。
神曲　萝卜　酿茱萸蒸过，丸服。
冬瓜仁　末，米饮服。
松蕈

[果木]

银杏　十枚，擂水日服，止白浊。
榧子　椿白皮　同滑石等分，饭丸服。一加黄檗、干姜、白芍、蛤粉。
榆白皮　水煎。
楮叶　蒸饼丸服。
柳叶　清明日采，煎饮代茶。
牡荆子　酒饮二钱。
厚朴　心脾不调，肾气浑浊，姜汁炒，同茯苓服。

[虚损]

[草果木兽]

黄芪　气虚白浊，盐炒，同茯苓丸服。
五味子　肾虚白浊脊痛，醋糊丸服。
肉苁蓉　同鹿茸、山药、茯苓丸服。
菟丝子　思虑伤心肾，白浊遗精，同茯苓、石莲丸服。又同麦门冬丸服。
络石　养胃气，土邪干水，小便白浊，同人参、茯苓、龙骨，末服。
木香　小便浑浊如精液状，同当归、没药丸服。
萆薢　下焦虚寒，白浊茎痛，同菖蒲、益智、乌药煎服。
附子　白浊便数，下寒，炮末，水煎服。
益智　白浊，同厚朴煎服，赤浊，同茯神、远志，甘草丸服。
远志　心虚赤浊，同益智、茯神丸服。
石莲　心虚赤浊，研末六钱，甘草一钱，煎服；白浊，同茯苓煎服。
芡实　白浊，同茯苓、黄蜡丸服。
土瓜根　肾虚，小便如淋。
石菖蒲　心虚小便白浊。

茱萸　巴戟天　山药　茯苓　心肾气虚，梦遗小便白浊，或赤白各半，地黄汁及酒熬膏丸服。阳虚甚，黄蜡丸服。

羊骨　虚劳白浊，为末酒服。小便膏淋，橘皮汤服。

羊胫骨　脾虚白浊，同厚朴，茯苓丸服。

鹿茸

癃淋

（有热在上焦者，口渴；热在下焦者，不渴；湿在中焦，不能生肺者。前后关格者，下焦气闭也。转胞者，系了戾也。五淋者，热淋、气淋、虚淋、膏淋、沙石淋也。）

[通滞利窍]

[草部]

瞿麦　五淋小便不通，下沙石。

龙葵根　同木通、胡荽、煎服，利小便。

蜀葵花　大小便关格不通。胀闷欲死，不治则杀人，以一两捣入麝香五分，煎服。根亦可。

子　末服，通小便。

赤藤　五淋，同茯苓、苎根末，每服一钱。

车前汁　和蜜服。

子　煎服，或末。

杜衡　吐痰，利水道。

泽泻　灯芯草　木通　扁竹　煎服。

石韦　末服。

通草　防已　羊桃　汁。

蒲黄　败蒲席　煮汁。

芦根　石龙刍　葵根　煎。

葵子　地肤　旋花　黄藤　煮汁。

黄环根　汁。

酸浆　乌敛莓　黄葵子　末服。

王不留行　含水藤

[菜谷]

苦瓠　小便不通胀急者，同蝼蛎末，冷水服，亦煮汁渍阴。

蘩缕　水芹　苋　马齿苋　莴苣　波棱　蕨萁　麦苗　蜀黍根　煮汁。

黍芝　汁。

粟奴　粟米　粱米　仓米　米泔　米粥

［果木］

葡萄根　猪苓　茯苓　榆叶　煮汁。

榆皮　煮汁。

木槿　桑枝　桑叶　桑白皮　楮皮

［水石］

井水　浆水（即泥土之水）　东流水（即东流之水）　长石　滑石　燥湿，分水道，降心火，下石淋为要药，汤服之。

［清上泻火］

［草部］

桔梗　小便不通，焙研，热酒频服。

葎草　膏淋，取汁和醋服，尿下如豆汁。

黄芩　煮汁。

卷柏　船底苔　煎服。

麦门冬　天门冬　苦杖　并清肺气利小便。

鸡肠草　气淋胀痛，同石韦煎服。

土马鬃　水荇菜　水蘋　海藻　石莼

［菜谷］

菰笋　越瓜　壶卢　冬瓜　小麦　五淋，同通草煎服。

大麦　卒淋，煎汁和姜汁饮。

乌麻　热淋，同蔓菁子浸水服。

赤小豆　黑豆　绿豆　麻仁　捻头

［果木］

甘蔗　砂糖　干柿　热淋，同灯芯煎服。

苦茗　皋卢　枳椇　淡竹叶　煎饮。

琥珀　清肺利小肠，主五淋，同麝香服。转脬小便不通，用葱白汤下。

栀子　利五淋，通小便，降火从小便出。

枸杞叶　溲疏　柳叶

［石土］

戎盐　通小便，同茯苓、白术煎服。

白盐　和醋服，仍烧吹入孔中。

蚯蚓泥　小便不通，同朴消服。

［虫禽介兽］

蚯蚓　擂末以水服，通小便。老人加茴香。小儿入蜜，外敷茎卵上。

田螺　煮食，利大小便。同盐敷脐。

甲香　下淋。

鸭肉　豚卵　豭猪头　寒热五癃。

猪脂　水煎服，通小便。

猪胆　酒服。

猪乳　小儿五种淋病。

［解结］

［草木］

大黄　大戟　郁李仁　乌柏根　桃花　并能利大小肠宿垢。

古文钱　气淋，煮汁服。

黑铅　通小便，同生姜、灯芯煎服。

寒水石　男女转脬，同葵子、滑石煮服。

芒消　小便不通，茴香酒服二钱。亦破石淋。

消石　小便不通，及热、气、劳、血、石五淋，生研服，随证换引。

石燕　伤寒尿涩，葱汤服之。

白石英　煮汁。

云母粉　水服。

白瓷器　淋痛，煅研，同地黄服。

石槽灰下土　井水服，通小便。

［鳞虫禽兽］

白鱼　小便淋闷，同滑石，发灰服，仍纳阴茎中。小儿以摩脐腹。

蜣螂　利大小便及转脬，烧二枚水服。

鼠妇　气癃不便，为末酒服。亦治产妇尿闭。

蚕蜕　烧灰，主热淋如血。

蛇蜕　通小便，烧末酒服。

伏翼　利水，通五淋。

鸡屎白　利大小便。

孔雀屎　胡燕屎　败笔头　牛屎　象牙　煎服，通小便，烧服，止小便。

人爪甲灰　水服，利小便及转脬。

头垢　通淋闭。

［湿热］

［草谷］

葳蕤　卒淋，以一两同芭蕉四两煎，调滑石末服。

苎根　煮汁服，利小便。又同蛤粉水服，外敷脐中。

莸草　合小豆煮食。

海金沙　小便不通，同蜡茶末，日服。热淋急痛，甘草汤调服。膏淋如油，甘草、滑石同服。

三白草　葶苈　马先蒿　章柳　茵陈蒿　白术　秦艽　水萍　葛根　薏苡子、根、叶并主热淋。

黄麻皮　热淋，同甘草煎服。

烧酒

［果木］

椒目　樗根白皮　并除湿热，利小便。

［土部］

梁上尘　水服。

松墨　水服。

沙石

［草部］

人参　沙淋石淋，同黄芪等分为末，以蜜炙薄片蘸，食盐汤下。

马蔺花　同败笔灰、粟米末酒服，下沙石。

菝葜　饮服二钱，后以地榆汤浴腰腹，即通。

地钱　同酸枣汁、地龙同饮。

翟麦　末服。

车前子　煮服。
黄葵花　末服。
菟葵　汁。
葵根　煎。
萱根　煎。
牛膝　煎。
虎杖　煎。
石帆　煎。
瓦松　煎水熏洗。

[谷菜]

薏苡根　煎。
黑豆　同粉草、滑石服。
玉蜀黍　苜蓿根　煎。
黄麻根　汁。
壶卢　萝卜　蜜炙嚼食。

[果部]

胡桃　煮粥。
桃胶　桃花　乌芋　煮食。
胡椒　同朴消服，日二服。
猕猴桃

[器石]

故甑蔽　烧服。
越砥　烧淬酒服。
滑石　下右淋要药。
河沙　炒热，沃酒服。
霹雳砧　磨汁。
石胆　浮石　煮酢服。
消石　硇砂

[虫鳞介部]

蝼蛄　焙末酒服。
葛上亭长腹中子　水吞。

地胆　斑蝥　鲤鱼齿　古方多用烧服。

石首鱼头中石　研水服。

鳖甲　末酒服。

蜥蜴　蛤蚧　马力

[禽兽]

鸡屎白　炒末服。

雄鸡胆　同屎白，酒服。

伏翼　雄鹊肉　胡燕屎　冷水服。

牛角　烧服。

牛耳毛　阴毛　烧服。

淋石　磨水服。

[调气]

[草部]

甘草梢　茎中疼痛，加酒煮玄胡索、苦楝子尤妙。

玄胡索　小儿小便不通，同苦楝子末服。

木香　黄芪　小便不通，二钱煎服。

芍药　利膀胱大小肠。同槟榔末煎服，治五种淋病。

马蔺花　同茴香、葶苈末，酒服，通小便。

白芷　气淋，醋浸焙末服。

附子　转脬虚闭，两脉沉伏，盐水浸泡，同泽泻煎服。

箬叶　烧同滑石服。亦治转脬小便不利。

徐长卿　小便关格不利，同冬葵根诸药煎服。

酸草　汁合酒服，或同车前汁服。

桔梗　半夏。

[菜器]

胡荽　通心气。小便不通，同葵根煎水，入滑石服。

葱白　初生小儿尿闭，用煎乳汁服。大人炒煎脐，或加艾灸，或加蜜捣合阴囊。

大蒜　煨熟，露一夜，嚼以新水下，治淋沥。小儿气淋，同豆豉蒸饼丸服。

萝卜　末服，治五种淋病。

多年木梳　烧灰，水服。

甑带　洗汁，煮葵根服。

连枷关　转脬，烧灰水服。

好绵　烧入麝酒服，治气结淋病。

［果木］

陈橘皮　利小便五淋。产后尿闭，去陈橘皮白二钱，酒服即通。

杏仁　卒不小便，十四个炒研服。

槟榔　利大小便气闭，蜜汤服，或童尿煎服。亦治淋病。

茱萸　寒湿患淋。

槲若　冷淋阴茎痛，同葱白煎服。孩子淋疾，三片煮饮即下。

苦楝子　利水道，通小肠，主膏淋，同茴香末服。

棕毛　烧末，水、酒服二钱，即通。

沉香　强忍房事，小便不通，同木香末服。

紫檀　皂荚刺　烧研，同破故纸末酒服，通淋。

大腹皮　枳壳

［禽部］

鸡子壳　小便不通，同海蛤、滑石末服。

［滋阴］

［草部］

知母　热在下焦血分，小便不通而不渴，以为无阴则阳无以化，同黄檗酒洗各一两，入桂一钱，丸服。

牛膝　破恶血，小便不利，茎中痛欲死，以根及叶煮酒服。有人的用法是：热淋、沙石淋，以一两水煎每日饮。

牛蒡叶　汁同地黄汁蜜煎，调滑石末服，治小便不通拘急疼痛。

蓟根　热淋，服汁。

续断　服汁。

菟丝子　煎服。

恶实　炒研煎服。

紫菀　治妇人小便卒然不得出，可用井水服末三撮即通利。有血者，可服五撮。

益母草　生地黄

［果木］

生藕汁　同地黄、葡萄汁，主热淋。

紫荆皮　破宿血，下五淋，水煮服。产后诸淋，水、酒煎服。

［石虫］

白石英　煮汁。

云母粉　水服。

桑螵蛸　小便不通，及妇人转脬，同黄芩煎服。

［鳞介］

牡蛎　小便淋闭，服血药不效，同黄檗等分，末服。

贝子　五癃。利小便不通，烧研酒服。

石决明，水服，通五淋。

蚬　石蜐　鲤鱼　鲮鱼　黄颡鱼

［禽兽］

白雄鸡　并利小便。

鸡子黄　小便不通，可生吞数枚。

阿胶　小便及转脬，水煮服。

牛耳毛、尾毛、阴毛　并主诸淋，烧服。

发灰　五癃，关格不通，利水道，下石淋。

［外治］

蓖麻仁　研入纸捻，插孔中。

瓦松　熏洗沙石淋。

苦瓠汁　渍洗阴部。

莴苣　贴脐上。

茴香　同白蚯蚓贴脐。

大蒜　同盐贴脐。蒜、盐、栀子贴脐。同甘遂贴脐部，以艾灸二七壮。百药无效，用此极效。

葱管　插入三寸，吹之即通。

葱白　同盐炒贴脐。葱、盐、姜、豉贴脐。葱、盐、巴豆、黄连贴脐上，灸七壮取利。

高良姜　同苏叶、葱白煎汤，洗后服药。

苎根　贴脐。

炒盐　吹入孔内。

滑石　以车前汁调和，涂脐周围四寸左右，热即换易。

白矾　同麝香贴脐。

蝼蛄　焙末吹入孔中。

白鱼　纳数枚入孔中。

田螺　同麝贴脐。

猪胆　连汁笼罩阴头，头顷汁入即消，极有效验。

猪脬　吹气法。

溲数遗尿

（有虚寒。肺盛则小便数而欠，虚则欠咳小便遗。心虚则少气遗尿。肝实则癃闭不通，虚则遗尿。脬遗热于膀胱则遗尿。膀胱不约则遗，不藏则水泉不禁。尿脬损坏，则小便滴沥不禁。）

[虚热]

[草菜]

香附　小便数，为末酒服。

白微　妇人遗尿，同白芍末酒服。

败船茹　妇人遗尿，为末酒服。

菰根汁　麦门冬　土瓜根　并止小便不禁。

牡丹皮　除厥阴肝热，止小便。

生地黄　除湿热。

续断　漏牙芦　并缩小便。

桑耳　遗尿，水煮，或为末酒服。

松蕈　食之，能治溲浊不禁。

[木石]

茯苓　小便数，同矾煮山药为散服。不禁，同地黄汁熬膏，丸服。小儿尿床，同茯神、益智，末服。

黄檗　小便频数，遗精白浊，诸虚不足，用糯米、童尿，九浸九晒，酒糊丸服。

溲疏　止遗尿。

椿白皮　石膏　小便卒数，非淋，人瘦，煮汁服。

雌黄　肾消尿数不禁，同盐炒干姜，丸服。

乌古瓦　煮汁服，止小便。胡粉　黄丹　象牙　像肉　水煮服，通小便；烧服，

止小便多。

[虚寒]

[草部]

仙茅　男子虚劳，老人失尿，丸服。

补骨脂　肾气虚寒，小便无度，同茴香丸服。小儿遗尿，为末，夜服。

益智子　夜多小便，取二十四枚入盐煎服。心虚者，同茯苓、白术末服，或同乌梅丸服。

覆盆子　益肾脏，缩小便，酒焙末服。

草乌头　老人遗尿，童尿浸七日，炒盐，酒糊丸，服二十丸。

萆薢　喻尿数遗尿，为末，盐汤服，或为丸服。

菝葜　小便滑数，为末酒服。

狗脊　主失尿不节，利老人，益男子。

葳蕤　茎中寒，小便数。

人参　黄芪　气虚遗精。

牛膝　阴消，老人失尿。

蔷薇根　止小便失禁及尿床，捣汁为散，煎服，并良。

甘草头　夜煎服，止小儿遗尿。

鸡肠草　止小便数遗，煮羹食。

菟丝子　五味子　肉苁蓉　蒺藜　菖蒲　并暖水脏，止小便多。

附子　暖丹田，缩小便。

[菜谷]

山药　矾水煮过，同茯苓末服。

茴香　止便数，同盐蘸糯糕食。

韭子　入命门，治小便频数遗尿，同糯米煮粥食。

山韭　宜补肾，主大小便频数。

干姜　止夜多小便。

小豆叶　煮食，止小便数。杵汁，止遗尿。

豇豆　止小便。

糯米　暖肺，缩小便。

粢糕

[果木]

芡实　小便不禁，同茯苓、莲肉、秋石丸服。

莲实　小便数，入猪肚煮过，醋糊丸服。
银杏　小便数，七生七煨谷可食之。温肺益气。
胡桃　小便夜多，卧时煨食，以酒下之。
蜀椒　通肾，缩小便。
桂　小儿遗尿，同龙骨、雄鸡肝丸服。
乌药　缩小便。叶，煎代茶饮。
山茱萸

[石虫]

硇砂　冷病，夜多小便。
桑螵蛸　益精止遗尿，炮熟为末，酒服。
紫稍花　青蚨　露蜂房　海月

[禽兽]

雀肉、卵　并缩小便。
鸡子　作酒，暖水脏，缩小便。
黄雌鸟　雄鸡肝、肠、嗉、膍䐭、翎羽　并止小便遗失不禁。
鸡屎白　产后遗尿，烧灰酒服。
鹿茸　小便数，为末服。
鹿角　炙末酒服。
鹿角霜　上热下寒，小便不禁，为丸服。频数加茯苓。
麝香　止小便利水，服一钱。
羊肺　羊肚　作羹食，止小便。
羊脬　下虚遗尿，灸熟食。
猪脬　梦中遗尿，炙食。同猪肚盛糯米，煮食。
猪肠　秋石　并主梦中遗尿数。

[止寒]

[果木]

酸石榴　小便不禁，烧研，以榴白皮煎汤服二钱，枝亦可，日二服。
荷叶　金樱子　诃黎勒

[服器]

麻鞋带鼻　水煮服，治尿床。又尖头烧，水服。

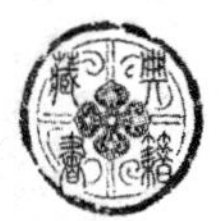

本人荐草　烧水服。

白纸　安床下，待遗上，晒干烧末，酒服。

［禽介］

鹊巢中草　小便不禁，烧研，蔷薇根汤服。

燕蓐草　遗尿，烧研水服。

鸡窠草　烧研酒服。

牡蛎　不渴而小便大利欲死，童尿煎二两服。

［鳞石］

龙骨　同桑螵蛸为末服。

白矾　男女遗尿，同牡蛎服。

赤石脂　同牡蛎、盐末，丸服。

小便血

（不痛者为尿血，主虚；痛者为血淋，主热。）

［尿血］

［草部］

生地黄　汁，和姜汁、蜜服。

蒲黄　地黄汁调服，或加发灰。

益母草　汁。

车前草　汁。

旱莲　同车前取汁服。

芭蕉根　旱莲等分，煎服。

白芷　同当归末服。

镜面草　汁。

五叶藤　汁。

茅根　煎饮。劳加干姜。

玄胡索　同朴消煎服。

升麻　小儿尿血，煎服。

刘寄奴　末服。

龙胆草　煎服。

荆芥　同缩砂末服。
甘草　小儿尿血，煎服。
人参　阴虚者，同黄芪，蜜炙萝卜蘸食。
郁金　破恶血，血淋尿血，葱白煎。
当归　煎酒。
香附　煎酒，服后服地榆汤。
狼牙草　同蚌粉、槐花、百药煎，末服。
葵茎　烧灰酒服。
败酱　化脓血。
苎根　煎服。
牛膝　煎服。
地榆　菟丝子　肉苁蓉　蒺藜　续断　漏卢　泽泻

［菜谷］

苦荬　酒、水各半，煎服。
水芹汁　日服。
韭汁　和童尿服。
韭子　葱汁　葱白　水煎。
莴苣　贴脐。
淡豉　小便血条，煎饮。
黍根灰　酒服。
胡麻　水浸绞汁。
火麻　水煎。
麦麸　炒香，猪脂蘸食。
胡燕窠中草灰　妇人尿血，酒服。

［果木］

荷叶　水煎。
乌梅　烧末，醋糊丸服。
棕榈　半烧半炒，水服。
地骨皮　新者，浓煎入酒服。
柏叶　同黄连末，酒服。
竹茹　煎水。
琥珀　灯芯汤调服。
槐花　同郁金末，淡豉汤服。

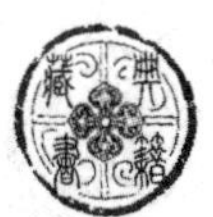

栀子　水煎。
棘刺　火煎。
荆叶　汁，和酒服。
乳香　末，饮服。

［器用］

墨　大小便血，阿胶汤化服二钱。
败船茹　妇人尿血，水煎。

［虫鳞禽兽］

衣鱼　妇人尿血，纳入二十枚。
五倍子　盐梅丸服。
蚕茧　大小便血，同蚕连、蚕沙、僵蚕为末，入麝香服。
龙骨　酒服。
鸡膍蘁　鹿角　研末服。
白胶　水煮服。
鹿茸　丈夫爪甲　烧成灰以酒冲服。
发灰　酒冲服用。

［血淋］

［草部］

牛膝　煎。
车前子　末服。
海金沙　砂糖水服一钱。
生地黄　同车前汁温服。又同生姜汁服。
地锦　服汁。
小蓟　葵根　同车前子煎服。
茅根　同干姜煎服。
黑牵牛　半生半炒，姜汤服。
香附　同陈皮、赤茯苓煎服。
酢浆草　汁，入五苓散服。
山箬叶　烧，入麝香服。
山慈姑花　同地檗花煎服。
白微　同芍药酒服。

地榆　鸡苏　葵子

[菜谷]

水芹根　汁。
茄叶　末，盐、酒服二钱。
赤小豆　炒末，葱汤服。
大豆叶　煎服。
青粱米　同车前子煮粥，治老人血淋。
大麻根　水煎。

[果木]

桃胶　同木通、石膏，水煎服。
莲房　烧，入麝香，水服。
槟榔　磨，麦门冬汤服。
干柿　三枚，烧服。
槲白皮　同桑黄煎服。
琥珀　末服。
山栀子　同滑石末，葱汤服。
藕节　汁。
竹茹　水煎。

[石虫]

浮石　甘草汤服。
石燕　同赤小豆、商陆、红花，末服。
百药煎　同黄连、车前、滑石、木香，末服。
晚蚕蛾　末，热酒服二钱。
蜣螂　研水服。
海螵蛸　生地黄汁调服。又同地黄、赤茯苓，末服。
鲟鱼　煮汁。
鲤鱼齿

[禽兽]

鸡屎白　小儿血淋，糊丸服。
阿胶　黄明胶　发灰　米汤入醋服，大小便血。血淋，入麝香。

阴痿

（即阴痿，阴茎不能勃起的病症。有湿热者，属肝脾；有虚者，属肺肾。）

[湿热]

[草菜]

天门冬　麦门冬　知母　石斛　并强阴益精。

车前子　男子伤中。养肺强阴，益精生子。

葛根　起阴。

牡丹皮　地肤子　升麻　柴胡　泽泻　龙胆　庵蕳　并益精补气，治阴痿。

丝瓜汁　阴茎挺长，为肝经湿热，调五倍子末外敷，内服小柴胡加黄连。

[果木]

枳实　阴痿有气者加之。

茯苓　五加皮　黄檗

[水石]

菊花上水　益色壮阳。

丹砂　同茯苓，丸服。

[虚弱]

[草部]

人参　益肺肾元气，熬膏。

黄芪　益气利阴。

甘草　益肾气内伤，令人阴不痿。

熟地黄　滋肾水，益真阴。

肉苁蓉　茎中寒热疼痒，强阴，益精气，多子。男子绝阳不生，女子绝阴不产，壮阳，日御过倍，同羊肉煮粥食之。

锁阳　益精血，大补阴气，润燥治痿，功同苁蓉。

烈当　兴阳，浸酒服。

何首乌　长筋骨，益精髓，坚阳道，令人有子。

牛膝　治阳痿补肾，强筋填髓。
远志　益精强志，坚阳道，利丈夫。
巴戟天　同上。
百脉根　除劳，补不足，浸酒服。
狗脊　坚腰脊，利俯仰，宜老人。
仙茅　丈夫虚劳，老人无子，益阳道，房事不倦。
附子　天麻　益气长阴，助阳强筋。
牡蒙　淫羊藿　阴痿茎中痛，丈夫绝阳无子，女人绝阴无子，老人昏耄，煮酒饮。
蓬藥　益精长阴，令人坚强有子。
覆盆子　强阴健阳，男子精虚阴痿，酒浸为末，日服三钱，能令阴器坚长。
菟丝子　强阴，坚筋骨，茎寒精出。
蛇床子　主阴痿，久服令人有子，益女人阴气，同五味、菟丝，丸服。
五味子　强阴，益男子精，壮水镇阳，为末酒服，服尽一斤，可御十女。
补肾脂　主骨髓伤败肾冷，通命门，暖丹田，兴阳事，同胡桃诸药丸服。
艾子　壮阳，助水脏，暖子宫。
萝藦子　益精气，强阴道。叶同。
木莲　壮阳。
木香

[芋果]

山药　益气强阴。
韭　薤　归肾壮阳。
葫　温补。
胡桃　阳痿，同补骨脂，蜜丸服。
阿月浑子　肾虚痿弱，得山茱萸良。
吴茱萸　女子阴冷，嚼细纳入，良久如火。

[木石]

山茱萸　补肾气，添精髓，兴阳道，坚阴茎。
枸杞　补肾强阴。
石南　肾气内伤，阴衰脚弱，利筋骨皮毛。
白棘　丈夫虚损，阴痿精出。
女贞实　强阴。
没石子　烧灰，治阴毒痿。
石鍾乳　下焦伤竭，强阴益阳，煮牛乳或酒服。

阳起石　男子阴痿，茎头寒，腰酸膝冷，命门不足，为末酒服。又同地肤子服。

慈石　浸酒服。

硇砂　除冷病，暖水脏，大益阳事，止小便。

白石英　阴痿，肺痿。

石硫磺　阳虚寒，壮阴道。

［虫鱼］

雄蚕蛾　益精气，强壮阴道，交接不倦，炒蜜丸服。

枸杞虫　和地黄丸服，大起阴，益精。

蜂窠　阴痿，烧研酒服，并敷之。

紫稍花　益阳秘精，治阴痿，同龙骨、麝香丸服。

鲤鱼胆　同雄鸡肝丸服。

虾米　补骨兴阴，以蛤蚧、茴香、盐治之良。

九香虫　补脾胃，壮元阳。

蜻蛉　青蚨　樗鸡　桑螵蛸　海马　泥鳅　食之。

海蛤　魁蛤

［禽兽］

雀卵　阴痿不起，强之令热，多精有子，和天雄、菟丝丸服。

雀肉　冬月食之，起阳道，秘精髓。

雀肝　英鸡　蒿雀　石燕　雄鸡肝　起阴，同菟丝子、雀睾丸服。

麝茸　鹿角　鹿髓及精　鹿肾　白胶　麋角　麋香　豮猪肾　同枸杞叶、豆豉汁，煮羹食。

牡狗阴茎　伤中阴痿，令强热生子。

狗肉　羊肉　羊肾　灵猫阴　腽肭脐　白马阴茎　和苁蓉丸服，百日见效。

山獭阴茎　阴虚阴痿，精寒而精，酒磨服。

败笔头　男子交婚之夕阴茎痿软，烧灰，酒服二钱。

［人部］

秋石　紫河车

强中

（有肝火盛强，有金石性发病症，其病症阴茎强盛不衰，
精出不止，并多发消渴痈疽。）

［伏火解毒］

知母　地黄　麦门冬　黄芩　玄参　荠苨　黄连　栝楼根　大豆　黄檗　地骨皮　冷石石膏　猪肾　白鸭通

［补虚］

补骨脂　玉茎长硬不痿，精出捏之则脆痒如刺针，名肾漏，韭子各一两，为末，每服三钱，水煎服，每日三次。

山药　肉苁蓉　人参　茯神　慈石　鹿茸

囊痒

（阴汗、阴臊、阴疼皆属湿热，亦有肝肾风虚。
厥阴实证阴器则挺长，虚则阴器暴痒。）

［内服］

白芷　羌活　防风　柴胡　白术　麻黄根　车前子　白蒺藜　白附子　黄芩　木通　远志　藁本香　黑牵牛　石菖蒲　生地黄　当归　细辛　山药　荆芥　穗　补骨脂　男子阴囊湿痒。

黄芪　阴汗，酒炒为末，猪心蘸食。

毕勃没　止阴汗。

苍术　龙胆草　川大黄　天雄　大蒜　阴汗作痒，同淡豉丸服。

栀子仁　茯苓　黄檗　五加皮　男女阴痒。

杜仲　滑石　白僵蚕　男子阴痒痛。

猪脬　肾风囊痒，火炙，盐酒下。

［熏洗］

蛇床子　甘草　水苏　车前子　狼牙草　莨菪子　墙头烂草　妇人阴痒，同荆芦，牙皂煎洗。

荷叶　阴肿痛及阴痿囊痒。同浮萍、蛇床煎洗。

阿月浑子　木皮　茱萸　槐花　松毛　牡荆叶　木兰皮　白矾　紫稍花

［敷扑］

五味子　阴冷。
蒲黄　蛇床子　生大黄　嚼外敷。
麻黄根　同牡蛎、干姜扑。又同硫磺末扑之。
没石子　菖蒲　同蛇床子外敷。
干姜　阴冷。
胡麻　嚼涂。
大豆黄　嚼涂。
吴茱萸　蜀椒　同杏仁外敷，又主女人阴冷。
杏仁　炒，塞妇人阴痒。
银杏　阴上生虱作痒，嚼涂。
桃仁　粉涂。
茶末　松香　同花椒浸香油，烧灰滴搽。
皂角　糯禾烧烟日熏。
肥皂　烧搽。
麸炭　同紫苏叶，香油调涂。
铸铧锄孔中黄土　炉甘石　同蚌粉扑。
密陀僧　滑石　同石膏入少矾敷。
阳起石　涂湿痒臭汗。
雄黄　阴痒有虫，同枯矾、羊蹄汁搽。
五倍子　同茶末涂。
龙骨　牡蛎　乌贼骨　鸡肝　羊肝　猪肝　并塞妇人阴痒。
牛屎　烧外敷。

大便燥结

（有热，有风，有气，有血，有湿，有虚，有阴，有脾约，三焦约，前后关格小便不通。）

［通利］

［草部］

大黄　牵牛　利大小便，除三焦壅结，气秘气滞，半生半炒服，或同大黄末服，或同皂荚丸服。

芫花　泽泻　荛花　并利大小便。

射干　汁服，利大小便。

独行根　利大肠。

甘遂　下水饮，治二便关格不通，蜜水服之，亦外敷脐。

续随子　利大小肠，下恶滞物。

［果木］

桃花　水服，通大便。

桃叶　汁服，通大小便。

郁李仁　利大小肠，破结气血燥，或末或丸，做面食。

乌桕皮　煎服，利大小便；末服，治三焦约，前后大小便关格不通。

巴豆　樗根白皮　雄楝根皮

［石虫］

腻粉　通大肠壅结，同黄丹服。

白矾　利大小肠，二便关格，填脐中，滴冷水。

蜣螂　二便不通，焙末水服。

蝼蛄　二便不通欲死，同蜣螂末服。

［养血润燥］

［草部］

当归　同白芷末服。

地黄　冬葵华　羊蹄根　紫草　利大肠。痈疽痘疹闭结，煎服。

土瓜根汁　灌肠。

［谷菜］

胡麻　胡麻油　麻子仁　老人虚人产后闭结，煮粥食之。

粟米　秫　荞麦　大小麦　麦酱汁　马齿苋　苋菜　芋　百合　葫　苦耽　波棱菜　苦荬菜　白苣　菘　苜蓿　薇　落葵　笋

［果木］

甘蔗　桃仁　血燥，同陈皮服。产后闭，同藕节煎服。

杏仁　气闭，同陈皮服。

苦枣　梨　菱　柿子　柏子仁　老人虚弱，同松子仁、麻仁，丸服。

［石虫］

食盐　润燥，通大小便，外敷脐及灌肛内，并饮之。

炼盐黑丸　通治诸病。

蜂蜜　蜂子　螺蛳　海蛤　并利大小便。

田螺　外敷脐。

［禽兽］

鸡屎白　牛乳　驴乳　乳腐　酥酪　猪脂　诸血　羊胆　下导。

猪胆　下导。

猪肉　冷利。

兔　水獭　阿胶　利大小便，为调大肠圣药。老人虚闭，葱白汤服，产后虚闭，同枳壳、滑石，丸服。

黄明胶

［人部］

发灰　二便不通，水服。

人溺　利大肠。

［导气］

［草部］

白芷　风闭，末服。

蒺藜　风闭，同皂荚末服。

烂茅节　大便不通，服药不利者，服药不得者，同沧盐，吹入肛内一寸。

生葛　威灵仙　旋覆花　地蜈蚣汁　并冷利。

草乌头　二便不通，葱蘸插入肛内，名霹雳箭。

羌活　利大肠。

［菜谷］

石莼　风闭，煮饮。

萝卜子　利大小肠、风闭、气闭，炒，擂水服。和皂荚末服。

蔓菁子油　二便闭，服一合。

葱白　大肠虚闭，同盐捣贴脐。二便闭，和酢外敷小腹，仍灸七壮。小儿虚闭，煎汤调阿胶末服。仍蘸蜜，插肛门。

生姜　蘸盐，插肛内。

茴香　大小便闭，同麻仁、葱白煎汤，调五苓散服。

大麦蘖　产后闭塞，为末服。

[果木]

枳壳　利大小肠。同甘草煎服，治小儿闭塞。

枳实　下气破结。同皂荚丸服，治风气闭。

陈橘皮　大便气闭，连白酒煮，焙研，酒服二钱。老人加杏仁，丸服。

槟榔　大小便气闭，为末，童尿，葱白煎服。

乌梅　大便不通，气奔欲死，十枚纳入肛内。

瓜蒂　末，塞肛内。

厚朴　大肠干结，猪脏煮汁丸服。

茶末　产后闭结，葱涎和丸，茶服百丸。

皂荚子　风人虚人脚气人，大肠或闭或利，酥炒，蜜丸服。便闭，同蒜脐内。

白胶香　同鼠屎，纳下部。

[器兽]

甑带　大小便闭，煮汁和蒲黄服。

雄鼠屎　二便不通，水调傅脐。

虚寒

[草部]

黄芪　老人虚闭，同陈皮末，以麻仁浆、蜜煎匀和服。

人参　产后闭，同枳壳、麻仁，丸服。

甘草　小儿初生，大便不通，同枳壳一钱，煎服。

肉苁蓉　老人虚闭，同沉香、麻仁，丸服。

锁阳　虚闭，煮食。

半夏　辛能润燥，主冷闭，同硫磺丸服。

附子　冷闭，为末蜜水服。

[果石]

胡椒　大小便关格，胀闷杀人，二十一粒煎，调芝消半两服。

吴茱萸枝　二便卒关格，含一寸自通。

硫磺　性热而利，老人冷闭。

脱 肛

（有泻痢，痔漏，为大肠气虚。附肛门肿痛。）

［内服］

［草部］

防风　同鸡冠花丸服。
茜根　榴皮煎酒服。
蛇床子　同甘草末服。
黄括楼　服汁，或入矾煅为丸。
防己实　焙煎代茶。
榼藤子　烧服。
卷柏　末服。
鸡冠花　同棕灰，羌活末服。
益奶草　浸酒服。
紫堇花　同磁石外敷毛服，并外敷。
阿芙蓉

［果木］

荷钱　酒服，并外敷。
蜀椒　每旦嚼一钱，凉水下，数日效。
槐角　同槐花炒末，猪肾蘸食。
花构叶　末服，并涂。
诃黎勒　桑黄　并治下痢肛门急疼。
甑带　煮汁。

［石虫］

磁石　火煅醋淬末服，仍涂囟上。
百药煎　同乌梅、木瓜煎服。

［介兽］

鳖头　烧服，并涂。
虎胫骨　蜜炙丸服。

猬皮灰　同慈石，桂心服。

［外治］

［草部］

木贼　紫萍　莨菪子　蒲黄　蕙草根中涕　并涂。
苎根　煎洗。
苦参　同五倍子、陈壁土煎洗，木贼末外敷。
香附子　同荆芥煎洗。
女萎　烧熏。
曼陀罗子　同橡斗，朴消煎洗。
酢浆草　煎洗。

［菜谷］

生萝卜　捣贴脐中，以带束缚之。
胡荽　烧熏。
胡荽子　痔漏脱肛，同粟糠、乳香烧烟熏。
蕺菜　捣涂。
粟糠　烧熏。
榴皮　洗。
枳实　蜜炙熨。
橡斗　可洗可外敷。
巴豆壳　同芭蕉汁洗后，以麻油、龙骨、白矾外敷。
皂荚　烧熏，亦炙熨。
黄皮桑树叶　洗。
龙脑　外敷。
槿皮　洗。
故麻鞋底　同鳖头烧灰外敷之。

［土金石部］

东壁土　外敷。
孩儿茶　同熊胆、片脑外敷。
梁上尘　同鼠屎烧熏。
石灰　炒热坐。
食盐　炒坐。

赤石脂　铁精　铁华粉　并外敷。
生铁汁　热洗。
朴消　同地龙涂。
白矾

[虫介鳞兽]

蛞蝓　缘桑螺　烧灰。
蜗牛　烧灰。
蜣螂　烧灰。
蜘蛛　烧灰，并涂。
蛱蝶　研末，涂手心。
蛤蟆皮　烧熏。
五倍子　可外敷可洗。
田螺　捣坐，化水洗。
烂螺壳　龟血　鳖血　鲫鱼　头灰　白龙膏　狗涎　羊脂　败笔头灰　并涂。
熊胆　贴肛边肿痛极效。

痔　漏

（初起为痔，久则成漏。痔属酒色郁气血热或有虫，漏属虚与湿热。）

[内治]

[草部]

黄连　煮酒丸服。大便结者，加枳壳。
黄芩　秦艽　白芷　牡丹　当归　木香　苦参　益母草　饮汁。
茜根　海苔　木贼　下血，同枳壳，干姜、大黄、炒焦服之。
蘘荷根　下血，捣汁服。
苍耳茎、叶　下血，为末服。
萹蓄　汁服。
苦杖　焙研，蜜丸服。
连翘　旱莲　捣酒服。
蒲黄　酒服。
羊蹄　煮炙。
忍冬　酒煮丸服。

萆薢　同贯众末，酒服。

何首乌　榼藤子　烧研饮服。

牵牛　痔漏有虫，为末，猪内蘸食。

［谷菜］

神曲　主食痔。

赤小豆　肠痔有血，苦酒煮晒为末服。

腐婢　积热痔漏下血。

粟糠　粟浆　五痔饮之。

糯米　以驼驼作饼食。

胡麻　同茯苓入蜜作麸日食。

胡荽子　炒研酒服。

芸苔子　主血痔。

莙荙子　治漏，同诸药，鲫鱼烧研服。

莴苣子　痔瘘下血。

桑耳　作羹食。

鸡纵　槐耳　烧服。

［果木］

胡桃　主五痔。

橡子　痔血，同糯米粉炒黄和蒸，频食。

杏仁汁　煮粥，治五痔下血。

莲花蕊　同牵牛、当归末，治远年痔漏。

黄檗　肠痔脏毒，下血不止，可制作丸服。

木棉芽　肠痔下血，作蔬及煎汁服。

梧桐白皮　主肠痔。

苦楝子　主虫痔。

槐实　五痔疮瘘，同苦参丸服，或煎膏纳窍中。

槐花　外痔长寸许，日服，并洗之。

槐叶　肠风痔疾，蒸晒，代茶饮。

枳实　蜜丸服，治五痔。

冬青子　主痔，九蒸九晒吞之。

紫荆皮　煎服，主痔肿。

伏牛花　五痔下血。

赤白茯苓　同没药、破故纸酒浸蒸饼研丸服，治痔漏效。

槲若　血痔，同槐花末服。
椒目　痔漏肿痔，水肿。
都桷子　枳椇木皮　醋林子　痔漏下血。
蔓菽根　主痔，烧末服，并煮汁浸之。
槟榔　虫痔，研末服。

[服石]

针线袋　烧灰水服。
新绵灰　酒服二钱。
石灰虫痔，同川乌头丸服。
赤石脂　白石脂　白矾　痔漏，同生盐末，开水服五钱。
石燕　治肠风痔瘘年久者。
禹余粮　主痔漏。

[虫鳞]

蚕纸灰　酒服止血。
蜮蜣　烧研，煮猪脏蘸食。
蟾蜍　食之。
蚌　食之，主痔。
鲨鱼　杀虫痔。
鮹鱼　主五痔下血，淤血在腹。
鮧鱼　五痔下血肛痛，同葱煮食。
鲫鱼　酿白矾烧研服，主血痔。
鼍皮骨　烧服，杀痔虫。
鲮鲤甲　烧服，杀痔虫。

[禽兽]

鹰嘴爪　烧服，主五痔虫。
鹰头　痔瘘，烧灰入麝香，酒服。
鸜鹳鸽　五痔止血，炙或为末服。
竹鸡　炙食，杀虫痔。
鸳鸯　炙食，主血痔。
猬皮　痔漏多年，炙研饮服，并烧灰涂之。
鼹鼠　食之，主痔瘘。
獭肝　烧研水服，杀虫痔。

土拨鼠　痔瘘，煮食。

狐四足　痔瘘下血，同诸药服。

野狸　肠风痔瘘，作羹臛（肉馅）食。

野猪肉　久痔下血，炙食。

豭猪头　煮食，主五痔。

犬肉　煮食，引痔虫。

牛脾　痔瘘，腊月淡煮，日食一次。

牛角鰓　烧灰酒服。

虎胫骨　痔瘘脱肛，蜜炙丸服。

［洗渍］

苦参　飞廉　苦芙　白鸡冠　白芷　连翘　酢浆草　木鳖子　洗并涂。

稻藁灰　汁。

胡麻　丁香　槐枝　柳枝　洗痔如瓜，后以艾灸。

芜荑　棘根　木槿根　煎洗。花，末外敷。

仙人杖　桃根　猕猴桃　无花果　冬瓜　苦瓠　苦荬菜　鱼腥草　煎洗，并入枯矾，片脑敷。

马齿苋　洗，并食之。

葱白　韭菜　五倍子　童尿

［涂点］

胡黄连　鹅胆调。

草乌头　翻内痔。

白头翁　捣烂。

白及　白敛　黄连　汁。

黄连　汁。

旱莲　汁。

山豆根汁。

土瓜根　通草花粉　繁缕　敷积年痔。

荞麦秸灰　点痔。

卢会　耳环草　龙脑　葱汁化搽。

木瓜　鲺涎调，贴翻花痔。

桃叶　杵坐。

血竭　血痔。

没药　楮叶　杵。

孩儿茶　同麝香，唾调贴。
无名异　火煅醋淬研，塞漏孔。
密陀僧　同铜青涂于患部。
黄丹　同滑石涂。
石灰　点。
硇砂　点。
石胆　煅点。
孔公蘖　殷蘖　硫磺　黄矾　绿矾　水银　枣研塞漏孔。
铁华粉　白蜜　同葱捣涂。肛门生疮，同猪胆熬膏导之。
乌烂死蚕　露蜂房　蚯蚓　研，入龙脑外敷。
蜈蚣　痔漏作痛，焙研，入片脑外敷。或香油煎过，入五倍子末收搽之。
蜣螂　焙末搽之。为末，入冰片，纸捻蘸入孔内，渐渐生肉退出。
蛴螬　研末外敷。
田螺　入片脑取水搽，白矾亦可。
甲香　五痔。
鱼鲊　鱼鲙　海豚鱼　鳝鱼　鳢鱼　炙贴，引虫。
鲤鱼肠　鲤鱼鳞　绵裹坐，引虫。
蝮蛇屎　杀痔瘘虫。
蚺蛇胆　蛇蜕　啄木　痔瘘，烧研纳之。
胡燕屎　杀痔虫。
鸡胆　搽。
鸭胆　牛胆　鼠膏　猬胆　熊胆　入片脑搽。
麝香　同盐涂。
狨肉及皮　男子爪甲灰　涂之。

［熏灸］

马兜铃　粟糠烟　酒　痔蟹，掘土坑烧赤沃之，撒茱萸入内，坐之。
艾叶　灸肿核上。
枳壳　炙熨痔痛，煎水熏洗。
干橙烟　茱萸　蒸肠痔，杀虫。
灯火　焠痔肿甚妙。
毡袜　烘熨之。
鳗鲡　烧熏痔瘘，杀虫。
羊粪　烧熏痔瘘。
猪悬蹄　烧烟。

下血

（血清者，为肠风，虚热生风，或兼湿气。血浊者，为脏毒，积热食毒，兼有湿热。血大下者为结阴，属虚寒。便前为近血，便后为远血。又有蛊毒虫痔。）

[风湿]

[草菜]

羌活　白芷　肠风下血，为末，米饮服。

秦艽　肠风泻血。

赤箭　止血

升麻　天名精　止血破瘀。

木贼　肠风下血，水煎服。肠痔下血，同枳壳、干姜、大黄，炒研末服。

胡荽子　肠风下血，和生菜食，或为末服。

皂角蕈　泻血，酒服一钱。

葱须　治便血肠澼。

[木部]

皂角　羊肉和丸服。同槐实为散服。里急后重，同枳壳丸服。

皂角刺灰　同槐花、胡桃、破故纸为末服。

服皂荚　烧研丸服。

槐实　去大肠风热。

槐花　炒研酒服，或加柏叶，或加栀子，或加荆芥，或加枳壳，或煮猪脏为丸服。

[虫兽]

干蝎　肠风下血，同白矾末，饮服半钱。

野猪肉　炙食，不过十顿。外肾烧研，饮服。

[湿热]

[草部]

白术　泻血萎黄，同地黄丸服。

苍术　脾湿下血，同地榆煎服。肠风下血，以皂荚汁煮焙，丸服。

贯众　肠风酒痢痔漏诸下血，焙研米饮服，或醋糊丸服。

地榆　下部见血必用之。结阴下血，同甘草煎服。下血二十年者，同鼠尾草煎服。虚寒人勿用。

黄连　中部见血须用之。积热下血，四制丸服。脏毒下血，同蒜丸服。酒痔下血，酒煮丸服。肠风下血，茱萸炒过，丸服。

黄芩　水煎服。

苦参　肠风泻血。

木香　同黄连入猪肠煮，捣丸服。或入百草霜、麝香，尤效。

水苏　煎服。

青蒿　酒痔下血，为末服。

益母草　痔疾下血，捣汁饮。

刘寄奴　大小便下血，为末茶服。

鸡冠　止肠风泻血，白花并子炒煎服。结阴下血，同椿根白皮丸服。

大小蓟　卒泻鲜血属火热，捣汁服之。

马蔺子　同何首乌、雌雄黄丸服。

苍耳子　五痔下血，为末服。

箬叶　烧灰汤服。

芦花　诸失血病，同红花、槐花、鸡冠花煎服。

桔梗　中蛊下血。

蘘荷根　痔血，捣汁服。

萱根　大小便血，和生姜、香油炒热，沃酒服。

地黄　凉血，破恶血，取汁，化牛皮胶服。肠风下血，生熟地黄、五味子丸服。小儿初生便血，以汁和酒蜜，与服数匙。

紫菀　产后下血，水服。

地肤叶　泻血，作汤煮粥食。

王不留行　粪后血，末服。

金盏草　肠痔下血。

虎杖　肠痔下血，焙研，蜜丸服。

车前草　捣汁服。

马鞭草　酒积下血，同白芷烧灰，蒸饼丸服。

旱莲　焙末饮服。

凌雪花　粪后血，浸酒服。

蔷薇根　止下血。

栝楼实　烧灰，同赤小豆末服。

王瓜子　烧研，同地黄、黄连丸服。

生葛汁　热毒下血，和藕汁服。

白敛　止下血。

威灵仙　肠风下血，同鸡冠花，米醋煮研服。

茜根　活血，行血，止血。

木莲　风入脏，或食毒积热，下鲜血，或酒痢，烧研，同棕灰、乌梅、甘草等分，末服。大便涩者，同枳壳末服。

羊蹄根　肠风下血，同老姜炒赤，浸酒饮。

蒲黄　止泻血，水服。

金星草　热毒下血，同干姜末，水服之。

石韦　便前下血，为末，茄枝汤下。

金疮小草　肠痔下血，同甘草浸酒饮。

［菜部］

丝瓜　烧灰酒服，或酒煎服。

经霜老茄　烧灰酒服。蒂及根、茎、叶，俱治肠风下血。

蕨花　肠风热毒，焙末饮服。

败瓢　烧灰，同黄连末服。

翻白草　止下血。

萝卜下血，蜜炙任意食之。酒毒，水煮入少醋食，或以皮同荷叶烧灰，入生蒲黄末服。

芸苔　同甘草末服，治肠风脏毒。

独蒜　肠毒下血，和黄连丸服。暴下血，同豆豉丸服。

［果木］

银杏　生和百药煎丸服，亦煨食。

乌芋　汁，和酒服。

藕节汁　止下血，亦末服。

茗叶　热毒下血，同百药煎末服。

黄檗　主肠风下血，里急后重，热肿痛。小儿下血，同赤芍药丸服。

椿根白皮　肠风泻血，醋糊丸服，或酒糊丸，或加苍术，或加寒食面。经年者，加人参、酒煎服。

椿荚　半生半烧，米汤饮服。

木槿　肠风泻血，作汤饮。

山茶　为末，童尿、酒服。

栀子　下鲜血，烧灰水服。

枳壳　烧黑，同羊胫炭末服。根皮亦末服。

枳实　同黄芪末服。

橘核　肠风下血，同樗根皮末服。

楮白皮　为散服。

柏叶　烧服，或九蒸九晒，同槐花丸服。

柏子　酒煎服。

松木皮　焙末服。

[土石]

黄土　水煮汁服。

车辖　小儿下血，烧赤淬水服。

血师　肠风下血，火煅醋淬七次，为末。每服一钱，白开水冲下。

[虫兽]

白僵蚕　肠风泻血，同乌梅丸服。

蚕茧　大小便血，同蚕蜕纸、晚蚕沙、白僵蚕，炒研服。

桑蠹屎　烧研，酒服。

柳蠹屎　止肠风下血。

海螵蛸　一切下血，炙研，木贼汤下。

田螺　酒毒下血，烧焦末服，壳亦止下血。

鲎鱼尾　止泻血。

乌龟肉　炙食，止泻血。

猪血　卒下血不止，酒炒食。

猪脏　煮黄连丸服。煮槐花丸服。煮胡荽食之。白马通　犀角　磨汁服。同地榆、生地黄丸服。

[虚寒]

[草菜]

人参　因酒色甚下血，同柏叶、荆芥、飞面末，水服。

黄芪　泻血，同黄连丸服。

艾叶　止下血，及产后泻血，同老姜煎服。

附子　下血日久虚寒，同枯矾丸服，或同生黑豆煎服。

草乌头　结阴下血，同茴香、盐煎露服。

天南星　下血不止，用石灰炒黄，糊丸服。

莨菪子　肠风下血，姜汁酒同熬，丸服。
云实　主肠澼。
骨碎补　烧末酒服。
干姜　主肠澼下血。

[木石]

桂心　结阴下血，水服一分。
天丝桂　乌药　焙研，饭丸服。
雄黄　结阴便血，入枣内同铅汁煮一日，以枣肉丸服。

[鳞兽]

鲫鱼　酿五倍子煅研，酒服。
鳜鱼　止泻血。
鹿角胶

[积滞]

[果木]

山楂　下血，用寒热脾胃药俱不效者，为末，艾汤服即止。
巴豆　煨鸡子食。
芫荑　猪胆汁丸服，治结阴下血。
苦楝实　蜜丸服。

[虫兽]

水蛭
漏血不止，炒末酒服。
鸡膍藿黄皮　止泻血。
猬皮　炙末，饮服。
猬脂　止泻血。
獭肝　肠痔下血，煮食之。

[止涩]

[草部]

金丝草　三七　白酒服二钱，或入四物汤。

卷柏　大肠下血，同侧柏、棕榈烧灰酒服。生用破血，炙用止血。多年下血，同地榆煎服。

昨叶何草　烧灰，水服一钱。

血见愁　姜汁和捣，米饮服。

[果木]

荷叶　莲房灰　橡斗壳　同白梅煎服。

酸榴皮　末服，亦煎服。

乌梅　烧研，醋糊丸服。

橄榄　烧研，米饮服。

干柿　入脾消宿血。久下血者，烧服，亦丸服。

黄柿　小儿下血，和米粉蒸食。

柿木皮　末服。

棕榈皮　同栝楼烧灰，米饮服。

诃黎勒　止泻血。

鼠李　止下血。

金樱东行根　炒用，止泻血。

[服器]

黄丝绢灰　水服。

败皮巾灰　皮鞋底灰　甑带灰　涂乳上，止小儿下血。

百草霜　米汤调，露一夜服。

[石虫]

绿矾　酿鲫鱼烧灰服，止肠风泻血。煅过，入青盐、硫磺再煅，入熟附子末，粟糊丸服，治积年下血，一服见效。

石燕　年久肠风，磨水日服。

蛇黄　醋煅七次，末服。

五倍子　半生半烧丸服，肠风加白矾。

百药煎　半生半炒饭丸服，肠风加荆芥灰，脏毒加白芷、乌梅烧过，酒毒加槐花。

[兽人]

牛骨灰　水服。

牛角鰓　煅末，豉汁服。

人爪甲　积年泻血，百药不效，同麝香、干姜、白矾、败皮巾灰，等分饮服，

极效。

发灰　饮服一分。

瘀　血

（有郁怒，有劳力，有损伤。）

［破血散血］

［草部］

生甘草　行厥阴、阳明二经污浊之血。

黄芪　逐五脏间恶血。

白术　利腰脐间血。

黄芩　热入血室。

黄连　赤目淤血，上部见血。

败酱　破多年凝血。

射干　消淤血老血在心脾间。

萆薢　关节老血。

桔梗　打击淤血久在肠内时发动者，为末，米饮服。

大黄　煎酒服，去妇人血癖，男女伤损淤血。醋丸，治干血气，产后血块。

蓬莪茂　消扑损内伤淤血，通肝经聚血，女人月经血气。

三棱　通肝经积血，女人月水，产后恶血。

牡丹皮　淤血留舍肠胃，女人一切血气。

芍药　逐贼血，女人血闭，胎前产后一切血病。

红蓝花　多用破血，少用养血。酒煮，下产后血。

常春藤　腹内诸冷血风血，煮酒服。

当归　丹参　芎䓖　白芷　泽兰　马兰　大小蓟　芝箔　芒茎　并破宿血，养新血。

玄参　治血瘕，下寒血。

贯众　紫参　玄胡索　茅根　杜衡　紫金牛　土当归　芭蕉根　天名精　牛蒡根　苎麻叶　飞廉　续断　蘩菜　茺蔚　藨蒿　紫苏　荆芥　爵床　野菊 番红花　刘寄奴　庵蔄　薰草　苦杖　马鞭草　车前　牛膝　蒺藜　独用将军　地黄　紫金藤　葎草　茜草　剪草　通草　赤雹儿　并破淤血血闭。

半夏　天南星　天雄　续随子　山漆

[谷菜]

赤小豆 米醋 黄麻根 麻子仁 并消散淤血。

黑大豆 大豆黄卷 红曲 饴饧 芸苔子 并破淤血。

韭汁 清胃脘恶血。

葱汁 莱菔 生姜 干姜 堇菜 蘩缕 木耳 杨栌耳 苦竹肉

[果木]

桃仁 桃胶 桃毛 李仁 杏枝 并破淤血老血。

红柿 桄榔子 槠子 山楂 荷叶 藕 蜀椒 秦椒 柳叶 桑叶 琥珀 并消淤血。

桅子 清胃脘血。

茯苓 利腰脐血。

乳香 没药 骐驎竭 质汗 并活血散血止血。

松杨 破恶血，养新血。

杕杉 豌跌淤血。

白杨皮 去折伤宿血在骨肉间疼。

干漆 削年深积滞老血。

苏方木 榈木 紫荆皮 卫矛 奴柘

[石虫]

朴消 并破瘀恶血。

雄黄 花乳石 金星石 硇砂 菩萨石 并化腹内淤血。

自然铜 生铁 石灰 殷蘗 越砥 砺石 水蛭 虻虫

[鳞介]

鳜鱼 鮹鱼 鳔胶 龟甲 鳖甲

[禽兽]

白雄鸡翮 并破腹内淤血。

黑雌鸡 破心中宿血，补心血。

五灵脂 生行血，熟止血。

鸦翅 牛角鰓 白马蹄 犛牛酥 狮屎 犀角 羚羊角 鹿角

[人部]

人尿 人中白 并破淤血。

积聚癥瘕

（左积为血，右积为食，中积为痰气。积系于脏，聚系于腑，癥系于气与食，瘕系于血与虫，痃系于气郁，癖系于痰饮。心积为伏梁，肺积为息贲，脾积为痞气，肝积为肥气，肾积为奔豚。）

[血气]

[草部]

三棱　老癖癥瘕积聚结块，破血中之气。小儿气癖，煮汁作羹与乳母食。

蓬莪茂　破痃癖冷气，血气积块，破气中之血，酒磨服。

郁金　破血积，专入血分。

姜黄　癥瘕血块，入脾，兼治血中之气。

香附子　醋炒，消积聚癥瘕。

蒴藋根　鳖瘕坚硬肿起，捣汁服。卒暴癥块如石欲死，煎酒服。

大黄　破癥瘕积聚留饮，老血留结。醋丸，或熬膏服，产后血块尤宜。同石灰、桂心熬醋，贴积块。男子败积，女子败血，以荞面同酒服，不动真气。

牡丹　芍药　当归　芎䓖　丹参　玄参　紫参　白头翁　玄胡索　泽兰　赤车使者　刘寄奴　续断　凤仙子　蔄茹　大戟　蒺藜　虎杖　水荭　马鞭草　土瓜根　麻黄　薇衔

[谷菜]

米醋　并除积癥瘕，恶血癖块。醋煎生大黄，治痃癖。

胡麻油　吐发瘕。

白米　吐米瘕。

秫米　吐鸭癥。

丹黍米泔　治鳖瘕。

寒食饧　吐蛟龙癥。

芸苔子　破癥瘕结血。

山蒜　积块，妇人血瘕，磨醋贴。

陈酱茄　烧研，同麝贴鳖瘕。

生芋　浸酒服，破瘕气。

桑耳

[果木]

桃仁　并破血闭癥瘕。

桃枭　破伏梁结气，为末酒服。

甜瓜子仁　腹内结聚，为肠胃内壅要药。

橄榄　观音柳　腹中痞积，煎汤露一夜服，数次即消。

芜荑　嗜酒成酒鳖，多怒成气鳖，炒煎日服。

橉木灰　淋汁酿酒服，消癥瘕痃瘕。

琥珀　蟨　木麻　没药

[土石]

土墼　鳖瘕。

白垩　自然铜　铜镜鼻　并主妇女癥瘕积聚。

石灰　同大黄、桂心熬膏，贴腹胁积块。

石炭　积聚，同自然铜、大黄、当归，丸服。

阳起石　破子脏中血结气，冷癥寒瘕。

凝水石　腹中积聚邪气，皮中如火烧。

食盐　五脏癥结积聚。

禹余粮　太一余粮　空青　曾青　石胆

[虫部]

水蛭　葛上亭长

[鳞介]

龙骨　鼍甲　并主血积癥瘕。

守宫　血块，面煨食数枚，即下。

鳖肉　妇人血瘕，男子痃癖积块，桑灰，蚕沙淋汁煮烂捣，丸服。

鳖甲　癥块痃瘕，坚积寒热，冷瘕劳瘦，醋炙牛乳服。血瘕，同琥珀，大黄末，酒服即下。

魁蛤　冷癥血块，烧过，醋淬丸服。

龟甲　秦龟甲　玳瑁　牡蛎　蛤蜊　车螯壳　鲚鱼　并主积瘕。

海马　多年积聚癥块，同大黄诸药丸服。

虾　鳖瘕作痛，久食自消。

夜明沙

[兽部]

熊脂　并主积聚寒热。
猫头灰　鳖瘕，酒服。
鼠灰　妇人狐瘕，同桂末服。
麝香

[人部]

人尿　癥积满腹，服一升，下血片，二十日即出。
癖石　消坚积。

[食气]

[草部]

青木香　积年冷气痃癖，癥块胀疼。
白蒿　去伏瘕，女人癥瘕。
蓍叶　同独蒜、穿山甲、盐、醋调，贴痞块（一种腹腔内的包块），化为脓血。
海苔　消茶积。
木鳖子　疳积痞块。
番木鳖　预知子　苏子

[谷菜]

米秕　并破癥结，下气消食。
麦面　米食成积，同酒曲丸服。
荞麦面　炼五脏滓秽，磨积滞。
神曲　麦蘖　蘖米　蔓菁　并消食下气，化癥瘕积聚。
萝卜化面积痰癖，消食下气。
水蕨　腹中痞积，淡食二月，即下恶物。
姜叶　食痃成癥，捣汁服。
皂角蕈　积垢作疼，泡汤饮作泄。
马齿苋

[果木]

山楂　化饮食，消肉积癥瘕。子亦磨积。
槟榔　桑灰霜　破积块。

枳壳　五积六聚，巴豆煮过，丸服。

枳实

[土石]

百草霜　梁上尘　并消食积。

砂锅　消食块，丸服。

锻灶灰　胡粉　黄丹　密陀僧　铁华粉　蓬砂　玄精石　并主各种癥瘕包块食积。

针砂　食积黄肿。

朱砂　心腹癥癖，以饲鸡取屎炒，末服。

雄黄　胁下痃癖及伤食，酒、水同巴豆、白面丸服。竹筒蒸七次，丸服，治癥瘕积聚。

同白矾，贴痞块。

青礞石　积年食癥攻刺，同巴豆、大黄、三棱作丸服。一切积病，消石煅过，同赤石脂丸服。

绿矾　消食积，化痰燥湿。

硇砂　冷气痃瘕癥瘕，桑柴灰淋过，火煅，为丸服。积年气块，醋煮木瓜酿过，入附子丸服。

石硷　消痰磨积，去食滞宿垢，同山楂、阿魏、半夏丸服。

石髓

[鳞禽]

鱼鲙　去冷气痃癖，横关伏梁。

鱼脂　熨腹内癥块。

五灵脂　化食消气，和巴豆、木香丸服。

酒积黄肿，同麝丸服。

鸡屎白　食米成癥，合米炒研水服，取吐。鳖瘕及宿癥，炒研酒服。

鹰屎白　小儿奶癖，膈下硬，同密陀僧、硫磺、丁香末服。

雀粪　消癥瘕久痼，蜜丸服。和姜、桂、艾叶丸服，烂痃癖伏梁诸种包块。

鸽粪　痞块。

猪项肉　合甘逐丸服，下酒布袋积。

猪脾　朴消煮过，用水荭花子末服，消痞块。

猪肾　同葛粉炙食，治酒积面黄。

猪肪　食发成瘕，嗜食与油，以酒煮沸，日三服。

猪肚　消积聚癥瘕。

牛肉　同恒山煮食，治癖疾。同石灰蒸食，治痞积。

牛脑　脾积痞气，同朴消蒸饼丸服。又同木香、鸡肫等末服。

鼠肉　煮汁作粥，治小儿癥瘕。

狗胆　痞块，同五灵脂、阿魏丸服。

狗屎　浸酒服，治鱼肉成癥。

驴屎　癥癖诸疼。

驴尿　杀积虫。

白马尿　肉癥息肉，饮之当有虫出。男子伏梁，女子瘕疾，每天服用。食发成瘕，饮之。痞块心疼，和僵蚕末外敷。

腽肭脐　男子宿　气块，积冷劳瘦。

[痰饮]

[草部]

威灵仙　去冷滞痰水，久积癥瘕，痃癖气块，宿脓恶水。停痰宿饮，大肠冷积，为末，皂角熬膏丸服。或加半夏。

牵牛　去痃癖气块。男妇五积，为末蜜丸服。食积，加巴豆霜。

芎䓖　酒癖胁胀呕吐，腹有水声，同三棱为末，每葱汤服二钱。

续随子　一切痃瘕。同腻粉、青黛丸服，下涎积。

狼毒　积聚饮食，痰饮癥瘕，胸下积癖。

紫菀　肺积息责。

商陆　腹中暴癥，如石刺痛。

黄连　天南星　并主伏梁病（一种肝肋下有明显包块的病症）

柴胡　桔梗　苦参　并寒热积聚。

白术　苍术　黄芪　人参　高良姜　防葵　旋覆花　葶苈　鸢尾　独行根　三白草　常山　蜀漆　甘遂　藉魁　昆布　海藻　并主痃癖痰水。

莨菪子　积冷痃癖，煮枣食之。

附子　天雄　草乌头

[谷菜]

烧酒　并主冷毒气包块痃癖。

蒜　烂痃癖，日吞三颗。又吐蛇瘕。

韭菜　煮食，除心腹痼冷痃癖。

生芋　浸酒饮，破痃癖。

白芥子　贴小儿乳癖。

仙人杖

［果木］

大枣　并去痰癖。

栗子　日食七粒，破冷癖气。

橘皮　胸中瘕热，湿痰痃癖。

青皮　破积结坚癖。

林檎　研末，外敷小儿闪癖。

桃花　末服，下痰饮积滞。

榧子　食茶成癖，每日食之。

苦茗　嗜茶成癖。

蜀椒　破癥癖。食茶面黄，作丸服。

胡椒　虚寒积癖在两胁，喘急，久则为疸，同蝎尾、木香丸服。

吴茱萸　酒煮，熨癥块。

巴豆　破癥瘕结聚，留饮痰澼。一切积滞，同黄檗、蛤粉丸服。

桂心　沉香　丁香　草豆蔻　蒟酱　并破冷癥痃癖。

郁李仁癥破癖气，利冷脓。

乌柏根皮　水癥结聚。

奴柘　痃癖，煎饮。

白杨皮　痰癖，浸酒饮。

枳实　枳壳　婆罗得　木天蓼

［金石］

浮石　并化痰癖（两肋包块病症）。

赤白玉　痃癖气块往来痛，糊丸服。

理石　破积聚。酒渍服，治癖。

石硫磺　冷癖在胁，积聚。

消石　破积散坚。

砒石　礜石　特生礜石　并治顽固性冷坚癖积气。

玄明粉　宿滞癥结。

朴消　留癖癥结。同大蒜、大黄、贴痞块。

黑锡灰　水银粉　粉霜　银朱

［介禽］

海蛤　蛤蜊粉并主积聚痰涎。

蚌粉　痰涎积聚，心腹痛，或哕食，巴豆炒过，丸服。

蝤蛑　小儿痞气，煮饮食。
淡菜　冷气痃癖，烧食。
鹳胫骨及觜　雀胫骨及觜　并主小乳癖，煮汁，烧灰服。

［兽部］

牛乳　冷气痃癖。
驼脂　劳风冷积，烧酒服之。

诸虫

（有蛔、白、蛲、伏、肉、肺、胃、弱、赤九种。又有尸虫、劳虫、疳虫、瘕虫。）

［杀虫］

［草部］

术　嗜生米有虫，蒸饼丸服。
蓝叶　杀虫蚑。治应声虫病及鳖瘕，并服用药汁。
马蓼　去肠中各种寄虫。
鹤虱　杀蛔、蛲及五脏虫积，肉汁服末。心痛，以醋服用。
狼毒　狼牙　藜芦　并杀腹脏一切虫。
葎草　杀九虫。
龙胆　去肠中小虫及蛔痛，煎服。
白芷　浴身。
黄精　并去三尸寄生虫病。
杜衡　贯众　蘼芜　紫河车　云实　白菖　百部　天门冬　赭魁　石长生　并杀蛔、蛲、寸白诸虫。
连翘　山豆根　下白虫。
黄连　苦参　苍耳　飞廉　天名精　蜀羊泉　蒺藜　干苔　酸草　肾碎补　羊蹄根　赤藤　牵牛　蛇含　营实根　并杀小虫　疳虫。
艾叶　蛔痛，捣汁服，或煎水服，当吐下虫。虫食肛，烧熏之。
萹蓄　小儿蛔痛，煮汁，煎醋，熬膏，皆有效。
使君子　杀小儿蛔，生食煎饮，或为丸散，皆效。
石龙刍　漏卢　肉豆蔻　蒟酱　马鞭草　熬膏。
瞿麦　灯笼草　地黄　白及

[谷菜]

小麦　炒，末服。并杀蛔虫。

薏苡根　下三虫，止蛔痛，一升煎服，虫尽死。

大麻子　同茱萸根浸水服，虫尽下。亦捣汁服。

白米癥米　嗜米，同鸡屎白炒服，取吐。

秫米　食鸭成癥瘕，研水服，吐出鸭雏。

丹黍米泔　服，治鳖瘕。

寒食饧　吐蛟龙癥。

生姜　杀长虫。

槐耳　烧末水服，蛔立出。

萑菌　去三虫，为末，入臛食。

天花草　藜　灰藋　马齿苋　苦瓠　败瓢

[果部]

柿　并杀虫。

橘皮　去寸白虫。

排华　去赤虫。

桃仁　桃叶　杀尸虫。

槟榔　杀三虫、伏、尸、为末，大腹皮汤下。

榧子　去三虫，食七日，虫化为水。

阿勃勒　酸榴东行根　樱桃东行根　林檎东行根　并杀各种寄生虫，煎水服。

吴茱萸东行根　杀三虫，酒，水煎服。肝劳生虫，同粳米，鸡子白丸服。脾劳发热有虫，令人好呕，同橘皮、大麻子，浸酒服。

醋林子　寸白、蛔痛，小儿疳蛔，皆为末，酒服。

藕　同蜜食，令人腹脏肥，不生诸虫。

杏仁　杀小虫。

蜀椒　蛔痛，炒淋酒服。

乌梅　煎服，安蛔。

盐麸树皮

[木部]

乌药　并杀虫。

柏叶　杀五脏虫，补益人，不生各种虫积。

相思子　杀腹脏皮肤一切虫。

桑白皮　金樱根　郁李根　蔓荆　并杀寸白虫。

阿魏　卢荟　黄檗　樗白皮　合欢皮　皂荚及刺，木皮　大风子　苦竹叶　石南　并杀小虫、痟虫。

干漆　杀各种寄生虫。小儿虫痛，烧同芜荑末服。叶亦末服。

楝白皮　杀蛔虫，煎水服，或为末，或入麝香，或煮鸡子食。实，杀各种寄生虫。醋浸塞谷道中，杀长虫。花，蚕虱。

芜荑　去各种寄生虫、恶虫，为末饮服。或同槟榔丸服。炒煎，日服，治气鳖、酒鳖。

大空　去各种寄生虫、涂发，杀虮虱。

莱蒾　煮粥食，杀各种寄生虫。

雷丸　厚朴　梓白皮　楸白皮　桐木皮　山茱萸　丁香　檀香　苏合香　安息香　龙脑香　并杀三虫。

[水石]

神水　和獭肝丸，杀虫积。

浸蓝水　杀虫，下水蛭。

黑锡灰　砂糖服，下寸白。

黄丹　密陀僧　曾青　并下寸白。

胡粉　葱汁丸服，治女人虫心疼，下寸白虫。

硫磺　杀腹脏虫、诸疮虫。气鳖、酒鳖，以酒常服。

雌黄　雄黄　虫疼吐水，煎醋服。又杀诸疮虫。

食盐　杀一切虫。

霹雳砧　杀劳虫。

石灰　杀蛲虫。

玭石　理石　长石　白青　并杀各种寄生虫。

梳篦　去虱癥。

死人枕席　杀尸疰、石蛔。

[虫鳞]

蜂子　小儿各种寄生，从口吐出。

蜂窠灰　酒服，寸白、蛔虫皆死出。

蚕茧及蛹　除蛔。

白蜡　白僵蚕　蚺蛇胆及肉　蝮蛇　并杀各种寄生虫。

鼍甲　鳜鱼　鲟鱼　并杀小虫。

鳗鲡鱼　淡煮食，杀诸虫、劳虫。

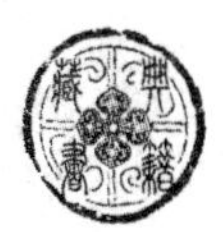

虾　鳖瘕，宜食。
海虾鲊　杀虫。
河豚　海豚　海螵蛸。

[禽兽]

鸧头　竹鸡　百舌　乌鸦　并杀虫。
凫　杀各种寄生虫及腹脏一切虫。
五灵脂　心脾虫痛，同槟榔末服。小儿虫痛，同灵矾丸服，取吐。
鸡子白　蛔痛，打破，合醋服。入好漆在内吞之，虫即出。
鸡屎白　鳖癥、米瘕。
鸽屎　杀蛔，烧服。
蜀水花　杀蛔。
啄木鸟　鹰屎白　熊脂　獭肝　猫肝　虎牙　并杀劳虫。
猪肚　杀劳虫。酿黄米蒸丸服。治疳积蛔瘦病。
猪血　嘈杂有虫，油炒食之。
猪肪　发瘕，煮食。
猫头灰　酒服，治鳖瘕。
獾肉　鼠肉　兔屎　并杀疳、劳、蛔虫。
羊脂　牛胆　熊胆　麝香　猬皮及脂并杀小虫。
鼬鼠心肝　虫痛，同乳香、没药丸服。
六畜心　包朱砂、雄黄煮食，杀虫。
白马溺　驴溺。

[人部]

人尿　并杀癥瘕有虫。
胞衣水　天灵盖　杀劳虫。

肠　鸣

（有虚气，水饮，虫积。）

[草部]

丹参　桔梗　海藻　并主心腹邪气上蹿下行，雷鸣幽幽如水液行走。
昆布　女菀　女萎　并主肠鸣游气，上下走窜无常处。
半夏　石香薷　荜茇　红豆蔻　越王余笄　并主虚冷肠鸣。

大戟　痰饮，腹内雷鸣。

黄芩　主水火击搏有声。

秆麦糵　饴糖

[果木]

橘皮　杏仁　并主肠鸣。

厚朴　积年冷气，腹内雷鸣。

栀子　热鸣。

[石部]

硇砂　血气不调，肠鸣宿食。

石髓

[虫介]

原蚕沙　肠鸣热中。

鳝鱼　冷气肠鸣。

谈菜

[兽部]

羚羊屎　久痢肠鸣。

心腹痛

（有寒气，热气，火郁，食积，死血，痰澼，虫物，虚劳，中恶，阴毒。）

[温中散郁]

[草部]

木香　心腹一切冷痛，气痛，九种心痛，妇人血气刺痛，并磨酒服。心气刺痛，同皂角末丸服。内钓腹痛，同乳香、没药丸服。

香附子　一切气，心腹痛，利三焦，解六郁，同缩砂仁、甘草末点服。心脾气痛，同高良姜末服。血气痛，同荔枝烧研酒服。

艾叶　心腹一切冷气鬼气，捣汁饮，或末服。同香附，醋煮丸服，治心腹小腹诸痛。

芎䓖　开郁行气。诸冷痛中恶，为末，烧酒服。

藁本　大实心痛，已用利药，同苍术煎服，彻其毒。

苍术　心腹胀痛，解郁宽中。

甘草　去腹中冷痛。

高良姜　腹内暴冷久冷痛，煮饮。心脾痛，同干姜丸服。又四制丸服。

苏子　一切冷气痛，同高良姜、橘皮等分，丸服。

姜黄　冷气痛，同桂末，醋服。小儿胎寒，腹痛，吐乳，同乳香、没药、木香丸服。

附子　心腹冷痛，胃寒蛔动，同炒梔子酒糊丸服。寒厥心痛，同郁金、橘红，醋糊丸服。

香薷　暑月腹痛。

石菖蒲　紫苏　藿香　甘松香　山奈　廉姜　山姜　白豆蔻　草豆蔻　缩砂　蒟酱　白茅香　蕙草　益智子　荜茇

［谷部］

胡椒粥　茱萸粥　葱豉酒　姜酒　茴香　并主一切冷气，心痛、腹痛、心腹痛。

烧酒　冷痛，入盐服。阴毒腹痛，尤宜。

黑大豆　肠痛如打，炒焦，投酒饮。

神曲　食积心腹痛，烧红淬酒服。

［菜部］

葱白　主心腹冷气痛，虫痛，疝痛，大人阴毒，小儿盘肠内钓鱼。卒心痛，牙关紧急欲死，捣膏，麻油送下，虫物皆化黄水出。阴毒痛，炒熨脐下，并擂酒灌之。盘肠痛，炒贴脐上，并浴腹，良久尿出愈。

葱花　心脾如刀刺，同茱萸一升，煎服。

小蒜　十年五年心痛，醋煮饱食即愈。

葫　冷痛，同乳香丸服。醋浸煮食之。鬼注心腹痛，同墨及酱汁服。吐血心痛，服汁。

韭　腹中冷痛，煮食。胸痹痛如锥刺，服汁，吐去恶血。

薤白　胸　刺痛彻心背，喘息咳嗽，同栝楼实，白酒煮服。

生姜　心下急痛，同半夏煎服，或同杏仁煎。

干姜　卒心痛，研末服。心脾冷痛，同高良姜丸服。

芥子　酒服，止心腹冷痛。阴毒，贴脐。

马芹子　卒心痛，炒末酒服。

莳香　蔊菜　菥蓂子　秦荻藜　蔓菁　芥

[果部]

杏仁　并主心腹冷痛。

乌梅　胀痛欲死，煮服。

大枣　急心疼，同杏仁、乌梅丸服。陈枣核仁，止腹痛。

胡桃　急心痛，同枣煨嚼，姜汤下。

荔枝核　心痛、脾痛，烧研酒服。

椰子皮　卒心痛，烧研水服。

橘皮　途路心痛，煎服甚良。

木瓜　枸橼　并心气痛。

胡椒　心腹冷痛，酒吞二十一粒。

茱萸　心腹冷痛，及中恶心腹痛，擂酒服。叶亦可。

榄子　同上。

[木部]

桂　秋冬冷气腹痛，非此不除。九种心疼，及寒疝心痛，为末酒服。心腹胀痛，水煎服。产后心痛，狗胆丸服。

乌药　冷痛，磨水入橘皮，苏叶煎服。

松节　阴毒腹痛，炒焦入酒服。

乳香　冷心痛，同胡椒、姜、酒服。同茶末，鹿血丸服。

丁香　暴心痛，酒服。

安息香　心痛频发，沸水泡服。

天竺桂　沉香　檀香　苏合香　必栗香　龙脑香　樟脑香　樟材　杉材　楠材　阿魏皂荚　白棘　枸杞子　厚朴

[金石]

铁华粉　并主冷气心腹痛。

铜器　炙熨冷痛。

灵砂　心腹冷痛，同五灵脂，醋糊丸服。

硫磺　一切冷气痛，黄蜡丸服。同消石、青皮、陈皮丸服。

消石　同雄黄末点目眦，止诸心腹痛。

砒石　积气冷痛，黄蜡丸服。

硇砂　冷气，血气，积气，心腹痛，诸疼。

神针火

［鳞兽］

鲍鱼灰　妊娠感寒腹痛，酒服。

猪心　急心痛经年，入胡椒十粒煮食。心血，蜀椒丸服。

［活血行气］

［草部］

当归　和血，行气，止疼。心下刺疼，酒服一分。女人血气，同干漆丸服。产后痛，同白蜜煎服。

芍药　止痛散血，治上中腹痛。腹中虚痛，以二钱同甘草一钱煎服。恶寒加桂，恶热加黄芩。

玄胡索　活血利气。心腹少诸痛，酒服二钱，有神。热厥心痛，同川楝末二钱服。血气诸痛，同当归，橘红丸服。

蓬莪茂　破气，心腹痛，妇人血气，丈夫奔豚（一种下腹部水气上冲心胸，气行走窜如猪奔跑的病症）。一切冷气及小肠气，发即欲死，酒、醋和水煎服。一加木香末，醋汤服。女人血气，同干漆末服。小儿盘肠，同阿魏研末服。

郁金　血气冷气痛欲死，烧研醋服，即苏。

姜黄　产后血痛，同桂末酒服，血下即愈。

刘寄奴　血气，为末酒服。

红蓝花　血气，擂酒服。

大黄　干血气，醋熬膏服。冷热不调，高良姜丸服。

蒲黄　血气心腹诸疼，同五灵脂煎醋或酒服。

紫背金盘　女人血气，酒服。

丹参　牡丹　三棱　败酱

［谷菜］

米醋　并主血气冷气心腹诸痛。

青粱米　心气冷痛，桃仁汁煮粥食。

红曲　女人血气，同香附、乳香末，酒服。

丝瓜　女人干血气，炒研酒服。

桑耳　女人心腹痛，烧研酒服。

杉菌

［果木］

桃仁　卒心痛，疰心痛，研末水服。桃枝，煎酒。

桃枭　血气中恶痛，酒磨服。

没药　血气心痛，酒、水煎服。

乳香　骐竭骣　降真香　紫荆皮

[金石]

铜青　赤铜屑　并主血气心痛。

自然铜　血气痛，火煅醉淬，末服。

诸铁器　女人心痛，火烧淬酒饮。

石炭　同上。

白石英　紫石英　并主女人心腹痛。

[鳞部]

乌贼鱼血　血刺心痛，磨醋服。

青鱼枕　血气心腹痛，磨水服。

[禽兽]

五灵脂　心腹胁肋少腹诸痛，疝痛，血气，同蒲黄煎醋服，或丸，或一味炒焦，酒服。虫痛加槟榔。

[痰饮]

半夏　湿痰心痛，油炒丸服。

狼毒　九种心痛，同吴茱萸、巴豆、人参、附子、干姜丸服。心腹冷痰胀痛，同附子、旋覆花服。

草乌头　冷痰成包，心腹疼痛。

百合　椒目　治留饮腹痛，同巴豆丸服。

牡荆子　炒研服。

枳实　胸痹痰水痛，末服。

枳壳　心腹结气痰水。

矾石　诸心痛，以醋煎一皂子服。同半夏丸服。同朱砂、金薄丸服。

石倍子　心腹痛，炒焦，酒服立止。

牡蛎粉　烦满心脾痛，煅研酒服。

蛤粉　心气痛，炒研，同香附末服。

白螺壳　湿痰心痛及膈气痛，烧研酒服。

[火郁]

[草部]

黄连　卒热心腹烦痛，水煎服。

苦参　大热腹中痛，及小腹热痛，面色青赤，煎醋服。

黄芩　小腹绞痛，小儿腹痛。得厚朴、黄连，止腹痛。

山豆根　卒腹痛，水研服，入口即定。

青黛　心口热痛，姜汁服一钱。

马兜铃　烧研酒服。

马兰汁　绞肠沙痛。

沙参　玄参

[谷果]

生麻油　卒热心痛，饮一合。

麻子仁　妊娠心痛，研水煎服。

荞麦粉　绞肠沙痛，炒黄，水烹服。

黍米　十年心痛，淘汁温服。

粳米　高粱米　并煮汁服，止心痛。

绿豆　心痛，以三七粒同胡椒二七粒研服。

茶　十年五年心痛，和醋服。

[木部]

川楝子　入心及小肠，主上下腹痛，热厥心痛，非此不除。同玄胡索末，酒服。

槐枝　九种心痛，煎水服。

槐花　乌柏根　石瓜　并主热心痛。

栀子　热厥心痛，炒焦煎服。冷热腹痛，同附子丸服。

郁李仁　卒心痛，嚼七粒，温水下，即止。

茯苓　琥珀

[石兽]

戎盐　食盐　吐，心腹胀痛。

玄明粉　热厥心腹痛，童尿服三钱。

丹砂　男女心腹痛，同白矾末服。

蜂蜜　卒心痛。

黄蜡　急心痛，烧化丸，凉水下。

晚蚕沙　男女心痛，泡汤服。

驴乳　卒心痛连腰脐，热饮二升。

羚羊角　腹痛热满，烧末水服。

犀角　热毒痛。

阿胶　丈夫少腹痛。

兔血　卒心痛，和茶末、乳香丸服。

败笔头　心痛不止，烧灰，无根水下。

狗屎　心痛欲死，研末酒服。

山羊屎　心痛，同油发烧灰，酒服断根。

狐屎　肝气心痛，苍苍如死灰，喘息，烧和姜黄服。

驴屎汁　马屎汁

［人部］

人屎　和蜜、水。

人溺　并主绞肠沙痛欲死，服之。

虫痛　见诸虫下。

［中恶］

［草部］

艾叶　鬼击中恶，卒然着人如刀刺状，心腹切痛，或即吐血下血，水煎服。实，亦可用。

桔梗　升麻　木香　磨汁。

藿香　郁金香　茅香　兰草　蕙草　山奈　山姜　缩砂　蘼芜　蜘蛛香　蒟酱　丹参苦参　煎酒。

姜黄　郁金　莪茂　肉豆蔻　菖蒲　鸡苏　甘松　忍冬　水煎。

卷柏　女青　末服。

芒箔　煮服。

鬼督邮　草犀　狼毒　海根　藁本　射干　茑尾　鬼臼　续随子

［谷菜］

醇酒　豌豆　白豆　大豆　胡荽　罗勒　芥子　浸酒。

白芥子　大蒜

［果木］

榧子　桃枭　末服。

桃胶　桃符　桃花　末服。

桃仁　研服。

桃白皮　三岁枣中仁　常服。

蜀椒　茱萸　蜜香　沉香　檀香　安息香　化酒。

乳香　丁香　阿魏　樟材　鬼箭　鬼齿　水煎。

琥珀　苏合香　化酒。

城东腐木　煎酒。

古梓板　煎酒。

［服器］

桃橛　煮汁。

车脂　化酒。

刀鞘灰　水服。

砧垢　吐。

铁锥柄灰　丸服。

履屧鼻绳灰　酒服。

毡袜跟灰　酒服。

网巾灰　酒服。

［水土］

粮罂中水黄土画地作五字，取中间土，冲水服

陈壁土　同矾丸服。

铸钟土　酒服。

柱下土　水服。

伏龙肝　水服。

仰天皮　人垢和丸服。

墨

釜墨　汤服。

［石介］

古钱　和薏苡根煎服。

铅丹　蜜服。

食盐　烧服取吐。

雄黄　灵砂　硫磺　金牙　蛇黄　田螺壳　烧服。

鳖头灰

［禽兽］

乌肾鸡　搨心上。

白雄鸡　煮汁，入醋、麝、珍珠服。肝同。

鸡子白　生吞七枚。

鹳骨　犀角　鹿茸及角　麋角　麝香　灵猫阴　猫肉及头骨　狸肉及骨　腽肭脐　熊胆并主中恶心腹绞痛。

胁　痛

（有肝胆火，肺气，郁，死血，痰澼，食积，气虚。）

［木实］

［草部］

黄连　猪胆炒，大泄肝胆之火。肝火胁痛，姜汁炒丸。左金丸：同茱萸炒，丸服。

柴胡　胁痛主药。

黄芩　龙胆　青黛　并泻肝胆之火。

芍药　抚芎　并搜通肝气。

生甘草　缓火。

木香　散肝经滞气，升降诸气。香附子　总解诸郁，治膀胱连胁下气痛之方。地肤子　胁下痛，为末酒服。

［果木］

青橘皮　泻肝胆积气必用之药。

栀子　卢荟　桂枝

［痰气］

［草部］

芫花　心下痞满，痛引两胁，干呕汗出，同甘遂、大戟为散，枣汤服。

大戟　甘遂　痰饮胁痛。控涎丸。

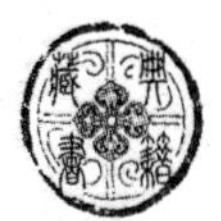

狼毒　两胁气结痞满，心下停痰鸣转，同附子、旋覆花丸服。
香薷　必须胁痛连胸欲死，捣汁饮。
防风　泻肺实烦满胁痛。
半夏　天南星　桔梗　苏梗　细辛　杜若　白前　贝母

［谷菜］

生姜　并主胸胁逆气。
白芥子　痰在胸胁支满，每酒吞七粒。又同白术丸服。
薏苡根　胸胁卒痛，煮服即定。

［果木］

橘皮　槟榔　枳壳　心腹结气痰水，两胁胀痛。因惊伤肝，胁骨痛，同桂末服。
枳实　胸胁痰澼气痛。
茯苓

［虫介］

白僵蚕　牡蛎粉　文蛤　并主胸胁逆气满痛。

［兽石］

羚羊角　胸胁痛满，烧末水服。
麝香　古钱　心腹烦满，胸胁痛欲死，煮汁服。

［血积］

［草部］

大黄　腹胁老血痛。
凤仙花　腰胁引痛不可忍，晒研，酒服三钱，活血消积。
当归　芎䓖　姜黄　玄胡索　牡丹皮　纸蓝花

［谷菜］

神曲　红曲　并主死血食积作痛。
韭菜　淤血，两胁刺痛。

［果木］

吴茱萸　食积。

桃仁　苏木　白棘刺　腹胁刺痛，同槟榔煎酒服。
巴豆　积滞。
五灵脂　胁痛，同蒲黄煎醋服。

[虚陷]

[草谷菜部]

黄芪　人参　苍术　柴胡　升麻　并主气虚下陷，两胁支痛。
黑大豆　腰胁卒痛，炒焦前酒服。
茴香　胁下刺痛，同枳壳末，盐、酒服。
马芹子　腹冷胁痛。

[外治]

食盐　生姜　葱白　韭菜　艾叶　并炒熨。
冬灰　醋炒熨。
芥子　茱萸　并醋研敷。
大黄　同石灰、桂心熬醋贴。同大蒜、朴消捣贴。

腰　痛

（有肾虚，湿热，痰气，淤血，闪肭，风寒。）

[虚损]

[草部]

补骨脂　骨髓伤败，腰膝冷。肾虚腰痛，为末酒服，或同杜仲、胡桃丸服。妊娠腰痛，为末，胡桃、酒下。
菊花　腰痛去来陶陶。
艾叶　带脉为病，腰溶溶如坐水中。
附子　补下焦之阳虚。
蒺藜　补肾，治腰痛及奔豚肾气，蜜丸服。
萆薢　腰脊痛强，男子臂腰痛，久冷痹软，同杜仲末，酒服。
狗脊　菝葜　牛膝　肉苁蓉　天麻　蛇床子　石斛

[谷菜]

山药　并主男子腰膝强痛，补肾益精。

韭子　同安息香丸服。

茴香　肾虚腰痛，猪肾煨食。腰痛如刺，角茴末，盐汤服，或加杜仲、木香，外以糯米炒熨。

干姜　菥蓂子　胡麻

［果木］

胡桃　肾虚腰痛，同补骨脂丸服。

栗子　肾虚腰脚不遂，风干日食。

山楂　老人腰痛，同鹿茸丸服。

阿月浑子　莲实　芡实　沉香　乳香　并补腰膝命门。

杜仲　肾虚冷臀痛，煎汁煮羊肾作羹食。浸酒服。为末酒服。青娥丸。

枸杞根　同杜仲、萆薢，浸酒服。

五加皮　贼风伤人，软脚臀腰，去多年淤血。

柏实　腰中重痛，肾中寒，膀胱冷脓宿水。

山茱萸　桂

［介兽］

龟甲　并主腰肾冷痛。

鳖甲　卒腰痛，不可俯仰，炙研酒服。

猪肾　腰虚痛，包杜仲末煨食。

羊肾　为末酒服。老人肾硬，同杜仲炙食。

羊头、蹄、脊骨　和蒜、薤煮食。同肉苁蓉、草果煮食。

鹿茸　同菟丝子、茴香丸服。同山药煮酒服。

鹿角　炒研酒服，或浸酒。

麋角及茸　酒服。

虎胫骨　酥炙，浸酒服。

［湿热］

［草部］

知母　腰痛，泻肾火。

葳蕤　湿毒腰痛。

威灵仙　宿脓恶水，腰膝冷疼，酒服一钱取利，或丸服。

青木香　气滞腰痛，同乳香酒服。

地肤子　积年腰痛时发，为末酒服，日五，六次。

蛤蟆草　湿气腰痛，同葱、枣煮酒常服。

牵牛子　除湿热气滞，腰痛下冷脓，半生半炒，同硫磺末、白面作丸，煮食。

木鳖子　蕙草

［果木］

桃花　湿气腰痛，酒服一钱，一宿即消。或酿酒服。

槟榔　腰重作痛，为末酒服。

甜瓜子　腰腿痛，酒浸末服。

皂荚子　腰脚风痛，酥炒丸服。

郁李仁　宣腰胯冷脓。

茯苓　利腰脐间血。

海桐皮　风毒腰膝痛。

桑寄生

［介兽］

淡菜　腰痛胁急。

海蛤　牛黄　妊娠腰痛，烧末酒服。

［风寒］

羌活　麻黄　太阳病腰脊痛。

藁本　一百六十种恶风鬼注，流入腰痛。

［血滞］

［草谷］

玄胡索　止暴腰痛，活血利气，同当归、桂心末，酒服。

蘘荷根　妇人腰痛，捣汁服。

甘草　细辛　当归　白芷　芍药　牡丹　泽兰　鹿藿　并主女人血沥腰痛。

术　利腰脐间血，补腰膝。

庵蕳子　闪挫痛，擂酒服。

甘遂　闪挫痛，入猪肾煨食。

续断　折跌，恶血腰痛。

神曲　闪挫，煅红淬酒服。

莳萝　闪挫，酒服二钱。

莴苣子　闪气，同粟米、乌梅、乳香、没药丸服。

丝瓜根　闪挫，烧研酒服。子亦良，渣敷之。
冬瓜皮　折伤，烧研酒服。

［果木］

西瓜皮　闪挫，干研酒服。
橙核　闪挫，炒末酒服。
橘核　肾疰。
青橘皮　气滞。
桃枭　干漆。

［虫介］

红娘子　并行血。
鳖肉　妇人血瘕腰痛。
鼍甲　腰中重痛。

［外治］

桂　反腰血痛，醋调涂。
白檀香　肾气腰痛，磨水涂。
芥子　痰注及扑损痛，同酒涂。
猫屎　烧末，和唾涂。
天麻　半夏、细辛同煮，熨病处。
大豆　糯米　并炒熨寒湿痛。
蒴藋　寒湿痛，炒热眠之。
黄狗皮　裹腰痛。
爵床　葡萄根　并浴腰脊痛。

疝阛

（腹病称为疝气，丸病称为阛。有寒气，湿热，痰积，血滞，虚冷。男子奔豚。女子肓肠。小儿木肾。）

［赛气］

［草部］

附子　乌头　寒疝厥逆，脉弦紧，煎水入蜜服，或蜜煮为丸。寒疝滑泄，同玄胡索、木香煎服。

草乌头　寒气心疝二十年者，同茱萸丸服。

胡卢巴　同附子　硫磺丸服，治肾虚冷痛。得茴香、桃仁，治膀胱气。炒末，茴香酒下，治小肠气。同茴香、面丸服，治冷气疝瘕。同沉香、木香、茴香丸服，治阴阓肿痛。

马蔺子　小腹疝痛冷积，为末酒服，或拌面煮食。

木香　小肠疝气，煮酒日饮。小儿阴肿，同枳壳、甘草煎服。

玄胡索　散气和血，通经络，止小腹痛。同全蝎等分，盐，酒服。

艾叶　一切冷气少腹痛，同香附醋煮丸服，有奇效。

牡蒿　阴肿，擂酒服。

紫金藤　丈夫肾气。

[菜果]

茠香　疝气，膀胱肓肠气，煎酒，煮粥皆良。同杏仁、葱白为末，酒服。又同蚕沙丸服。同荔枝末服。同川椒末服。炒熨脐下。

薤白汁　木瓜　并主奔豚。

橘核　膀胱小肠气，阴阓肾冷，炒研酒服，或丸服。

荔枝核　小肠疝气，烧酒服，或加茴香、青皮。阴阓，同硫磺丸服。

胡桃　心腹疝痛，烧研酒服。

槟榔　奔豚膀胱诸气，半生半熟，酒服。

吴茱萸　寒疝往来，煎酒服。四制丸服，治远近疝气，偏坠诸气。

胡椒　疝痛，散气开郁，同玄胡索末等分，茴香酒下。

蜀椒　橄榄核　阴阓。同荔核、山楂核烧服。

栗根　偏气，煎酒服。

茨根　偏坠气块，切煮食。

桃仁　男子阴肿，小儿卵阓，炒研酒服，仍敷之。

山楂核

[木石]

楝实　癞疝肿痛，五制丸服。叶，主疝入囊痛，煎酒服。

苏方木　偏坠肿痛，煮汁服。

楮叶　疝气入囊，为末酒服。木肾，同雄黄丸服。

阿魏　癞疝痛，败精恶血，结在阴囊，同硇砂诸药丸服。

牡荆子　小肠疝气，炒擂酒服。

杉子　疝痛，一岁一粒，烧研酒服。

鼠李子　疝瘕积冷，九蒸酒渍服。
铁秤锤　疝肿，烧淬酒服。
古镜　小儿疝硬，煮汁服。
硇砂　疝气卵肿，同乳香、黄蜡丸服。

［虫鳞］

茠香虫　疝气。
蜘蛛　大人小儿阓。狐疝偏有大小，炒焦同桂末服。
蜥蜴　小儿阴阓，烧灰酒服。
杜父鱼　小儿差颓，核有大小，以鱼咬之，七下即消。
淡菜　腰痛疝瘕。

［禽兽］

乌鸡　寒疝绞痛，同生地黄蒸取汁服，当下出寒癖。
鸡子黄　小肠疝气，温水搅服。
雄鸡翅　阴肿如斗，随左右烧灰饮服。
雀　肾冷偏坠疝气，同茴香、缩砂、椒、桂煨食，酒下。小肠疝，同金丝矾研酒服。
雀卵　雀屎　并疝瘕。
乌鸦　偏坠疝气，煅研，同胡桃、苍耳子末，酒服。
狐阴茎　狸阴茎　男子卵阓疝，烧灰水服。

［湿热］

［草部］

黄芩　小腹绞痛，小便如淋，同木通、甘草煎服。
柴胡　平肝胆三焦火，疝气寒热。
龙胆　厥阴病，脐下至足肿痛。
丹参　通心包络。
沙参　玄参　并主卒得疝气，小腹阴中相引痛欲死，各酒服二钱。
地肤子　膀胱疝瘕。疝气危急者，炒研酒服。狐疝阴卵阓疾，同白术、桂心末服。
马鞭草　妇人疝气，酒煎热服，仍浴身取汗。
羌活　男子奔豚，女子疝瘤。
海藻　疝气下坠，卵肿。
藁本　蛇床子　白鲜皮　并主妇人疝瘕。
泽泻　屋游

[谷菜]

赤小豆　并小肠膀胱豚气。

莴苣子　阴阓肿痛，为末煎服。

丝瓜　小肠气痛连心，烧研酒服。

[果木]

梨叶　小儿疝痛，煎服。

栀子　湿热因寒气郁抑，却药，以栀子降湿热，乌头去寒郁，引入下焦，不留胃中，有效。

杏仁　甘李根皮　桐木皮　诃黎勒

[水石]

甘烂水　并主奔豚气。

代赭石　小肠疝气，火煅醋淬末服。

禹余粮　育肠气痛，为末饮服。

甘锅　偏坠疝，热酒服。

[痰积]

[草木]

牵牛　肾气作痛，同川椒、茴香入猪肾煨食，取下恶物。

射干　利积痰淤血疝毒。阴疝痛刺，捣汁服，取利，亦丸服。

大黄　小腹痛，老血留结。

甘遂　疝瘕。偏气，同茴香末酒服。

狼毒　阴疝欲死，同防风、附子丸服。

荆芥　破结聚气，下淤血。阴阓肿痛，焙末酒服。

蒲黄　同五灵脂，治诸疝痛。

三棱　破积。

蓬莪茂　破痃癖，妇人血气，丈夫奔豚。一切气痛疝痛，煨研葱、酒服。

香附子　治食积痰气疝痛，同海石末，姜汁服。

商陆　天南星　贝母　芫花　防葵　巴豆　干漆　五加皮　鼠李　山楂　核同。

枳实　末服。

青橘皮　并主疝瘕积气。

胡芦巴　小肠疝气，同茴香、荞面丸服，取下白脓，去根。

[虫兽]

斑蝥　小肠气，枣包煨食。

芫青　地胆　桑螵蛸　雀粪　五灵脂　并主疝瘕。

猬皮　疝积，烧灰酒服。

[兵挟虚]

甘草　缓火止痛。

苍术　疝多湿热，有挟虚者，先疏涤而后用参、术，佐以疏导。虚损偏坠，四制苍术丸

赤箭　当归　芎䓖　芍药　并主疝瘕，搜肝止痛。

山茱萸　巴戟　远志　牡丹皮　并主奔豚（一种以下气上冲咽喉的气道病症）及冷气。

熟地黄　治脐下拘急痛。

猪脬　疝气坠痛，入诸药煮食。

[阴㿉]

[外治]

地肤子　野苏　槐白皮　并煎汤洗。

马鞭草　大黄　和醋。

白垩土　并涂敷。

蒺藜　粉摩。

苋根　涂阴下冷痛，入腹中能杀人。

热灰　上症，醋调涂。

釜月下土　同上。

白头翁　捣涂，一夜成疮，二十日愈。

木芙蓉　同黄檗末，以木鳖子磨醋和涂。

雄鸡翅灰　同蛇床子末外敷。

石灰　同栀子、五倍子末，以醋调和外敷。

牡蛎粉　水研，同干姜末敷。

铁精粉　蓬砂　水研。

地龙粪　马齿苋　并涂小儿阴肿处。

茱萸　冷气，内外肾钓痛，同盐研包裹外敷。

蜀椒　阴冷渐入囊，欲死，作袋包。

第四卷 《本草纲目》主治

百病主治药

痛风
头痛
眩晕
眼目
耳
面
鼻
唇
口舌
咽喉
音声
牙齿
须发
狐臭
丹毒
风瘙疹痱
疬疡癜风
瘿瘤疣痣
瘰疬
九漏
痈疽
诸疮上（疔疮 恶疮 杨梅疮 风癞 疥癣 热疮 瘑疮 手疮 足疮 胻疮）
诸疮下（头疮 软疖 秃疮 炼眉 月食 疳疮 䘌疮 阴疳 阴疮）
外伤诸疮（漆疮 冻疮 皴疮 灸疮 汤火疮）
金、镞、竹、木伤

跌、仆、折伤（肠出 杖疮）

五绝（缢死 溺死 压死 冻死 惊死）

诸虫伤（蛇虺 蜈蚣 蜂虿 蜘蛛 蠼螋 蚕蛓 蚯蚓 蜗牛 射工沙虱 蛭蝼 蚁蝇 蚰蜒 辟除诸虫）

诸兽伤（虎狼 熊罴 猪猫 犬猘 驴马 鼠咬 人咬）

诸毒（金石 草木 果菜 虫鱼 禽兽）

蛊毒

诸物哽咽

妇人经水

带下

崩中漏下（月水不止 五十行经）

胎前（子烦 胎啼）

产难（催生 滑胎 胎死 堕生胎）

产后（补虚活血 血晕 血气病 下血过多 风痉 寒热 血渴 咳逆 下乳 回乳断产）

阴病（阴寒 阴吹 阴肿痛 阴痒 阴蚀 阴脱 产门不合 产门生合 脬损）

小儿初生诸病（沐浴 解毒 便闭 无皮 不啼 不乳 吐乳 目闭 血眼 肾缩 解颅 囟陷 囟肿 项软 龟背 语迟 行迟 流涎 夜啼 脐肿 脐风）

惊痫

诸疳（虚热有虫）

痘疮

小儿惊痫

痛风

（为风、寒、湿、热、挟有病邪及血虚、淤血导致的病症。）

[风寒风湿]

[草木类]

麻黄　治风寒、风湿、风热痹痛，发汗。

羌活　治风湿相搏，一身上下尽痛的病症，只有用羌活才能清除。与松节同煮酒，每日一饮。

防风　主治周身骨节尽痛，为治疗风症、清利湿邪的仙药。

苍术　主散风、除湿、燥痰、解郁、发汗，通治上、中下、三焦湿气，治湿气引起的身痛，可熬汁作膏，点服。

桔梗　治寒热风痹，滞气作痛，病症在上半身的适宜加用。

茜根　治骨关节痛，可燥湿行血。

紫葳　可除风热血滞造成的疼痛。

苍耳子　治风湿周痹，四肢拘挛疼痛。研细末煎服。

牵牛子　除气分湿热，气机壅塞而致的腰腿疼痛。

羊踯躅　治风湿痹痛，游走无定处。同糯米、黑豆、酒、水煎服，取吐法、下法，治风疾注痛，同生南星捣成饼，蒸四五次备用，临用时焙成丸，温酒服三丸，静卧避风。

芫花　治风湿痰注作痛。

草乌头　治风湿痰涎，关节游走疼痛不定，放入豆腐中煮后，晒干研细，每次服五分，并外敷疼痛处。

乌头　附子　均可燥湿化痰，并作为引经药。

百灵藤　入酒。

石南藤　入酒。

青藤　入酒、并主治风湿性顽痹骨关节疼痛。

薏苡仁　治风湿久痹，拘挛不能屈伸，如果风湿身痛，下午三时至五时更甚者，与麻黄、杏仁、甘草同煎内服。

豆豉　松节　能去筋骨疼痛，燥血中之湿，治历节风痛，四肢像脱离身躯一样。

泡酒，每日一次。

桂枝　可引各种药物散布于手臂。与秦椒、生姜同泡酒，用棉絮熨敷阴痹处。

海桐皮　治腰膝游走疼痛，血脉顽痹，与各药同泡酒中，内服。

五加皮　治风湿骨关节拘挛疼痛，泡酒内服。

枸杞根及苗　去皮肤及骨关节之间之风邪。其子，补肾。

［虫兽类］

蚕沙　泡酒。

蝎梢　主治肝风。

蚯蚓　治脚风适用。

穿山甲　治风痹疼痛，可引经通窍。

守宫　可通经络，入血分。治历节风痛，与地龙、草乌头各药作成丸，内服。

白花蛇　治骨节风痛。

乌蛇　同上。

水龟　治风湿拘挛，筋骨疼痛。与天花粉、枸杞子、雄黄、麝香，槐花同煎内服。龟板，也入阴虚骨痛方。

五灵脂　主散血活血，止各类疼痛，作引经药有效。

虎骨　治筋骨毒风，游走疼痛，胫骨痹痛效果尤佳。治白虎风痛膝肿，与通草煎煮内服，取汗法。同没药研末内服。治风湿疼痛，与附子同研末内服，头骨，泡酒内饮。

［风痰湿热］

［草类］

半夏　天南星　均治风痰、湿痰、热痰凝滞，历节疼痛游走不定。右臂湿痰所致疼痛，以南星、苍术煎汤内服。

大戟　甘遂　均治湿气化为痰饮，流注到胸膈经络，成为上下焦走注，周身疼痛麻痹。并能疏泄脏腑经络的湿邪。

大黄　主泄脾胃、血分的湿热。经酥、炒、煎法后内服，可治腰腿风痹疼痛。当泻下冷脓恶秽之物时即停止服用。

威灵仙　治风湿痰饮，是治痛风的要药，病症在全身皆适宜。治腰膝多年冷病诸痛，研末入酒服下，或作丸内服，以轻微泻下为有效。

黄芩　治三焦湿热风热，历节肿痛。

秦艽　除阳明风湿、湿热，可养血脉荣筋骨。

龙胆草　木通　煎汤内服。

防己　木鳖子　均主治湿热肿痛，病症在下半身加用之。

姜黄　治风痹之臂痛，能入手臂，破血中凝滞之气。

红蓝花　主治血化滞，可止痛，瘦人适宜用之。

[菜果类]

白芥子　治暴风毒肿。

桃仁　治血滞风痹所致的拘挛疼痛。

橘皮　主下滞气，化湿痰。因风痰所致麻木、手木、十指麻木，都因内有湿痰死血。以一斤去内白皮，用逆流水五碗，煮烂去渣煎至一碗，一次服用，以涌吐为佳，此为治痰饮的圣药。

槟榔　治一切风气，能下行。

[木石类]

枳壳　治风邪导致的麻木，活动不利的痹证，主散痰湿，疏导滞气。

黄檗　除下焦湿热引起的疼痛肿胀，下半身严重的适宜加用。

茯苓　主淡渗利湿，去热。

竹沥　主化解热痰。

苏方木　主活血止痛。

滑石　主清利湿热。

[兽禽类]

羚羊角　主入肝平风，可舒筋骨，止热毒，治历节风剧疼，活动不利，本药止疼有效。

羊胫骨　除湿热，止腰脚筋骨疼痛，泡酒服。

[补虚]

[草部类]

当归　芎䓖　芍药　地黄　丹参　均主养血补血，破宿血，止疼痛。

牛膝　主补肝肾之阴，驱逐淤血，治风寒湿痹，膝关节疼痛不能屈伸，能引各种药物下行。疼痛在下半身适宜加用。

石斛　治腰膝部位冷痛软弱无力，酒泡后与酥同蒸，服满二十两一镒，骨关节永不会疼痛，痹证可以根治。

天麻　治疗各种风湿痹证麻木活动不利。主补肝虚，利腰膝、治腰腿痛，与半夏、细辛同盛袋内，蒸热互相熨敷，出汗即可痊愈。

萆薢　狗脊　治寒湿引起的膝痛腰背强直，主补肝肾。

土茯苓　治疮毒，筋骨疼痛，主去风湿，利关节。

锁阳　主润燥养筋。

[谷木类]

罂粟壳　能收敛固气，使其入肾，治疗骨关节疼痛尤其适用。

松脂　治历节风关节剧烈酸痛，桃拣干净，与酥同煎内服。

乳香　主补肾活血，可止各个经脉的疼痛。

没药　可驱逐经络滞留的淤血，并止疼痛，治历节风剧痛不止，与虎胫骨同研末，以酒送服。

[外治]

白花菜　外敷，治风湿弊病。

芥子　治痛风游走不定，与醋同涂患处。

蓖麻油　入膏药，将风邪拔出。

鹈鹕油　入膏药，可引导药气进入体内。

羊脂　入膏药，引药气进入体内，并可将邪气拔出。

野驼脂　擦患处，治风邪导致的疼痛。

牛皮胶　与姜汁同融化，贴骨关节疼痛处。

驴骨　洗患处，治历节风。

蚕沙　蒸热熨敷患处。

头痛

（有外感，气虚，血虚，风热，湿热，寒湿，痰厥，真痛，偏痛。右属风虚，左属痰热。）

[引经]

太阳　使用麻黄、藁木、羌活、蔓荆。

阳明　用白芷、葛根、升麻、石膏。

少阳　用柴胡、芎䓖。

太阴　用苍术、半夏。

少阴　用细辛。

厥阴　用吴茱萸、芎䓖。

[湿热痰湿]

[草部]

黄芩　用酒泡晒干研末，茶送服，治风湿、湿热、相火、偏、正等各种头痛。

荆芥　主散风热，清头目。作枕头，去头痛日久不愈，时发时止的头项风。与石膏同研末内服，祛风热头痛。

薄荷　主除风热，清头目，作蜜丸服。

菊花　主去头目风热肿痛，与石膏、芎䓖同研末内服。

蔓荆实　治头痛、耳鸣、流泪。治太阳经头痛，研末泡酒内服。

水苏　治风热头痛，与皂荚、芫花同作丸内服。

半夏　治痰厥头痛，非半夏不能解除疼痛，可与苍术同用。

栝楼　治热病引起的头痛，洗净瓤，温服。

香附子　治肝气郁结引起的头痛，与川芎同研末经常使用，治偏头风，与乌头、甘草同作丸内服。

大黄　治热邪过盛，津液受伤而手足厥冷的热厥头痛，用酒炒三遍后研末，茶送服。

钩藤　主平肝风心热。

茺蔚子　治血液逆行，大热头痛。

木通　青黛　大青　白鲜皮　茵陈　白蒿　泽兰　沙参　丹参　知母　吴蓝　景天　均主治具有结染性，流行性的季节性多发病的天行时疫的头痛。

前胡　旋复花

[菜果类]

竹笋　与上二药均主痰热引起的头痛。

东风菜　鹿藿　苦茗　均治风热之邪引起的头痛。如清利上焦之热，止头痛，可与葱白同煎服。用巴豆烧烟，熏后内服，治气虚头痛。

杨梅　治头痛，研末，以茶送服。

橘皮

[木石类]

枳壳　与橘皮均主治痰气内阻引起的头痛。

榉皮　治具有结染性，流行性的季节性多发病的天行时疫之头痛，并热邪凝结在肠。

枸纪　治寒热引起的头痛。

竹茹　治饮酒过度造成的头痛，水煎服。

竹叶　竹沥　荆沥　均治热痰壅盛导致的头痛。

黄檗　栀子　茯苓　白垩土　均治湿热引起的头痛。与王瓜同研末内服，可止疼。

石膏　治阳明经剧烈头痛，身体高热如火。治风热头痛，与竹叶同煎服。治风寒头痛，与葱、茶同煎服。治风痰头痛，与川芎、甘草同煎服。

铁粉　治头痛鼻塞，与龙脑同煎服。

光明盐

［兽人类］

犀角　治伤寒引起的头痛寒热，各种热毒气痛。

童尿　治寒热导致的剧烈头痛，取一小杯，加葱，豆豉煎服，陶弘景高度评价过这种方法。

［风寒湿厥］

［草谷菜果类］

芎䓖　治风邪入脑导致的头痛，为行气解郁的必用之药。治风热、气虚引起的头痛，可研末，用茶送服。治偏头痛，可泡酒内服。治突发头痛昏厥，与乌药同研末内服。

防风　治头痛日久不愈，时发时止的头面风。治偏正头痛，与白芷同作蜜丸内服。

天南星　治风痰导致的头痛，与荆芥同作丸内服。治痰气头痛，与茴香同作丸内服，治妇女头风，可研末以酒送服。

乌头　附子　泡酒服，与豆同煮内服，治头痛日久不愈，时发时止的头风。与白芷同研末内服，治风毒头痛。与川芎或高良姜同服治风寒头痛。与葱汁同作丸或同钟乳、全蝎共作丸，治气虚头痛。与全蝎、韭根同作丸，治肾厥头痛。与釜墨同用治痰厥头痛。

天雄　治头痛日久不愈，时发时止或一触即发的头面风。

草乌头　治偏正头痛，与苍术、葱汁同作丸内服。

白附子　治偏正头痛，与牙皂同研末内服。治痰厥头痛，与半夏、天南星同作丸服。

地肤子　治头痛时自觉雷鸣之声，头面起核或肿痛红赤的雷头风，与生姜同研末，用酒送服，取汗法。

杜衡　治感受风寒，头痛初起，研末内服，促使出汗。

蒴藋　用酒煎服取汗法。

蓖麻子　与川芎同烧内服，取汗法。

萆薢　与虎骨、旋复花同研末内服，取汗法。

南藤　酿酒服，均治头面风。

通草　烧后研末，用酒送服，治洗头风。

菖蒲　治头痛日久不愈，时发时止，甚则一触即发的头风病兼有流泪。

杜若　治风邪入脑，头痛肿疼涕泪交加。

胡卢巴　治气逆头痛，与三棱，干姜同研末，用酒送服。

牛膝　治头痛。

当归　煮酒。

地黄　芍药　均治血虚引起的头痛。

藏蕤　天麻　人参　黄芪　均治气虚导致的头痛。

苍耳　大豆黄卷　均治头痛日久不愈，时发时止，甚则一触即发的头风痹。

胡麻　治头面风。

百合　治头风引起的头昏目眩。

胡荽　葱白　生姜　均治风寒之邪造成的头痛。

杏仁　治具有传染性，流行性的季节性多发病的天行时疫头痛，可解肌止痛。治风虚头痛欲裂，可研汁放入粥内食用，出大汗即可痊愈。

茱萸　主治足厥阴肝经头痛，呕吐痰涎，与生姜、大枣、人参同煎服。

蜀椒　枳椇

［木石虫兽类］

柏实　与上二药均主治头风病。

桂枝　治感受风邪引起的头痛出汗。

乌药　治由于气病引起的厥证头痛，以及产后虚弱头痛，与川芎同研末，用茶送服。

皂荚　治具有传染性、流行性的季节性病症兼头痛，烧后研末，与生姜、蜜同水送服，取汗法。

山茱萸　治头骨疼痛。

辛夷　伏牛花　空青　曾青　均治风邪侵袭引起的目昏头痛。

石硫磺　治肾厥头痛以及头风病，与消石同作丸服。或与胡粉同作丸服，或与食盐同作丸，与乌药同作丸服。

蜂子　全蝎　白僵蚕　用葱汤送服，或加高良姜，或用蒜研末内服，治痰厥、肾厥导致的头痛。

白花蛇　治风邪上入于脑引起的脑风头痛，以及偏头痛，与南星，荆芥各药共研末内服。

鱼鳔　治八种头风病，烧存性，研末，加葱，以热酒送服，喝醉后清醒即可痊愈。

羊肉　治大风邪上入头脑引起的头痛，出汗。

羊屎　治头痛时自觉雷鸣之声的雷头风，研末，酒送服。

［吐痰］

（包括风痰及痰饮。）

［外治］

谷精草　研末，吹鼻，调成糊状贴头，烧烟熏鼻。

玄胡索　与牙皂、青黛同作丸。

瓜蒂　藜芦　细辛　苍耳子　大黄　远志　荜茇　高良姜　牵牛　与砂仁、杨梅同研末。

芸薹子　皂荚　白棘针　制法与丁香、麝香相同。

雄黄　制法同细辛。

玄精石　消石　人中白　与地龙同研末，和羊胆作丸。

旱莲汁　萝卜汁　大蒜汁　苦瓠汁　均可吹鼻。

艾叶　揉烂作丸闻艾叶，可流出黄水。

蓖麻仁　与枣仁同卷纸卷内，塞鼻孔。

半夏烟　木槿子烟　龙脑烟　均熏鼻。

灯火　烧红突放水中粹之。

荞麦面　作成大饼，贴头部凉后反复更换，使其汗出。或作成小饼，贴四个眼角，同艾卷灸。

黄蜡　与盐调和作成头盔样，戴头上即可痊愈。

麝香　与皂荚同研末，放头顶，炒盐熨敷。

茱萸叶　蒸热作枕头枕，治大寒之邪上侵于脑引起的头痛，也可洗头。

桐木皮　冬青叶　石南叶　牡荆根　椹子皮　莽草　葶苈　鼓汁　驴头汁　均治头风病

全蝎　与地龙、土狗、五倍子同研末。

柚叶　制法同葱白。

山豆根　南星　制法同川乌。

乌头　草乌头　制法同栀子、葱汁。

乳香　制法同蓖麻仁。

决明子　与上七药均贴太阳穴。

露水　取八月初一早晨的露水。

桂木　阴雨天即发头痛，用酒调涂头顶及额部。

井底泥　与硝石、大黄同敷患处。

朴硝　治热邪引起的头痛，涂头顶。

诃子　与芒硝、醋同擦患处。

牛蒡根　与酒同煎成膏抹患处。

绿豆　作枕头，去头风病。决明子、菊花疗效都很明显。

麦面　治头皮虚肿，薄如包裹水，咀嚼后外敷效果良好。

栀子　与蜜同调和敷舌上，去风逐疾涎效果极佳。

眩晕

（眩是眼发黑，晕是头旋，均为气虚挟痰，挟火、挟风、或挟血虚，或兼外感四气导致的病症。）

[风虚]

[草菜类]

天麻　治目黑头旋，风虚内作，非天麻不能根除，为治疗风症的神药，取名定风草。治头风眩晕，消痰定风，与川芎同作蜜丸内服。

术　治头部突然眩晕，身体消瘦，吃土，与神曲同作丸内服。

荆芥　治头晕目眩。治产后血晕欲死，以童尿调服。

白芷　治因头风、血风导致的眩晕，作蜜丸内服。

苍耳子　治各类风症导致的头晕，作蜜丸内服。治女人因血风而致的头眩，懋闷不省人事，研末与酒同服，能通达顶门。

菊苗　治男女头风眩晕，脱发，喉中有痰，发作时昏倒。四月收子，阴干研末，每次以酒内服二钱。秋天采花泡酒，或酿酒内服。

蒴藋根　治头风眩晕，同独活、石膏水煎兑酒内服。治产后血晕，水煎内服。

贝母　治瑟瑟发抖恶风寒，并头晕目眩颈项强直。

杜若　治因风邪入脑，眩晕昏倒，视力减退，目视晾晾不见。

钩藤　平肝风熄心火，治头晕目眩。

排风子　治目赤头旋，同甘草，菊花共研末。

当归　治失血眩晕，与芎䓖同煎汤内服。

芎䓖　治头风眩晕。

红药子　治产后血晕。

附子　乌头　薄荷　细辛　木香　紫苏　水苏　白蒿　飞廉　卷柏　蘼芜　羌活　藁本　地黄　人参　黄芪　升麻　柴胡　山药均治风虚眩晕。生姜

[木虫鳞兽类]

松花　治头昏脑胀，泡酒内饮。

槐实　治风症引起的眩晕欲倒，口吐痰涎如醉酒，昏沉沉如坐舟车上。

辛夷　治眩晕，身悠悠如在车船上。

蔓荆实　治耳鸣头昏烦闷。

伏牛花　丁香　茯神　茯苓　山茱萸　地骨皮　全蝎　白花蛇　乌蛇　均治头风眩晕。

鹿茸　治眩晕，视一物为二物。取半两水煎兑酒，加入麝香内服。

驴头　治中风头眩，身体颤抖，因心肺两脏浮躁烦热，与豆豉同煮内服。

兔头骨及肝　羚羊角　羊头蹄及头骨　羊肉　牛胃　猪脑　猪血　熊脑　均主治风症导致的眩晕及身体瘦弱。

[痰热]

[草菜类]

天南星　治风痰导致的眩晕吐逆，与半夏、天麻、白面同煮作丸。

半夏　治痰厥所致的眩晕，与甘草、防风同煎服。治风痰导致的眩晕，研细末，入水中取沉淀粉末，加朱砂作丸内服。金花丸：南星、寒水石、天麻、雄黄、白面同煮作丸内服。

白附子　治风痰。同石膏、朱砂、龙脑作丸内服。

大黄　治湿热眩晕，炒细末兑茶水内服。

旋复花　天花粉　前胡　桔梗　黄芩　黄连　泽泻　白芥子　治热痰导致的烦闷眩晕，与黑芥子、大戟、甘遂、芒硝、朱硝、朱砂同作丸内服。

[果木类]

橘皮　荆沥　竹沥　均治头风所致的头晕目眩，频频欲吐。枳壳　黄檗　栀子

[金石类]

石胆　治女人头晕，天旋地动，名叫心眩，不是血风症。以胡饼和剂，切小块焙干，每次服一块，竹茹汤送下。

云母　治中风寒热，如坐舟船上。与恒山同服，吐出痰涎。

石膏　治风热眩晕。

铅　汞　结砂

硫磺　消石　均除上焦壅盛下焦虚衰，痰涎壅塞之眩晕。

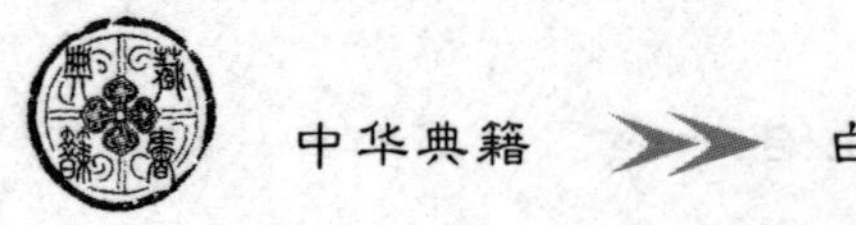

朱砂 雄黄

［虫禽类］

白僵蚕 均治风痰眩晕。

鹘嘲 治头风目眩，经炮炙每食一枚。

鹰头 治头目虚弱眩晕，同川芎共研末内服。

鸱头 治头风眩晕。与蔺茹、白术同作丸内服。

［外治］

甘蕉油 治吐痰饮。

茶子 治头中鸣响，研细末吸入或吹入鼻内。

眼 目

（包括赤目传变，内障昏盲，外障翳膜，异物伤目等眼部病症。）

［赤肿］

［草部类］

黄连 治眼部赤肿，泻肝胆心火，不能长久服用。治赤目痛痒，泪出差明怕日，可将引药蘸鸡子白点眼。蒸人乳点眼。与冬青同煎汤点眼。同干姜、杏仁共煎外点。以水调匀贴脚心。 治眼弦赤烂，与人乳，槐花、轻粉同蒸熨患处。治风热盲翳，羊肝丸内服。

胡黄连 浸泡在人乳中，点赤眼，小儿人涂脚心。

黄芩 消红肿淤血。

芍药 治目赤涩痛，可补肝明目。

桔梗 治目赤肿痛。如肝风内盛，黑睛疼痛，与牵牛丸同服。

白牵牛 治风热赤目，与葱白同煮作丸。

龙胆 治眼部红肿，瘀肉攀睛高起，痛下可忍，可除肝胆邪热，消除黄疸，协助柴胡，作为治疗眼痰的必用之药。夏天眼涩，与黄连汁同点眼。治漏脓证，与当归共研细末内服。

葳蕤 治眼痛，眼角赤烂流泪。目赤涩痛，与芍药、当归、黄连同煎汤洗眼。

白芷 治赤目红肿，胬肉攀睛，头风侵目而痒痛泪出。治一切目痰，与雄黄同作丸内服。

薄荷 主祛风热。治眼弦赤烂，泡姜汁中，研细末，泡水洗眼。

荆芥　治头目一切风热疾患，研末，酒送服。

蓝叶　治目赤热痛，与车前草、淡竹叶同煎洗患处。

山茵陈　治目赤肿痛，与车前子研末内服。

王瓜子　治赤目痛涩，与槐花、芍药同作丸内服。

香附子　治肝虚目痛。羞明怕日，与夏枯草同研末，砂糖水送服。治头风睛痛，与川芎共研末，茶水送服。

防己　治眼目突发剧痛，以酒洗三次，研末内服。

夏枯草　可补养足厥阴肝经血脉，故治眼目疼痛，有神效。

菖蒲　治疗各种眼目赤肿，捣汁熬膏点眼，与盐混合，外敷治针眼。

地黄　治血热导致的目赤，该药煮粥食用。治突发眼赤疼痛，新生儿目赤，均以地黄贴患处。

地肤子　治风热目赤，与地黄同作饼，晒干研末内服。

苦参　细辛　均主明目，益肝胆，可治风眼泪下。

黄芪　连翘　熏洗治眼弦赤烂。

大黄　均主治热毒内盛，目赤肿痛。

赤芍药　白芨　防风　羌活　白藓皮　柴胡　泽兰　麻黄　均主治风热导致的赤日肿痛野狐丝草汁　积雪草汁　瞿麦汁　车前草汁　均可点眼治目赤。其叶也可贴患处。

千里及汁　可点眼角治眼弦赤烂。

覆盆草汁　滴眼治眼弦赤烂，并去眼中细小虫丝。

五味子　与蔓荆子同煎汤，外洗治眼弦赤烂。

艾叶　同黄连煎汤，外洗治目赤。

附子　治突发目赤肿痛，研极细末，取小米粒大小量放入眼内。

高良姜　研细粉吸入或吹入鼻腔内治赤眼。

狗尾草　治目赤，主去恶血。

石斛　与川芎同研细粉，吹鼻，治倒睫毛。

木鳖子　塞鼻腔内，治倒睫毛。

［谷菜类］

粟泔淀　与地黄同贴或熨赤眼部位。

豆腐　热贴赤目部。

黑豆　以口袋盛泡热水揉熨患眼数十次。

烧酒　外洗治赤眼。

生姜　治突发目赤肿痛，取生姜汁点眼。

干姜　治慢性目赤及流冷泪发痒，泡水洗眼。研极细粉末点眼，效果极佳。或干姜末贴脚心。

东风菜　治肝热导致的眼赤，制成羹食用。

荠菜　枸杞菜

［果部类］

西瓜　晒干，研末内服。

石莲子　治目赤肿痛，与粳米同作粥食用。

梨汁　点眼治胬肉攀睛。治目赤，再加腻粉、黄连末。

甘蔗汁　与黄连同煎汤，点眼，治突发目赤肿痛。

杏仁　与古钱同埋地下，待化为水点眼治赤脉传睛。与腻粉同点眼，治小儿血眼。油烧烟，外点治初生儿赤眼。

酸榴皮　点眼，治流泪症。

盐麸子

［木部类］

海桐皮　山矾叶　与生姜同泡热水中。

黄栌　均可洗眼治风热赤眼。

桐油　治风毒赤眼。

秦皮　洗眼治目赤肿痛。治突发赤眼肿痛，与黄连、苦竹叶煎汤内服。

黄檗　治目赤肿痛，主泻阴火。治天行赤目，可泡热水熏洗。婴儿目赤，泡人乳中点眼。

栀子　治目赤肿痛，可明目。

枸杞根皮　外洗，治天行赤目。

楮枝灰　泡水外洗，治赤眼。

榉皮　外洗，治飞血赤目。

栾华　治目痛，眼弦赤烂肿痛，与黄连同煎汤，点眼。

槐花　主治目赤。治初生儿目赤，可用槐树枝磨铜器，取汁外点。

冬青叶　与黄连同熬膏，外点治各种赤眼，冬青子汁，也可与朴硝同点眼。

木芙蓉叶　以水调和，贴太阳穴，治赤目肿痛。

丁香　治疗眼部的各种疾患。与黄连同煎汤，取人乳点眼。

蕤核仁　与胡粉、龙脑同研极细末，点眼角治睑弦赤烂。

郁李仁　与龙脑共研极细末，外点治目赤。

淡竹沥　点眼治目赤。

荆沥　点眼治目赤。

诃黎勒　磨极细，与蜜同点，治风眼赤目。

桑叶　治目赤涩痛，研末，卷纸卷内烧烟熏鼻腔。

白棘钩　外点，治倒睫毛。

青布　治目痛干涩以及疹后目赤有翳膜。炮炙后乘热睡时揉熨患眼。

［水土类］

热汤　治目赤。

白垩　治脸弦赤烂、倒睫毛，与铜青泡汤外洗患处。

古砖　泡茅厕尿液中，取出曬干取霜点眼治目赤。

［金石类］

金环　铜匙　均治风热目赤。

玛瑙　揉熨赤烂睑弦。

水精　玻璃　揉熨赤目肿痛处。

玻璃　泡水，揉熨治目赤。

盐药　外点治风热赤眼，睑弦赤烂。

炉甘石　用火煅，童尿淬，研极细末，外点治风湿烂眼。与朴硝同泡，外洗治风热赤目。

芒硝　外洗治风热赤眼。

白矾　与铜青共洗治风毒赤眼。用甘草水调，贴眼胞，消除红肿。

青矾　外洗治睑眩赤烂以及倒睫毛，卖发赤眼。

石胆　外洗治风热赤眼，可止疼。

绿盐　同蜜调，外点治初儿赤眼。

光明盐　牙消　消石　外点治赤眼疼痛。

卤硷　与青梅、古钱同泡汤中，外点治风热赤目，用纸包放通风处，每日外点患处，可治一切眼病。与石灰、醋同调外敷患处，治倒睫毛。

古钱　与姜汁磨极细，点眼治赤目肿痛。与蜜磨，艾叶熏后，点眼，治赤目肿痛及眼疮。

铜青　与水调和，艾叶将其熏干，贴患处治睑眩赤烂及泪流不止。

无名异　用其点灯，以烟熏治倒睫毛。

石燕　用水磨极细，外点治倒睫毛。

铅丹　与乌贼骨同研极细末，用蜜调，外点治目赤。贴太阳穴，止红肿疼痛。

土朱　与石灰同研末，外贴患处治赤目肿痛。

玄精石　治赤脉攀睛，与甘草同研末内服。治目赤涩痛，与黄檗共研极细末点眼。

井泉石　治风毒赤目，与谷精草、井中苔、豆豉共为末内服。治眼眩红肿，与大黄、栀子同内服。

石膏

[虫部]

五倍子　主治风毒赤眼，睑眩赤烂，研末外敷。或烧后入黄丹中。与白善土、铜青泡水外洗患处。与蔓荆子同煎外洗。将其中的虫体，与炉甘石共研极细末，外点患处。

泥中蛆　洗净、晒干、研末，贴患处治目赤。

蝇　治倒睫毛。吹鼻。

人虱　治倒睫毛，取其血点眼。

[介鳞类]

穿山甲　治倒睫，与羊肾同炮炙后吸鼻，治目赤，烧烟熏患处。

守宫粪　涂眼部，治睑眩赤烂。

田螺　加盐使其化为汁，点眼治肝热目赤，加黄连、珍珠，可止眼痛，加铜绿，外点治睑眩赤烂。

海螺　同上

蚌　治目赤、目暗，与黄连同捣汁，点眼。

海螺蛸　与铜绿同泡水，外洗治妇女血风验证。

鲤鱼胆　青鱼胆

[禽兽类]

乌鸡胆　鸭胆　鸡子白　均点眼治目赤。

鸡卵白皮　治赤眼肿痛，与枸杞白皮同研细粉吸鼻。

鸡冠血。点眼，治流泪症。

驴乳　泡黄连中，点眼治风热赤目。

驴尿　与盐同调，点眼治胬肉攀睛。

猪胆　犬胆　羊胆　用蜜蒸九次。

熊胆　与上三胆均点眼治目赤。

猬胆

[人部类]

小儿脐带血　点眼治痘风验证。

人乳汁　点眼治目赤多泪，与麻雀粪调和，点眼治胬肉攀睛。

人尿　外洗治目赤。

耳塞　治一切眼病。

头垢　点眼治目赤。

[昏盲]

[草部类]

人参　主益气明目。治酒精中毒目盲，用苏木汤调人参末内服。小儿因受惊吓，瞳仁不正，与阿胶同煎内服。

黄精　主补肝明目，与蔓荆子蒸九次晒九次，共研末，每日一次内服。

苍术　主补肝、明目，与熟地黄作丸同服。或与茯苓丸同服。治青盲、雀目，与猪肝或羊肝，粟米汤同煮内服。治目昏干涩，与木贼同研末内服。治小儿目涩不开，与猪胆同煮作丸内服。

玄参　主补肾、明目。治赤脉攀睛，用猪肝蘸去参末内服。

当归　治内虚眼昏暗，与附子作丸同服。

青蒿子　治目、涩，研末，每日服一次。久服则目明。

枲耳子　研细末，入粥食用，可明目。

地黄　主补阴，治视力减退，目视𥇦𥇦。主站肾明目，与椒红作丸同服。

麦门冬　主明目轻身，与地黄，车前草作丸同服。

决明子　除肝胆风热，退目赤白膜及青盲。主益肾明目，每早服一匙，百天后夜间可视物发光。主补肝明目，与蔓荆子、酒同煮研末，每日一服。治年久失明、青盲、雀目，可研末，米汤送服，或加地肤子作丸内服。

地肤子　主补虚明目，与地黄同研末作丸内服。地肤子苗叶，煎汤外洗治雀盲。目暗涩疼。地肤子取汁，点眼治异物伤目。

车前子　主明目，去肝经风邪热毒导致的目赤翳障，头痛泪出。治风热目暗，与黄连研末内服。治目昏翳障，补肝肾，与地黄、菟丝子同作丸内服，取名驻景丸。

蒺藜　治失明多年，研末，每日一服。

菟丝子　主补肝明目，泡酒作丸内服。

营实　治目热昏暗，与枸杞子、地肤子同作丸内服。

千里及　可退热明目，与甘草同煮服。

地衣草　主治雀目，研末内服。

葳蕤　治眼见黑花，视物昏暗赤痛，煎汤每日一服。

淫羊藿　治病后青盲，与淡豆豉同煎服。治小儿雀盲，可与蚕蛾、甘草、射干共研细末，放入羊肝内煮熟食用。

天麻　芎䓖　蘼芜　均补肝明目。

白术　治流泪症。

菊花　治风热导致的目疼、泪出，主养目去盲，可作药枕明目。菊叶功效同上。

五味子　主补肾明目，治瞳仁散大证。

覆盆子　主补肝明目。

茺蔚子　可益精明目。瞳仁散大的病症勿用。

木鳖子　治疳积目盲，与胡黄连作丸内服。

龙脑　薄荷　治暑天目昏，取汁点眼。

箬叶灰　过滤取汁，洗患处，治各种眼病。

柴胡　治视物昏暗，与决明子同研末，用人乳调和外敷眼部，久敷视物清晰。

荠苨　地榆　蓍实　艾实　牛蒡子　蓼子　款冬花　瞿麦　通草　柴胡　细辛　鳢肠酸浆子　萱草　槌胡根　茳草实

［谷菜类］

赤小豆　腐婢　白扁豆　均可明目。

大豆　主治肝虚目暗，用牛胆盛大豆，每晚服二十一粒。

苦荞皮　与黑豆、绿豆皮、决明子、菊花共作药枕，到年老均可眼明。

葱白　归肝经益眼目，可清除肝中邪气。

葱实　煮粥内服，可明目。

蔓菁子　主明目益气，使人视物清晰。水煮三遍，去苦味，晒干研末，水送服。或用醋煮，或醋蒸三遍，研末内服，治青盲，十人九愈。或加决明子，用酒煮；或加黄精，蒸九次晒九次。花研末内服治虚劳目暗。

芥子　治雀盲，炒成末，与羊肝同煮内服。抹入眼中去翳膜。

白芥子　涂脚心，可引热下行，预防痘疹入目。

荠菜　菥蓂　苋实　苦苣　莴苣　翘摇　冬瓜仁　木耳

［果部类］

梅核仁　胡桃　均主明目。

石蜜　主明目，治目赤翳膜，与巨胜子同作丸内服。

枣皮灰　与桑皮灰同煎汤外洗，可明目。

椒目　治多年眼前黑花飘荡等内障，与苍术作丸内服。

蜀椒　秦椒

［木部类］

桂　辛夷　枳实　山茱萸　均主明目。

沉香　治肾虚目昏暗，与蜀椒作丸内服。

桐花　治眼见禽虫飞走等内障，与酸枣、羌活、玄明粉同煎内服。

槐子　久服清热明目止泪，煮服，或入牛胆中风干后吞服，或同黄连研末作丸

内服。

五加皮　主明目。泡酒，治眼球偏斜目更佳。

牡荆茎　治青盲，与乌鸡同作丸内服。

黄檗　治视物昏暗。每早漱口洗眼终生不患眼病。

松脂　治肝虚泪流，酿酒饮用。

椿荚灰　每月按时洗头，可明目。

槵子皮　洗头，可明目。

桑叶及柴灰　柘木灰　均定期煎水洗眼，主明目，治青盲症。

蔓荆子　主明目除昏，止目痛。

蕤核　与龙脑同研极细末，点眼，治一切风热引起的目暗昏花等内障病症。

梓白皮　主治眼中疾患。

石南　治小儿受惊吓导致的瞳仁不正，目偏视，名为通睛证。与瓜丁、藜芦共研细末吹入或吸入鼻腔。

秦皮　逐折　栾荆　木槿皮　桑寄生　均洗眼。

苦竹叶及沥　天竹黄　芦荟　密蒙花

[金石类]

银屑　银膏　赤铜屑　玉屑　铁精铅灰　均摩擦牙齿洗眼目。

炉甘石　治眼暗昏花，与黄丹炼蜜为丸。

钟乳石　赤石脂　青石脂　长石　理石　均可明目。

石膏　主祛风热。治雀盲夜盲，与猪肝同煮食用。如风寒邪气侵入头部，使血液凝滞造成眼部畏惧风寒的眼寒证，与川芎、甘草研细末内服。

丹砂　治眼目昏暗等内障以及瞳仁散大。与慈石，神曲同作丸内服。

芒硝　定时洗眼可明目。

黄土　治突发失明，泡水外洗患眼。

食盐　外洗双眼，可明目止泪。

戎盐　慈石　石青　白青　石硫青

[水部类]

腊雪　明水　甘露　菖蒲及柏叶上露

[虫、介、鳞部类]

萤火　均主明目。

蜂蜜　治目赤胀痛。治肝虚雀盲，与蛤粉，猪肝同煮食。

蚌粉　治雀目夜盲，与猪肝、米泔水同煮食。其功效与夜明砂相同。

哈粉　治雀盲，炒干研末，用油蜡调和作丸，与猪肝同煮内服。

玳瑁　迎风流泪属肝肾虚热。与羚羊角、石燕子同研末内服。

珍珠　与鲤鱼胆、白蜜同调和点眼，治肝虚雀目。

鲫鱼　治热病导致的眼目昏暗，煮熟食用，如胬肉攀睛，可外贴患处。

鲤鱼脑　与胆调和外点治青盲。

青鱼睛汁

[禽兽类]

乌目汁　与青鱼睛汁均可点眼治雀目。

鹳鹆睛汁　鹰睛汁　均主治眼病，可视物清晰望极远物体。

鹤脑　与天雄、葱子同服，可明目治雀盲。

雀头血　点眼治雀目。

伏翼　主治目痒疼痛，夜能视物。将血及胆滴眼中。

雄鸡胆　治异物伤及眼目，与羊胆，鲤鱼胆同点眼。

乌鸡肝　治风热目暗，作羹内服。

鸠　主补肾，益气，明目。

猪肝　主补肾胆目。治雀目，与海螵蛸，黄蜡同煮内服。或同石决明、苍术共研末煮服。

青羊肝　去肝风清虚热，治目暗赤痛以及热病后失明，可生吃，另可泡水贴患处。如治青盲，与黄连、地黄同作丸内服。治小儿雀目可与白牵牛同研粉末煮食，或与谷精草同煮食。治目赤失明，与决明子、蓼子共研末内服。治风热导致的双目昏暗，眼生翳膜，用生品捣成末，与黄连作丸内服。治不能远视，与葱子同研末，煮粥食。治视物模糊，目视𥆨𥆨，可煎汤乘热熏眼。

牛肝　主补肝明目。

兔肝　治风热上致于目导致的视物不清，眼目昏暗，煮粥内服。

犬胆　治肝虚目暗，与萤火虫共研极细末点眼。治漏睛脓出，上伏天以酒送服。

牛胆　主明目，与槐子同泡吞服；与黑豆同浸吞服。和柏叶、夜明砂同作丸内服。

鼠胆　点眼治青盲雀目。鼠目，与鱼调成膏点眼，可明目。鼠屎，主明目。

白犬乳　点十年眼可治青盲。

醍醐　外敷头部，可明目。

牛涎　点眼治物击伤目破睛。

鹿茸　主补虚明目。

羖羊角　均主明目。

羚羊角　均主明目。

[人部类]

天灵盖　治青盲。

[翳膜]

[草部类]

白菊花　治病后生眼翳，与蝉花同研细末内服。治瘢疹入眼生翳膜，同绿豆皮、谷精草研末，煮柿干内服。

淫羊藿　目昏生翳，同王瓜末同服。

茼实　治眼翳、胬肉攀睛、倒睫毛，与猪肝同作丸内服。

谷精草　治去翳膜，与防风同研末内服。治痘疹后生翳，与猪肝作丸同服。

天花粉　治疹后翳障，与蛇蜕、羊肝同煮食用。

羊肝　覆盆子根　研极细末，点眼治痘疹入眼生翳膜。

白药子　治疳积入目生翳膜，与甘草、猪肝同煮食。

黄芩　治肝热导致的眼生翳膜，与淡豆豉井研末，同猪肝煮食。

水萍　治痘疹入眼，羊肝煮汁，与水萍调成粉末内服，服十天可见效。

番木鳖　治痘疹入目，与脑、麝香同研细末吹入耳道。

马勃　治瘢疹入目，与蛇皮、皂角子共煅，研末内服。

贝母　研极细末点眼治翳膜。与胡椒同研细末可止泪。与真丹共点眼治胬肉攀睛，或同丁香共用。

麻黄根　治内外障及眼翳，与当归，麝香研细粉末吹鼻。

鳢肠　与蓝叶同泡油中摩擦头顶，可生头发去翳膜。

牛膝叶　取汁，点眼治目中津液结聚，状如珠管的目珠管证。

青葙子　治肝热赤障，翳膜肿胀及青盲。

败酱　治赤目翳障，胬肉攀睛。

白豆蔻　治眼生翳膜，主利肺气。

木贼　主退眼翳。

荠根　与同类药点眼治翳障。

鹅不食草　可采用吸鼻、塞耳道、贴眼皮等多种方法，为去翳障的神药。

景天花汁　仙人草汁

[菜谷类]

苦瓠汁　与景天花汁、仙人草汁均可点眼治翳膜。小的苦瓠葫芦也可去翳障。

荠根　主明目去翳膜。睡时放入眼角，长期使用翳膜可自行脱落。荠实，主治目

痛、青盲、翳障，长久服用视物清晰。

菥蓂子　治目痛泪出，主益精，去胬肉。研极细末，临睡时点眼。

苋实　治青盲、眼翳，眼前生黑花，主去肝经热邪。

马齿苋　治目中息肉、肤翳、青盲、白翳。取其子研末，蒸熟乘热熨患处。

兰香子　去眼翳，煎汤内服。

黑豆皮　治痘后翳。

绿豆皮　治痘疹入眼生翳膜。与谷精草、白菊花共研末，同柿饼、小米泔水共煮内服，疗效极好。

[果木类]

杏仁　去油，放入铜绿，点眼治翳膜。放入腻粉，点眼治胬肉攀睛。

李胶　治翳膜，主消肿定痛。

蘡薁藤汁　点眼治热翳，去白障宿翳。

龙脑香　主明目，去翳膜之轻症，内外障。每天点数次，或加蓬砂吸鼻。

密蒙花　主治青盲、肤翳，赤目涩痛，眵多液混、赤脉贯睛，疳积入目，主润肝燥，与黄檗作丸内服，去翳障。

楮实　治肝热生翳，研细末每日一服。与荆芥同作丸内服治目昏。楮叶研极细末，与白皮灰，加入麝香，点眼治一切翳膜。

楸叶　煨取汁熬稠，点眼点，小儿翳膜。

枸杞汁　点眼，治风邪导致的赤膜昏疼。榨油点灯可明目。

蕤核　去心腹邪热，治目赤肿疼，眼眩赤烂泪出。与黄连研极细末，点眼，治风眼翳膜。与蓬砂、或青盐、猪胰同调，点眼治翳膜。

没药　治目翳昏疼红赤。主肝血不足。

乳香　琥珀　抹眼，治眼翳。

[水土类]

井华水　洗眼治翳膜轻症。泡眼，治目睛突出证。

白瓷器　煅，研细末。

东壁土

[金石类]

锡吝脂　珊瑚　玛瑙　宝石　玻璃　菩萨石　均点眼治翳障。

古文钱　磨出汁，点眼去翳膜及暴盲。

丹砂　抹眼去眼翳，点眼去胬肉。与贝母同研极细末点眼治珠管。

轻粉　点眼去翳膜。与黄丹同研细粉吸入或吹入鼻腔，治痘疹后生翳膜。

粉霜　治痘疹入眼生翳膜，同朱砂用水调和塗耳道中。

炉甘石　主明目，去翳膜，退目赤，燥湿邪。煅成红色，泡七次童尿，加入龙脑点眼，治一切眼疾。或加黄连水煎煮，效果也佳。与硼砂、海螵蛸、朱砂同研极细末，点眼，治眼翳，视物昏暗，眼眩赤烂。

空青　作浆点眼，治青盲，翳障。瞳仁破损，用此药可恢复视力，治一切眼疾，可与黄连、槐芽、龙脑同研细末吹鼻。治轻症眼生翳膜可同蕤仁点眼。治翳膜，与矾石、贝子同点眼。

曾青　治一切风热邪气引起的眼病。与白姜、蔓荆子、防风共研细末吹入或吸入鼻腔。治瘢疹入眼，与丹砂，蛴螬同点眼。

密陀僧　治从瞳神内映出白色，如冰光白色，环遮瞳仁的浮翳多泪。

花乳石　治患病多年的翳障，与川芎，防风各药同点眼。

井泉石　治小儿疳积内热，雀目青盲及翳障，与石决明同服。

玄精石　治赤目失明障翳，同石决明、蕤仁、黄连、羊肝作丸内服。

越砥　磨成汁点眼治翳膜、青盲并止疼痛。

铅丹　治一切眼疾。与蜜同熬点眼。与乌贼骨同点眼治目赤生翳膜。同白矾共点眼治翳障。同鲤鱼胆共点眼，治目中津液变生结聚，状如珠管的目珠管。与轻粉同吹耳，治痘疹入目生翳膜。

石燕　磨极细，点眼，治翳障，毛倒睫。

石蟹　磨极细点眼，治青盲，较轻的翳膜及丁翳。

矾石　点眼。治翳障。胬肉。

硇砂　治翳膜，胬肉，有时加入杏仁。

硼砂　点眼，治眼翳胬肉，与片脑共用。

绿盐　点眼，治翳障消目赤止痛。

芒硝　点眼，治翳障，去目赤肿痛，有时加黄丹、龙脑，麝香。

消石　与黄丹，片脑同点眼去翳膜。

浮石

[中鳞介部类]

蚕蜕　与同类药均去翳障。

蝉蜕　治目昏翳障，煎水内服。治产后生翳膜，可研末，羊肝汤送服。

芫青　去陈旧性的翳膜，与樗鸡、斑蝥、硼砂、蕤仁点眼。

樗鸡　蛴螬汁　滴眼治翳障白膜。

蛇蜕　治突生翳膜，与面调和烤熟研末开水冲服。治痘疹后生翳膜可与天花粉、羊肝同煮内服。

蚺蛇胆　点眼去翳膜。

乌蛇胆　治风热毒邪造成的翳障。

鲤鱼胆　青鱼胆　均点眼去翳膜。或加黄连、海螵蛸；或加鲤鱼腮、牛胆、羊胆、熊胆、麝香，与决明子同作丸内服。

海螵蛸　点眼、治一切浮翳及热泪流出。治伤寒热毒之邪攻于眼目而生翳膜，加片脑。治赤脉贯睛加辰砂，黄蜡作丸放入眼中。治小儿疳积入眼流泪不止，加牡蛎、猪肝同煮内服。

鳗鲡血　鳝血　均点眼治痘疹入眼生翳膜。

鲛鱼皮　主去翳膜，功效同木贼。

鱼子　加在治翳障及胬肉攀睛药物中使用。

石决明　主明目去翳。与甘草、菊花同煎内服治眼目畏光，涩痛难睁之羞明证。与海蚌、木贼同煎水内服，治肝虚导致的翳障。与谷精草同研粉，蘸猪肝内服，治疹后生目翳。

珍珠　点眼去翳膜。同左缠根，治异物入目。

紫贝　用生品研细末，与猪肝同煮内服，治痘疹入目生翳膜。

白贝　烧碎研末，点眼，治眼花及翳障疼痛。

珂　点眼治翳障，或入片脑，枯矾。

螺蛳　经常食用，可去疹后翳膜。

牡蛎

［禽兽类］

抱出鸡卵壳　点眼去翳膜，及痘疹入目。

雀　入治内外障翳的丸药中。

雀屎　点眼，治胬肉攀睛，赤脉贯睛，立即见效，又去目赤热肿及红白翳膜。

五灵脂　治血液溢滞在黑睛与黄仁之间的血贯瞳仁证。如与海螵蛸同研末，蘸猪肝内服，治翳膜之轻症（即浮翳）。

夜明砂　治目盲翳障，可入猪肝中同煮食。

胡燕屎　猪脂　均点眼治翳膜。

猪胆皮灰　点眼治翳膜，不过三、五次即愈。

猪血　点眼，治痘疹入目。

猪胰　与蕤仁同点眼治翳膜。

猪鼻灰　治目中生翳膜，水煎内服。

猪悬蹄　炒，与蝉蜕、羚羊角同研细粉内服，治瘢疹入目生翳膜，另可烧灰泡开水外洗患处。

羊胆　点眼治青盲赤障，白色的翳障，风眼流泪，眼眩赤烂，病后失明等病症。

羊睛　点眼治翳膜红赤。或与白珠共磨汁点眼。

白羊髓　点眼治赤眼后生翳。

熊胆　主明目除翳，清心平肝。加水融化点眼。

像胆　功效同熊胆。像睛，与人乳调和滴眼。

獭胆　治目翳及眼前生黑花，似飞蝇上下飞舞，视物不清等内障，可加入点眼药物中。

兔屎　去较轻的翳膜，痘疹后生翳。晒干，以茶送服一钱，或加槟榔同研末。

羚羊角　犀角　主清肝明目。

麝香　虎骨

[人部类]

人唾津　主退翳膜。

爪甲　刮极细末点眼治翳障，痘疹后生翳，可加朱砂。治目变生结聚，状如珠管的目珠管，可烧灰，与贝子灰，龙齿末同调和。

胞衣　烧灰点眼，治目赤生翳膜。

[诸物眯目]

地肤汁　猪脂　牛酥　鲍鱼头　均煮汁。

鸡肝血　均点眼治各种异物入目。

蚕沙　治各种异物入目，开水送服十枚。

甑带　治沙石入目，开水送服一钱。

珍珠　珊瑚　宝石　豹皮　均可擦去灰尘沙石入眼。

乌鸡胆　点眼，去尘沙迷眼。

食盐　治尘沙入眼，泡水洗眼。

羊筋　鹿筋　新桑白皮　治灰尘等异物入目，咀嚼后入眼可粘出。

兰香子　去尘物入日，放入眼中可粘出。

墨汁　点眼，去飞丝、灰尘、稻麦芒屑入目。

蘘荷根汁　粟米　咀嚼出汁。

豉　泡水。

大麦　煮汁，以上药物均可外洗治麦子水稻芒屑入目。

白菘汁　蔓菁汁　马齿苋灰　藕汁　柘浆鸡巢草灰　浸水中成汁。

人爪甲　均点眼去飞丝入目。

菖蒲　塞鼻孔，去飞丝入目。

瞿麦　治异物入目未出引起的翳膜，与干姜同研末每日一服。

耳

(耳鸣，耳聋，有肾虚，气虚，郁火，风热之分。耳痛是风热之邪所致。聤耳为湿热蕴结。）

［补虚］

［草谷类］

熟地黄　当归　肉苁蓉　菟丝子　枸杞子治肾虚导致的耳聋。以上各种补肾阳药均可相互通用替代。

黄芪　白术　人参　治气虚耳聋、耳鸣，各种补气补脾药均可互相替代通用。

骨碎补　治耳鸣，研末，与猪肾同在热灰中煨后食用。

百合　研末，每日一服。

社日酒

［果木类］

干柿　与粳米、豆豉同煮粥，每日一服治耳聋。

柘白皮　酿酒，主治风邪乘虚侵入经脉，使其壅塞不通所致的耳聋。

牡荆子　泡酒中，治耳聋。

茯苓　治突发耳聋，与黄蜡一同嚼碎。

山茱萸　黄檗

［石禽兽类］

慈石　主养肾气，治耳聋。治老人耳聋取慈石计与猪肾同作羹内服。

鸡子　作酒，止耳鸣。

猪肾　煮成粥服，治耳聋。

羊肾　主补肾治耳聋。羊脊骨与慈石、白术各药煎汤内服。

鹿肾　鹿茸角　均补肾虚治耳聋。

［解郁］

［草部类］

柴胡　主去少阳经脉的郁火导致的耳鸣、耳聋。

连翘　主治耳鸣，可除少阳经脉及上中下三焦的郁火。

香附　治突发耳聋，炒，研末，莱菔子汤送下。

牵牛　治肝郁气滞导致的耳聋，与猪肾同入热灰煨内服。

栝楼根　煮汁酿酒内服治耳聋。

黄芩　黄连　龙胆　卢荟　抚芎　芍药　木通　半夏　石菖蒲　薄荷　防风　主

治风热郁火所致的耳鸣，风肝郁气滞、风火壅盛之病症，均可用此类药。

[金石类]

生铁　治内热极甚所致的耳聋，将其烧红淬放酒中然后饮之，并用慈石塞耳孔。

空青　白青

[中禽类]

蠮螉　均治耳聋。

全蝎　治耳聋，用酒送服一钱，以可听到水流声为有效。

乌鸡屎　治突发耳聋，与乌豆同炒，放酒中取汁治愈为止。

[外治]

[草木类]

木香　泡麻油中，油煎，滴耳孔治耳聋，每日四五次。

预知子　治突发耳聋，加石榴酿酒滴耳孔。

凌霄叶　取汁滴耳。

地黄　骨碎补　均用热灰煨塞耳孔治耳聋。

菖蒲　与巴豆同塞耳。

附子　治突发耳聋，醋泡塞耳孔。或烧灰，与石菖蒲同塞耳治耳鸣。

草乌头　塞耳，治耳鸣、耳聋、耳痒。

甘遂　塞耳，并口含甘草。

蓖麻子　与大枣同作棍放入耳孔。

土瓜根　塞耳道，灸治耳聋。

经霜青箬叶　加入秦椒烧末，吹入耳道。

栝楼根　用猪脂煎，塞耳孔治耳鸣。

鸡苏　用生品两手揉搓。

巴豆　用黄蜡调和。

细辛　狼毒　龙脑　槐胶　松脂　制法同巴豆。均可塞耳孔治耳聋。

椒目　治肾虚导致的耳鸣，像流水般的钟磬敲击声，与巴豆，菖蒲、松脂同塞耳，一日一换，有神效。

胡桃　热灰中煨，研末乘热塞耳治耳聋，吃饭的一会儿功夫即可通畅。

芥子　用人乳调和塞耳治耳聋、耳鸣。

葱茎　插入耳孔治耳鸣。与蜜调水，滴耳治耳聋、耳鸣。

杏仁　蒸后取油滴耳。

石榴　放醋煨熟，加入黑李子、仙枣子，滴耳治突发耳聋。

生麻油　每日滴耳孔一次可取耵聍。

烧酒　耳中有干结成硬块的耳垢，疼痛不能触动。滴烧酒半小时即可夹出。

［石虫类］

慈石　放入少量麝香，淘洗后用鹅油调和，塞耳。与穿山甲同塞耳，并口含生铁。

消石　芫青　制法同巴豆、蓖麻。

斑蝥　制法同巴豆。

珍珠　均可塞耳。

地龙水

［鳞介类］

龟尿　蟹膏　吊脂　苟印膏　均滴耳治耳聋。

蚺蛇膏　花蛇膏　蝮蛇膏　均可塞耳治聋。

海螵蛸　与麝香同吹耳。

穿山甲　与蝎尾、麝香同调和黄蜡塞耳，治耳鸣耳聋。

鲤鱼胆、脑　鲫鱼胆、脑　乌贼鱼血

［禽兽类］

白鹅膏、膟　雁肪　乌鸡肪　鹈鹕油　鸊鷉膏　鼠胆　猬脂　驴脂　猫尿　人尿　均可滴治聋。

雀脑　兔脑　熊脑　鼠脑　均可塞耳治聋。

蚯蚓　同青盐、鼠脂共塞耳。

蚕蜕纸　麝香卷入，点烟熏耳治聋。

［耳痛］

［草木类］

连翘　柴胡　黄芩　龙胆　鼠粘子　商陆塞耳。

楝实　牛蒡根　熬汁。

蓖麻子　与楝实、牛蒡根均可涂耳部。

木鳖子　治耳道突发赤肿，与小豆、大黄同油调和外涂患处。

木香　用葱黄段蘸鹅油及木香末塞入耳道。

菖蒲　研末，炒熟敷患处，极有效。

郁金　泡水滴耳。

茱萸　与大黄、乌头共研末，贴脚心，可引热下行止耳鸣耳痛。

[水石类]

矾石　化成水。

芒硝　化成水。

磨刀水　与上二药均可滴耳。

蚯蚓屎　涂患处。

炒盐　作枕头枕着。

[虫兽类]

蛇蜕　治突发耳痛，有如虫在里爬行，或流血水、或干痛。烧灰吹入耳，疼痛立即停止。

桑螵蛸　烧灰掺和。

鳝血　滴耳。

穿山甲　与土狗同吹耳。

鸠屎　研末吹耳。

麝香　主通窍。

[聤耳]

[草木类]

白附子　与羌活、猪肾、羊肾同煨内服。

附子　红蓝花　与矾石同研末。

青黛　与香附、黄檗同研末。

败酱　狼牙　蒲黄　桃仁　炒。

杏仁　炒。

橘皮灰　加麝香。

青皮灰　楠材灰　槟榔　故绵　烧灰。

麻秸　烧灰。

苦瓠　烧灰。

车脂　与上药均可吹入耳道。

胡桃　与狗胆同研末塞耳。

柳根　捣碎外敷患处。

薄荷　捣汁。

青蒿　捣汁。

茺蔚　捣汁。

燕脂　捣汁。

虎耳草　捣汁。

麻子　捣汁。

韭　捣汁。

柑叶汁　与上药均可滴耳。

[土石类]

伏龙肝　蚯蚓泥　黄矾　白矾　制法同黄丹。

雄黄　制法同雌黄、硫磺。

炉甘石　制法同矾石、麝香。

浮石　制法同没药、麝香。

密陀僧　轻粉　均可吹耳。

硫磺　与黄蜡同调和作棍塞耳。

[虫兽类]

五倍子　桑螵蛸　蝉蜕灰　蜘蛛　全蝎　龙骨　穿山甲　海螵蛸　鸠屎　均可同麝香研末吹耳。

羊屎　与燕脂研末吹耳。

鲤鱼肠、脑　鳗鲡鱼骨　鱼鳍　鼠肝　并可塞耳去聤聍并引虫外出。

石首鱼枕　夜明砂　均可掺和放入耳道。

犬胆　与矾石同塞耳。

发灰　与杏仁同塞耳。

人牙灰　吹耳，治聤聍。

[虫物入耳]

半夏　用法同麻油。

百部　泡油。

苍耳汁　葱汁　韭汁、桃叶汁、姜汁　酱汁　蜀椒　石胆　水银　古钱　煎猪油脂。

人乳汁　人尿　猫尿　鸡冠血　均可滴耳。

鳝头灰　塞耳。

石斛　插耳内烧熏。

铁刀声　与上药均主治各种蚊虫入耳。

胡麻油　用胡麻油煎饼作枕头枕之。

车脂 涂患处。

绿矾 硇砂 制法功用与石胆相同。

龙脑 同上类均可吹耳。

羊乳 牛乳 牛酪 驴乳 猫尿 均可滴耳治蚰蜒入耳。

鸡肝 作枕。

猪肪 作枕枕之，与鸡肝均可治蜈蚣，蚊虫、蚂蚁入耳。

穿山甲灰 吹耳。

杏仁油 滴耳，均治蚂蚁入耳。

灯芯 泡油，治小虫、蚂蚁入耳。

鳝血 与皂角子虫同滴耳治蚊蝇入耳。

菖蒲 塞耳治跳蚤、虱子入耳。

稻秆灰 煎汁滴耳治虱入耳。

皂矾 治蛆入耳，可吹耳内。

田泥 治蚂蟥入耳可作枕枕之。

生金 治水银入耳，作枕枕之可引出水银。

薄荷汁 治水入耳中，滴耳。

面

（面肿为风热邪气所致。面紫赤为血热造成。疱是风热，即谷嘴。齇是血热，即鼻准红赤。皯黵为风邪停留于皮肤，痰饮渍泡于脏腑，即雀卵斑，女人名为粉滓斑。）

[风热]

白芷香 白附子 薄荷叶 荆芥穗 零陵香 黄芩 藁本香 升麻 羌活 葛根 麻黄 海藻 防风 远志 白术 苍术 均主治阴明经脉的风热。

菟丝子 泡酒内服。

葱根 主发散风热之邪气。

牛蒡根 可出汗治中风邪造成的面肿，或连及头颈、手足肿胀，研烂，用酒煎汤作成膏外贴患处，并内服三匙。

黑豆 治风湿内停导致的面肿，麻黄汤中加入黑豆，服用出微汗。

大黄 治头面肿大疼痛，用二两与僵蚕一两同研末，用姜汁调和作丸如弹子大小，内服。

辛夷 黄檗 楮叶 煮粥内服。

石膏 均祛风热邪气。

蟹膏　涂患处治面肿。

炊帛　放于做饭的陶器中蒸气熏面治浮肿，烧成的灰敷患处立即可消退。

［皻疱皯䵳］

［内治法］

葳蕤　常服，可去面上黑皯，使容貌美丽。

升麻　白芷　防风　葛根　黄芪　人参　苍术　藁本　均可通达阳明之阳气，去面部黑斑。

女菀　治面部黑斑，与铅丹同研末，用酒送服，男女各服二十天，黑色从大便排出。

冬葵子　与柏仁、茯苓同研末内服。

桑耳　研末内服。

苍耳叶　研末内服，与桑耳均可去颜面黑斑。

天门冬　与蜜同捣作丸，每日洗面，可去黑斑。

甘松香　与香附、牵牛共研末，每日一服。

益母草　火煅，研末，每日洗面。

夏枯草　烧灰，加红豆煎汤洗面。

续随子茎汁　洗面治面部黑斑，如换了一层皮肤。

蒺藜　苦参　白芨　零陵香　茅香　均洗面治面有黑斑的皯䵳。

蓖麻仁　与硫磺、密陀僧、羊髓同调和涂面部去雀斑。与白枣、大枣、瓦松、肥皂共作丸洗面。

山柰　与鹰屎、密陀僧、蓖麻仁同涂面，晚上涂早晨洗去，治雀斑。

白附子　主治颜面部各种风邪导致的多种疾病。治面色黝黑，用酒调和贴颜面，黑色自行消退。

白牵牛　用酒浸泡研末涂面部，可去粉滓斑。

括楼实　去手部面部皱纹，取悦润泽皮肤。与杏仁、猪胰研末涂面部，使人颜面肤色变白。

羊蹄根　治颜面生紫块，与姜汁、椒末、穿山甲灰共包裹擦患处。

土瓜根　治面色黑，面部生疮，研末晚上涂患处，百天后面部光彩照人。

白敛　与杏仁同研末涂患各，治雀卵斑，鼻准红赤的酒皻。

半夏　治面部黑斑，焙干研末，以醋调和涂颜面部。

术　泡酒，擦皯䵳及疱。

艾灰　以碱水烧艾灰，点患处治面色黝黑及黑痣。

山药　山慈菇　白芨　蜀葵花及子　马蔺花　杵烂，涂患处治鼻准红赤及疮。

菟丝子汁　涂患处。

旋复花　水萍　卷柏　紫参　紫草　凌霄花 细辛　藿香　乌头　白头翁　白薇　商陆

［谷菜类］

胡麻油　与上药均可涂颜面治皯黯，皻疱，粉刺等游走不定的风邪侵入面部导致的疾患。

胡豆　毕豆　绿豆　大豆　均可作为擦洗面部的用品，去皯黯。

马齿苋　洗颜面治疱及瘢痕。

着莛子　用醋泡擦颜面去雀卵斑，增面部光泽。

菰笋灰　泡酒，治鼻准红赤。

藋灰　点颜面患处，治皯黯。

胡荽　洗面治黑斑。

冬瓜仁、叶、瓤　均去皯黯，使皮肤光泽白皙。仁、作丸内服，面部白细如玉。内服冬瓜汁，消面部发热。

蔓菁子　落葵子。

［果木类］

李花　梨花　木瓜花　杏花　樱桃花　均加入面脂，去皯黯皱纹，使容颜美丽。

桃花　去雀斑，与冬瓜仁同研末，以蜜调涂颜面。治粉刺如小米粒大小，可与丹砂同研末内服，使面部红润。与鸡血同涂身及面部，使其光华清洁。

白柿　多食，去皯黯。

杏仁　治头面各种风邪造成的准鼻红赤及疱，可与鸡子白同涂患处。治两侧面颊赤痒，可多次擦洗。

李仁　与鸡子白同用，晚间涂抹，治皯黯，使容颜美丽。

银杏　与酒糟同嚼涂面，治皯黯皻疱。

乌梅　研细末，唾液调和涂面部。

樱桃枝　与紫萍、牙皂、白梅同煎汤洗面治雀斑。

栗荴　涂面部去皱纹。

橙核　晚间涂面治粉刺，面色黝黑。

柑核　蜀椒　海红豆　无患子　均可入擦脸药消减面色黝黑。

白杨皮　与桃花、白冬瓜子同服，消面黑使其变白。

木兰皮　治面热赤疱皯黯。酒泡百天，研细末内服，也可作为洗药。

菌桂　主养精神。长久服用面生光泽，有如儿童。

枸杞子　泡酒内服，消除皯疱。

山茱萸　治面疱。

栀子　治面红齇疮，也可作涂擦药用。

柳华　治面热黯黑。

桂枝　与盐、蜜同调涂患处。

龙脑香　与酥油调和，涂面部治鼻准赤红。

白檀香　磨汁涂面。

笃耨香　与附子、冬瓜子、白芨、石榴皮、同泡酒涂面。

没石子　磨汁。

檞若　洗面治齇疱。

桐油　与黄丹、雄黄同涂颜面治鼻准赤红。

白茯苓　与黄丹、雄黄同涂颜面治鼻准赤红。

白茯苓　与蜜调和涂面。

皂荚子　与杏仁同涂颜面。

皂荚　肥皂荚　蔓荆子　楸木皮　辛夷　樟脑　均可入面脂。

榆叶

［水石类］

浆水　洗面。

冬霜　内服，治解酒后面部红赤。

密陀僧　去瘢痕皯黯，人乳同煎涂面，很快即可光洁。与白附子、白鸡屎同研末人乳调，涂患处。

铅粉　治抓伤面部，用油调和涂患处。

轻粉　放入擦脸油中。治抓伤面部，用姜汁调涂。

云母粉　与杏仁、牛乳同蒸涂面部。

朱砂　水煎内服20梧桐子大小量，可使面色洁白。将朱砂放入鸡蛋中孵蛋，雏鸡孵出后取朱砂涂面，去皯黯，可使面部如白玉。

白石脂　与白蔹、鸡子白涂面部。

石硫磺　泡酒治鼻准红赤，与杏仁、轻粉同搽患处。与槟榔、片脑同擦。与黄丹、枯矾同擦。

禹余粮　同半夏、鸡蛋共涂患处。

水银　与胡粉、各种油脂同涂，治少年面疱。

杓上砂　治颜面部起风粟，隐隐干涩作痛，用杓上砂桃去即痊愈。

白盐　擦面治鼻准红赤。

珊瑚　与马珂、鹰屎白、附子、人乳同涂面部。

石膏

[中介类]

白僵蚕　与蜜调和擦面部，可消䵟黯，使容颜美丽，或加白牵牛。

石蜜　长期服用，面如花红。

蜂子　炒熟食用，并可泡酒涂面去雀斑面疱，增白肤色。

蜂房　泡酒内服，治鼻准红赤出脓血。

牡蛎　作丸内服，使面色增白。

珍珠　与人乳调和敷面，消䵟黯，润泽肌肤。

蛟髓

[禽兽类]

白鹅膏　与蛟髓均可涂面增白肤色。

鸡子白　放入酒或醋中浸泡，外敷治黑斑面疱。

啄木血　内服治面色赤红如朱。

鸬鹚骨　烧碎，与白芷同研细末，涂面治雀斑。

蜀水花　与猪脂调和涂面，治酒皶鼻、䵟黯，放入面脂。

鹰屎白　与胡粉同涂面。

白丁香　与蜜同涂面。

蝙蝠脑　夜明砂　麝香　均消面色黑斑。

猪胰　治面部粗糙丑陋及黑色斑点，可与杏仁、土瓜根、蔓菁子泡酒，晚间涂抹早晨擦去。

猪蹄　煎成胶质，涂老人面部。

羊胆　与牛胆，酒同调涂面治皯疱。

羊胫骨　治面色黝黑粗糙，身皮粗厚，与鸡子白同涂患处。

羚羊胆　煮沸，涂面治雀斑。

鹿角尖　磨汁涂面治皯疱，有神效。

鹿骨　磨汁涂面，使肤色光泽如玉。鹿骨酿酒内饮使体肥肤白。

麋脂　涂面治少年面疱。

羊胰及乳　与甘草同研末涂面。

猪鬃膏　马鬐膏　驴鬐膏　犬胰并脂　羊脂、脑　牛脂、脑及髓　熊脂　鹿脂、脑　麋髓、脑均可入擦面油中，治䵟黯，消瘢痕，美容面色。

鼠头灰　治酒皶鼻。

[人部类]

人精　与鹰屎同涂面，消黑斑及瘢痕。

人胞　治妇女虚劳损伤所致的面色黑斑，消瘦，与五味子同食之。

人口津　涂颜面时不说话治酒齄鼻及疱。

[瘢痕]

蒺藜　洗面部。

葵子　涂患处。

马齿苋　洗面。

大麦米或面　与酥油调和敷面。秋冬季用小麦米。

寒食饭　涂面。

冬青子及木皮灰　放在擦脸油中。

真玉　摩擦面部。

马蔺根　洗面。

禹余粮　治身体及面部瘢痕，与半夏、鸡子黄同涂面，一个月可痊愈。

白瓷器　用水摩擦。

冻凌　频繁地摩擦面部。

热瓦　多次摩擦。

白僵蚕　与白鱼、鹰屎同涂面。

鹰屎白　消瘢痕，与人精同擦面。与僵蚕、蜜同擦面。与白附子同擦面。与白鱼、蜜同调擦面。

蜀水花　放入擦脸油中揉擦颜面。

鸡子黄　炒黑擦面。

鸡屎白　炒。

羊髓　獭髓　牛髓　牛酥　均可消瘢痕。

鼠　与猪脂同抹颜面。

猪脂　三斤，取乌鸡屎白，加白芷、当归同煎，去渣，入鹰屎白敷面部。

轻粉　治抓伤面部，与姜汁调和涂颜面。

铅粉　治抓伤面部，油调和涂面部。

[面疮]

[草部类]

荠苨　用酒送服。

紫草　紫蔻　艾叶　用醋煎汤擦脸。治妇女面疮，可烧烟熏患处，并用定粉擦脸。

蓖麻子　治肺风面疮，与大枣、瓦松、白果、肥皂共作丸，每日洗一次。

土瓜根　治面部长大小不一的风团块的痦瘟证，晚间涂早晨洗掉。

凌霄花　治两面颊浸润赤痒，累及两耳，煎汤每天洗一次。

何首乌　洗面。

牵牛　涂颜面。

甘松　治颜面生风疮，与香附、牵牛同研末，每日一洗。

蛇床子　制法同轻粉。

曼陀罗花

［谷菜果木类］

胡麻　咀嚼。

白米　与胡麻　曼陀罗花均可涂小儿脸上治脓疱疮。

黄粱米　治小儿面疮红赤，将其烧熟研细粉末，与蜜调和涂面部。

丝瓜　与牙皂同烧，擦面部治面疮。

枇杷叶　以茶送服，治面生风疮。

桃花　治面生黄水疮，研末内服。

杏仁　与鸡子白同调涂面部。

银杏　与酒糟同腌制嚼烂后涂面部。

柳絮　治面部脓疮，与腻粉同涂。

柳叶　洗面治恶疮。

木槿子　火烧。

［木石类］

胡燕窠土　加入麝香，均可擦脸治黄水疮。

密陀僧　涂面治疮。

黄矾　治妇女面颊疮多次发作，与胡粉，水银，猪脂同涂。

绿矾　治小儿脓疱疮，用枣包裹火烧后涂面部。

盐汤　贴颜面治恶疮。

［虫鳞类］

斑蝥　涂面，治皮肤起大小不等风团块的瘔瘟证。

蚯蚓　火烧。

乌蛇　火烧。与蚯蚓均可涂面治疮。

鲫鱼头　火烧，与酱汁调，涂面治黄水疮。

［禽兽类］

鸡内金　治小的腮痈或颊疡等金腮疮。初起如米豆大，久则穿透，与郁金同敷患处。

羖羊须　治香瓣疮，生于面颊耳下，浸润流水，与荆芥，干枣同烧，加轻粉擦面。

熊脂　鹿角

鼻

（鼻渊，流浊涕，为脑部受风热之邪气。鼻鼽，流清涕，为脑部受外在风寒之邪，包热在里。鼻渊流浊涕黄水腥秽是下虚；鼻塞为阳明经湿热生瘜肉。鼻齇为阳明经热或血热或脏腑中有虫。鼻痛，为阳明经受风邪热之邪所致的病症）

[渊鼽内治]

[草菜类]

苍耳子　研末，每日服二钱，能流通顶门，与白芷、辛夷、薄荷共为细末，用葱、茶送服。

防风　与黄芩、川芎、麦门冬，人参、甘草共研细末内服。

川芎　与石膏，香附，龙脑共为细末内服。

草乌头　治鼻渊浊涕秽恶，与苍术，川芎共作丸内服。

羌活　藁本　白芷　鸡苏　荆芥　甘草　甘松　黄芩　半夏　南星　菊花　菖蒲　苦参　蒺藜　细辛　升麻　芍药　均祛风热痰湿。

丝瓜根　治鼻渊浊涕秽臭，内有虫，可火烧研末内服。

[果木类]

藕节　治鼻渊，与芎䓖同研末内服。

蜀椒　辛夷　味辛可散气，能助清阳之气上行通达，可治鼻病通利九窍。治因头部受风邪而流清涕，可与批把花共研细末，酒送服。

栀子　龙脑香　百草霜　治鼻出臭涕，水煎服三钱。

[石虫类]

石膏　全蝎　贝子　治鼻渊流脓血，可火烧研末，用酒送服。

烂螺壳

[渊鼽外治]

荜茇　吹鼻。

白芷　治鼻渊流臭涕，与硫磺，黄丹同研细末吹入或吸入鼻内。

乌叠泥　吹鼻。

石绿　吹鼻治鼻流清涕之鼻鼽病。

皂荚　取汁熬膏吹鼻。

大蒜　与荜茇同捣烂，贴囟门上，用熨斗熨。

艾叶　与细辛、苍术、川芎同研细末，隔手帕放头顶，熨之。

破瓢灰　与白螺壳灰、白鸡冠灰、血竭、麝香末，将酒洒艾上与上药共作饼，放头顶熨之。

车轴脂　用水调和，放头顶熨之。

附子　与葱汁调和贴脚心，也可用大蒜。

[窒瘜内治]

[草菜类]

白薇　治肺经实邪引起的鼻塞，不闻香臭，与贝母、款冬花、百部共研末内服。

天南星　治风邪入脑导致的鼻塞流浊涕，每次取二钱，与甘草、生姜、大枣同煎内服。

小蓟　水煎服。

麻黄　白芷　羌活　防风　升麻　葛根　辛夷　川芎　菊花　地黄　白术　薄荷　荆芥前胡　黄芩　甘草　桔梗　木通　水芹　干姜

[果木类]

干柿　与粳米煮粥食用。

毕澄茄　与薄荷、荆芥作丸内服。

槐叶　与葱白，豆豉同煎内服。

山茱萸　釜墨　水煎服。

石膏

[鳞兽类]

蛇肉　治风邪束肺导致的鼻塞。

羊肺　治鼻瘜肉。与白术、肉苁蓉、干姜、芎劳共研末，每日一服。

人中白

[窒瘜外治]

细辛　治鼻塞，不知香臭，经常吹入鼻腔。

瓜蒂　吹鼻。或加白矾，或与细辛、麝香，或同狗头灰。

皂荚　麻鞋灰　礜石　麝香　均可吹鼻。

蒺藜　与黄连同煎汁，灌进鼻腔，喷出瘜肉如蛹。

苦瓠汁　马屎汁　地胆汁　狗胆　均滴鼻。

狗头骨灰　加入硇砂，每日吹鼻，狗肉可化为水。

青蒿灰　龙脑香　硇砂　均滴鼻。

桂心　丁香　蕤核　藜芦　石胡荽　薰草　均塞鼻。

菖蒲　与皂荚同研末塞鼻。

蓖麻子　与枣同塞鼻，一月后可闻香臭。

白矾　与猪脂同塞鼻。与硇砂同滴鼻，疗效更好。与蓖麻，盐梅、麝香同塞鼻。

雄黄　取一块塞鼻，不出十天，息肉自落。

铁锈　与猪脂同塞鼻，经过一天息肉自出。

蠮螉　狗脑　雄鸡肾　均可塞鼻引虫出。

猬皮　经过炮炙研末塞鼻。

醍醐　治小儿鼻塞，与木香、零陵香同煎膏，涂头顶并塞鼻。

[鼻干]

黄米粉　治小儿鼻干无涕，此为热邪攻于脑，与矾石研末贴囟门。

[鼻痛]

石硫磺　搽鼻。

石硫赤　用冷水调和搽鼻，一月可痊愈。

酥　羊脂　均涂患处。

[鼻伤]

猫头上毛　搽患处治鼻破，剪碎与唾液调和外敷。

发灰

[鼻毛]

硇砂　治鼻中生毛，一天长一二尺，逐渐变粗如绳，痛不可忍，与乳香同作丸每服十粒，鼻毛自落。

[赤齇内治]

凌霄花　治酒齇鼻，与栀子同研末每日一服。与硫磺、胡桃、腻粉同擦患处。

使君子　治酒齇鼻、面疮，用香油浸泡，睡时嚼三五个，长久服用可自行脱落。

苍耳叶　有酒蒸焙干研末内服。

栀子　治酒齇鼻、面疮，炒熟研末，用黄蜡作丸内服。与枇杷叶共研细末，用酒送服。

桔核治酒齇鼻，炒熟研末取三钱　与胡桃一个同研磨，用酒送服。

木兰皮　治酒齇鼻赤疱，用醋泡晒干研末，每日一服。

百草霜　每日服二钱。

蜂房　炮炙研末，以酒送服。

大黄　紫参　桔梗　生地黄　薄荷　防风　苦参　地骨皮　桦皮　石膏　蝉蜕　乌蛇

[赤齇外治]

黄连　治鼻准赤红，与天仙藤同烧灰，用油调涂患处。

马蔺子　捣烂，外敷患部。

蜀葵花　晚间涂抹早晨洗去。

蓖麻仁　与瓦松、大枣、白果、肥皂同作丸洗患处。

牵牛　用鸡子白调，晚间涂早晨洗去。

银杏　与酒糟同嚼外敷。

槲若　治面疱流脓血，烧灰放疮中，先用泔水煮槲叶，取汁洗患处。

硫磺　与枯矾同研细末，用茄汁调和涂患处。或加黄丹，或加轻粉。

轻粉　与硫磺、杏仁同涂患处。

槟榔　与硫磺、龙脑同涂患处，再将蓖麻研油，同酥油共擦患处，如此反复使用。

大风子　与硫磺、轻粉、木鳖子同研涂患处。

雄黄　与硫磺、水粉、乳汁同调外敷，不过三五次即痊愈。或同黄丹共用。

鸬鹚屎　治鼻赤，与猪脂同涂患处。

雄雀屎　与蜜调和外涂患处。

没石子　用水调。

密陀僧　用乳汁调。

鹿角　磨成汁。

石胆　与没石子、密陀僧、鹿角均可涂擦患部。

[鼻疮]

黄连　与大黄、麝香同抹鼻腔。黄连末敷鼻下治赤䘌证。

玄参　大黄　用法同杏仁。

杏仁　与乳汁调和。

桃叶　研。

盆边零饭　烧。
辛夷　用法同麝香。
黄檗　用法同槟榔。
芦荟　紫荆花　贴鼻。
密陀僧　用法同白芷。
犬骨灰　牛骨灰　均主治鼻疮。
海螵蛸　用法同轻粉。
马绊绳灰　牛拳灰　均可敷小儿鼻下治赤疮。

唇

（脾生内热则口唇红肿，脾寒则口唇青紫或开合不利，燥邪侵入则口唇干裂，风邪侵袭则唇颤歪斜，脾虚则唇白无色，湿热困脾则口唇湿烂。风热蓄积则唇生疖核因伤寒未发汗治疗而湿毒无从排泄可导致狐惑病。狐则上唇有疮，惑则下唇有疮。）

[唇沛]

[苜菜类]

葵根　治唇湿烂。忽而痊愈，忽而复发，经历多年不愈，又名唇沛。可烧灰调油脂涂患处。
赤苋　马齿苋　蓝汁　均可洗患处。
马芥子　敷唇。
缩砂　烧灰涂唇。

[果木类]

甜瓜　含口里
西瓜皮　烧后含口中。
桃仁　青橘皮　烧。
橄榄　烧。
黄檗　蔷薇根汁调。
松脂　化。

[土石类]

东壁土　涂。

杓上砂　挑去则疮愈。
胡粉

［虫鳞类］

乌蛇皮　烧。
鳝鱼　烧。
五倍子　用法同河子。

［禽人类］

鸡屎白　白鹅脂　人屎灰　头垢　膝垢　均可调油脂涂鼻。

［唇裂］

［草谷类］

昨叶何草　治唇裂生疮，与生姜、盐同捣擦唇。
黄连　主泻火。
生地黄　主凉血。
麦门冬　主清虚热。
人参　主生津液。
当归　主生血。
芍药　主润燥。
麻油

［果服类］

桃仁　橄榄仁　青布灰　屠儿垢。

［虫禽类］

蜂蜜　猪脂　猪胰　酥

［唇肿］

［草木类］

大黄　黄连　连翘　防风　薄荷　荆芥　蓖麻仁　桑汁

［水石类］

猪脂　治口唇肿黑，痒痛不能忍受，用瓷刀去血，再以古钱币磨石猪脂，取汁涂唇。

[唇核]

猪屎汁　加温内服。

[唇动]

薏苡仁 治风湿之邪入脾，以致口唇抽缩跳动，与防己、赤小豆、甘草同煎内服。

[唇青]

青葙子　决明　均主治口唇青色。

[唇噤]

[草类]

天南星　擦牙齿，并煎汤内服。
葛蔓　烧灰，点唇，治小儿口不能张，牙关紧闭的口噤证。
艾叶　敷舌。
荆芥　防风　秦艽　羌活　芥子　用醋煎，敷舌。
大豆　炒黑投酒中饮之。

[木土类]

苏方木　青布　烧灰，以酒送服。并取其烧灰时刀上的水汽涂唇。
白棘沟　水煎服。
竹沥　荆沥　皂荚　乳香　伏龙肝　澄清取水内服。

[虫兽类]

白僵蚕　主发汗。
雀屎　作水丸内服。
鸡屎白　以酒送服。
白牛屎　牛涎　牛黄　猪乳　驴乳　均治小儿口噤。

[吻疮]

[草菜类]

蓝汁　洗患处。

葵根　烧。
瓦松　烧。
缩砂壳　煅烧。
越瓜　烧。

[果木类]

槟榔　烧。
青皮 竹沥　与黄连，黄丹，黄檗同涂患处。
白杨枝　烧。
鸡舌香　梓白皮。

[服器类]

青布　烧灰涂患处。
木屐尾　煨热，挂上、下唇在左右两侧口角会合处，14 次。
箸头　烧。
几屑　烧灰涂患处。
车壁土　与胡粉同调。
胡燕窠土　新瓦末　胡粉　与黄连同涂患处。
蜂蜜　龟甲　烧。
甲煎　甲香　均涂患处。
发灰　治小儿口疮，冲服，并涂患处。

口　舌

（舌有苦味是胆经有热，甘是脾经有热，酸为湿热蕴结，涩为风热侵袭，辛为燥热侵入，咸是湿邪困脾，淡为胃虚，麻是血虚，生苔为脾热内闭，出血是心火郁热，肿胀为心脾火毒，疮裂为上焦生热，木强即舌肿胀充满口腔，活动不利，则为风痰湿热之邪所致，舌短缩为风热邪气。舌伸出口数寸可因伤寒、产后、中毒、大受惊吓等各种病因造成。）

[舌胀]

[草谷类]

甘草　治舌肿坚硬不能转动，不治可将人憋死。浓煎含漱。
芍药　与甘草同煎。

半夏　羊蹄　络石　均漱口。

蓖麻油　点燃熏口。

附子尖　用法同巴豆。

黄葵花　用法同黄丹。

蒲黄　用法同干姜。

青黛　与朴硝、龙脑同用。

赤小豆　用法同醋。

醋　与釜墨同调。

粟米

［木器类］

桑根汁　与粟米均可涂患处。

龙脑香　治因伤寒舌伸出数寸，将药粉放在膏药及油膏或布上做成掺药贴于患处，很快消退。

冬青叶　治舌胀出口，煎浓汤泡舌。

巴豆　治因伤寒导致的舌伸出不收，用纸包巴豆成卷放入鼻腔内，舌体可自然收缩。

黄檗　泡竹沥。

木兰皮　捣汁。

皂荚刺灰　煎汁漱口治疗舌下生小舌，或红或紫，大舌肿胀或卷起，言语不清，饮食难下的重舌病。

桂　甑带灰　箕舌灰

［土石类］

伏龙肝　与醋调和，或加牛蒡汁。

釜墨　黄丹　均可涂患处治重舌病。

铁锁锈　铁落　均可研末含服。

铁秤锤　治舌肿胀，咽部生息肉，烧红急放醋中内服。

硼砂　用姜片蘸之，擦患处治疗舌肿，逐渐胀满口腔的木舌病。

玄精石　与牛黄、朱砂等同做掺药，放膏药及油膏或布上贴于患处。

白矾　与朴硝同作掺药。同桂心放下舌下。

硝石　与竹沥同含。

芒硝　与蒲黄同作掺药。治疗仙茅中毒，舌胀出口，加用硝石，黄檗消肿。治小儿舌胀阻塞口腔，加紫雪、竹沥多次服用。

朱砂　治妇女产后舌出不收，敷患处，并惊吓患者，舌则收入。

石胆　皂矾

[虫鳞禽兽类]

五倍子　与石胆、皂矾等均可作掺药。

白僵蚕　加可黄连。

蜂房　炮炙。

鼠妇　捣碎。

海螵蛸　与鸡子黄同用。

鲫鱼头　烧。

蛇蜕灰　治舌下生小舌，红紫，大舌肿胀卷起，言语不清，饮食难下的重舌病和舌疮肿痛的重腭病。与醋调和贴患处作掺药。

鸡冠血　治蜈蚣中毒，舌胀出口，泡舌并服下。

五灵脂　治重舌病，煎醋漱口。

三家屠肉　治小儿重舌病，切片摩擦患处，立即可啼哭。

鹿角　炮炙后熨患处，也可摩擦或涂患处。

羊乳　牛乳　内饮。

发灰　敷患处。

[草木类]

玄参　连翘　黄连　薄荷　升麻　防风　桔梗　赤芍药　大青　生地黄　黄芩　牛蒡子牡丹皮　黄檗　木通　半夏　茯苓

[石类]

芒硝　石膏

[舌苔]

薄荷　治舌生苔语言不利，取汁，与生姜、蜂蜜同擦舌。

生姜　治各种疾病反映在舌苔上的不同情况，先用青布蘸井水擦舌，后经常用生姜抹舌。

白矾　治初生儿白膜裹舌，可先刮舌出血，再取少量白矾敷舌，否则易惊厥。

[舌衄]

[草谷类]

生地黄　与阿胶同研末，以米汤饮服，取生地黄汁与童尿调和，用酒送服。

黄药子　与青黛同水煎内服。

蒲黄　与青黛同水煎内服，并敷舌。可与乌贼骨同敷患处。

香薷　煎汁，每日服三升。

大小蓟　取汁，与酒和内服。

蓖麻油　点灯熏鼻血自止。

茜根　黄芩　大黄　升麻　玄参　麦门冬　艾叶　飞罗面　水煎服。

豆豉　水煎服。

赤小豆　绞汁内服。

[木石类]

黄檗　蜜炙，米汤送服。

槐花　炒服并做掺药贴患处。

龙脑　作引经药。

栀子　百草霜　与蚌粉同服。与醋调和涂患处。

石膏

[虫人部]

五倍子　与牡蛎、白胶香同作掺药贴患处。

紫金沙　蜂房顶。同贝母、卢会、蜜丸水服。

发灰　水冲服一钱。或加巴豆，同烧灰。

[强痹]

雄黄　治中风引起的舌体强硬，运动不灵，与荆芥同研末，豆淋酒内服。

醋　治小儿舌体强硬肿胀，与饴糖调和含口内。

乌药　治气血虚而导致舌麻。

皂荚　矾石　均擦患处，治痰涎壅塞导致的舌麻。

人参　主治气虚引起的舌体收紧不能伸张。

黄连　石膏　主治心经内热导致的舌体收紧不能伸张。

[舌苦]

柴胡　黄芩　苦参　黄连　龙胆　主泻胆经之火。

麦门冬　主清心。

枳椇　可解酒毒。

[舌甘]

生地黄　芍药　黄连